LAONIAN
ZONGHE JIANKANG
PINGGU

老年综合健康评估

（第二版）

主　　编　吴仕英　肖洪松
副 主 编　丁光明　董天宏
编　　委　丁光明　毛水珍　王利仙　王然明　刘振全　李华梅
　　　　　李荣会　杨　翔　肖洪松　吴仕英　陈华双　陈建平
　　　　　林　华　罗艳玲　周　钢　官晓玲　钟定容　昝加禄
　　　　　徐一方　徐善英　黄　倩　梁思宇　谢陈玲　鄢　臻
　　　　　段小燕　熊秀红　董天宏　孙春丽　刘　俊　彭　涛
　　　　　黄兴玲　唐跃群　黄昶荃
学术秘书　曾朝玉

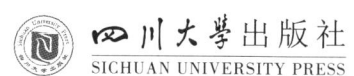

项目策划：周　艳
责任编辑：周　艳
责任校对：张　澄　龚娇梅
封面设计：墨创文化
责任印制：王　炜

图书在版编目（CIP）数据

老年综合健康评估 / 吴仕英，肖洪松主编． — 2 版
． — 成都：四川大学出版社，2022.1
　ISBN 978-7-5690-4448-5

Ⅰ．①老… Ⅱ．①吴… ②肖… Ⅲ．①老年人－健康状况－评估 Ⅳ．① R161.7

中国版本图书馆 CIP 数据核字（2021）第 013455 号

书　名	老年综合健康评估（第二版）
主　编	吴仕英　肖洪松
出　版	四川大学出版社
地　址	成都市一环路南一段 24 号（610065）
发　行	四川大学出版社
书　号	ISBN 978-7-5690-4448-5
印前制作	四川胜翔数码印务设计有限公司
印　刷	郫县犀浦印刷厂
成品尺寸	185mm×260mm
印　张	12.75
字　数	327 千字
版　次	2022 年 1 月第 2 版
印　次	2022 年 1 月第 1 次印刷
定　价	49.00 元

◆ 版权所有 ◆ 侵权必究

◆ 读者邮购本书，请与本社发行科联系。
　电话：(028)85408408/(028)85401670/
　(028)86408023　邮政编码：610065
◆ 本社图书如有印装质量问题，请寄回出版社调换。
◆ 网址：http://press.scu.edu.cn

四川大学出版社
微信公众号

前　言

随着人口老龄化进程的加快，与增龄相关的疾病的发病率急剧增加，老年医学已经成为一门具有广阔发展前景的新兴学科。延长老年人的生存时间，提高老年人的生活质量，保障老年人的身心健康，是老年医学专业医务人员不可推卸的责任。老年综合健康评估是为了制订和启动以保护老年人健康和功能状态为目的的治疗计划，最大限度地提高老年人的生活质量，对老年人的躯体功能、心理和社会经济状况等进行全面评估的多学科策略。老年综合健康评估现已成为老年医学研究、教学与实践必不可少的工具之一，老年综合健康评估技术在老年人群中的使用和普及势在必行。针对这一趋势，我们组织编写了本书，帮助相关人员从老年医学及临床实用的角度对老年人群综合健康开展评估，希望通过评估，促进对老年人群健康的综合认识。

5年的时间，随着国家将应对人口老龄化作为国家战略之一，各种医养结合政策频出，老年综合健康评估技术日趋成熟和广泛应用，该书深受广大读者的欢迎。为进一步满足广大老年医学、护理、康复及医养方面从业者的需要，结合老年综合健康评估的发展和应用，我们再版了此书。

本书的重点在于其选取的问题是临床医疗护理所关注的，也是老年人群常常面对的问题，具有较强的实用性；内容体现了老年人及老年病医院特色，与一般成人的共性问题则略写；对学科体系的系统性不做严格要求；尽量体现老年人群综合健康评估的特色及进展。

本书共七章，按老年病特点及评估重点进行介绍，由老年病专科医院具有丰富临床经验和坚实理论基础的各临床专家共同撰写完成，并注重理论与临床实用相结合，文字力求简洁明了，表格力求通俗易懂，配合临床实践操作将有利于读者在今后的临床工作中掌握使用。

希望本书能对老年综合健康评估技术的深入、快速发展起到一个推动作用，这是编者的共同心愿。由于老年病学的发展日新月异，加之编写时间有限，不足之处在所难免，恳请读者慧眼甄别，并不吝指正。

吴仕英
2021年6月

目 录

第一章 绪论 ……………………………………………………………………（1）
 第一节 老年医学 ………………………………………………………………（1）
 第二节 老年人健康的标准 ……………………………………………………（3）
 第三节 衰老与老年人划分标准和功能状态 …………………………………（9）
 第四节 老年病的特点 …………………………………………………………（12）
 第五节 老年人特征及共病情况 ………………………………………………（17）

第二章 老年综合评估概述 ……………………………………………………（22）
 第一节 老年综合评估技术 ……………………………………………………（22）
 第二节 老年综合评估的信息化 ………………………………………………（26）

第三章 医学评估 ………………………………………………………………（33）
 第一节 一般医学评估 …………………………………………………………（33）
 第二节 老年急重症评估 ………………………………………………………（38）

第四章 老年躯体功能的评估及管理 …………………………………………（46）
 第一节 老年日常生活活动能力的评估及管理 ………………………………（46）
 第二节 老年平衡与步态功能的评估及管理 …………………………………（53）
 第三节 老年吞咽困难的评估及管理 …………………………………………（63）
 第四节 老年运动功能的评估及管理 …………………………………………（70）

第五章 老年精神心理的评估及管理 …………………………………………（76）
 第一节 老年认知功能的评估及管理 …………………………………………（76）
 第二节 老年抑郁症的评估及管理 ……………………………………………（83）
 第三节 老年谵妄的评估及管理 ………………………………………………（89）

第六章 常见老年综合征的评估及管理 ………………………………………（99）
 第一节 跌倒的评估及管理 ……………………………………………………（99）
 第二节 疼痛的评估及管理 ……………………………………………………（106）
 第三节 压疮的评估及管理 ……………………………………………………（112）
 第四节 营养不良的评估及管理 ………………………………………………（123）
 第五节 尿失禁的评估及管理 …………………………………………………（132）
 第六节 老年大便失禁的评估及管理 …………………………………………（140）
 第七节 多重用药的评估及管理 ………………………………………………（145）

第七章 其他评估及管理 (160)
第一节 管道评估及管理 (160)
第二节 老年社会环境的评估 (166)
第三节 老年人生活质量的评估 (174)
第四节 临终关怀的评估 (180)

部分中英文名词对照索引 (193)

参考文献 (195)

后　　记 (198)

第一章 绪论

第一节 老年医学

一、定义

老年医学是研究人类衰老的机制、人体老年性变化、老年病的防治及老年人卫生与保健的学科,是老年学的主要组成部分,是医学领域涉及老年人疾病预防、临床诊断和治疗、康复、照护、心理及社会等方面问题的一门新兴的、综合性的学科。老年医学是以年龄来界定的医学专业,其研究对象是60岁及以上(特别是75岁以上)的老年人,重点关注失能和半失能的老年人、80岁及以上的高龄老年人及衰弱的老年人。

二、发展史

早在13世纪,培根(Bacon)就科学地研究了老年病,出版了《延年益寿与保持青春》一书。此后,对老年病的研究进展缓慢,直至1909年美国医学家Nascher才对生命晚期疾病的医疗原则进行了专门的论述,强调了社会因素对老年病的影响,提出"Geriatrics"(老年医学或老年病学)这一概念,老年医学随之诞生。1914年,Nascher写了《老年病及其治疗》一书,此书是非常早的老年医学教科书。1964年11月23日至28日,中华医学会在北京举行了第一届老年学与老年医学学术会议。1981年10月9日,中华医学会第二届全国老年医学学术会议上老年医学学会成立。

老年医学先后经历了四代重点发展,分别是第一代老年医学,起源于长期照料和收容院;第二代老年医学,重点是多学科管理、中间照料与老年康复;第三代老年医学,重点是全面评估、整合管理、注重功能与生活能力;而今第四代老年医学,关注健康促进、老年病急症和老年病亚专科疾病的诊治。

三、学科范围

老年医学涵盖学科范围很广,目前已有老年基础医学、老年临床医学、老年康复医学、老年流行病学、老年预防医学(包括老年保健)及老年社会医学等。

(一)老年基础医学

老年基础医学研究衰老的机制、探索延缓衰老的方法及老年期特殊疾病的病因和发病机制。国际上已从器官水平、整体水平研究多年,但成果寥寥,目前已开始从细胞水平和分子水平进行基本原理的探讨，近年又因引入了分子生物学的发展技术，使衰老医学生物学的发展突飞猛进。老年医学研究者面临的许多挑战中根本的一个是如何确定衰老发生的病理生理学过程同步现象的调控机制在种系上的特性。这种特性导致了不同种系衰老速度的差别。

（二）老年临床医学

老年临床医学主要研究老年人常见病和多发病的病因、病理和临床特点，寻找有效的诊疗和预防方法，包括老年人的护理工作和康复医疗。

（三）老年康复医学

老年康复医学是研究将功能评估和康复治疗应用于老年人的一门老年医学学科，旨在针对老年人残疾和功能障碍进行康复，从而最大限度地恢复和发挥其潜在的能力和残存功能。

（四）老年流行病学

老年流行病学通过调查研究，了解老年人的常见病、多发病和致残、致死的原因，以及促进长寿的有关因素，为开展老年病防治提供依据。

（五）老年预防医学

老年预防医学研究如何预防老年人的常见病与多发病，如何保护病残老年人的功能，建立预防老年病及抗衰老的手段，开展保健知识的宣传教育，传播康复医疗及护理技术，创建良好的保障生命质量的环境因素。环境因素应是广义的，包括老年人的情绪、生活、锻炼、营养、疾病防治，以及对外界环境的适应能力，等等。

（六）老年社会医学

老年社会医学是近年来才发展起来的学科，是从社会的角度来探讨老年医学，根据管理学、统计学、流行病学和社会学等科学的方法和成果来研究环境对老年人健康的影响，同时也涉及针对老年人的各种保健和福利事业。

四、学业范围

（一）学科研究范围

老年医学学科研究范围：衰老的原因、规律、特征及延缓衰老的对策，老年人病理变化和疾病诊疗的特点（如多系统疾病并存及多器官功能衰竭等），以及老年人健康的综合评估（包括各器官功能、精神智力及生活质量等）。

（二）课程设置

基础理论课包括生理学、病理学、生物学、生物化学、药理学、营养学、分子生物学、卫生统计学、社会医学、电子计算机技术，以及文献检索等。专业课包括内科学、外科学、肿瘤学、神经病学、康复医学及影像学等。

（三）老年医学主要相关学科

老年医学主要相关学科包括内科学、外科学、肿瘤学、神经病学、康复医学、社会医学等。

五、研究目标

老年医学的研究目标是让老年人能够全面积极地生活，预防老年病，尽早地发现和治疗老年病，减轻老年人因残疾和疾病所遭受的痛苦，缩短临终依赖期，将为生命的最后阶段提供系统的医疗和社会支持放到同等的位置。

未来老年医学研究，应对衰老的起因、老年病的特征做进一步探讨，以最新的研究成果指导实践，研制针对老年常见慢病的新药，提高防治水平，重视老年社会医学研究，加强老年病预防及老年保健（Health care in elderly），提高老年人的生活和生命质量。

六、机遇与挑战

人口老龄化（Aging of population）是指总人口中少儿人口所占的比重不断下降，老年人口所占的比重不断上升，年龄中位数逐步提高的动态过程。国际上通常把60岁及以上的人口占总人口比重达到10%，或65岁及以上人口占总人口的比重达到7%作为国家或地区进入老龄化社会的标准。我国2000年就进入了老龄化社会。

2021年5月，我国第7次人口普查结果公布，我国60岁及以上的老年人口已达2.64亿，占全国人口的18.7%；65岁及以上人口达1.9亿，占13.5%。如此严重的老龄化背景下，人口老龄化的应对已经上升到国家战略，老年医学的发展中机遇与挑战并存。现阶段存在的主要问题：①老年人的医疗保障制度和医疗服务体系尚不完善；②老年医学机构及人员的数量及质量绝对不足；③老年医学教育和培训系统碎片化；④老年医学科研有待深入和加强。

【思考题】
1. 什么是老年医学？
2. 老年医学有哪些分支学科？

（吴仕英　董天宏）

第二节　老年人健康的标准

随着人民生活水平的提高，人均寿命逐渐延长，我国老年人口数量明显增加，进入了老龄化社会。健康是人类最基本的需求，因为一个人要享受高质量的生命，其前提是必须拥有健康。健康对每一个人都非常重要，而对于历尽人生艰辛、饱经岁月沧桑的老年人来说，健康更是弥足珍贵。老年人都希望自己有一个健康的身体，以保证自己晚年的生活质量。那么，老年人健康的标准是什么呢？

一、健康的概念与分类

（一）健康的概念

长久以来，人们对于"健康"的理解就是"不生病"或"不衰老"，即躯体上的健康。

1948年，世界卫生组织在其宪章中首次提出健康的概念。健康是指身心没有疾病，而且身体上、精神上和社会适应上处于完好状态。也就是说健康不仅是躯体健全没有疾病，而且还要心理健康、社会适应状态良好。

1989年，世界卫生组织以更高标准提出健康的概念，即健康人体是指无疾病与虚弱的躯体健康、心理健康、社会适应健康及道德健康完美结合的个体，是处于营养、功能、生理、精神动态平衡状态的个体。这一概念的提出使人们对健康的认识日趋清晰。

（二）健康的分类

健康根据其内容可分为躯体健康、心理健康、社会适应健康、环境健康、道德健康、饮食健康等多个方面。

1. 躯体健康

躯体健康即我们平时所说的健康，指维持人体生命活动的细胞、组织、器官和系统的结构完整，协调一致，维持正常的生理功能。

2. 心理健康

心理健康指个体在生活经历中积累形成独特的认识、体验、情感、意识等心理活动和行为特征，与客观环境保持协调一致，处于相对稳定的状态。心理健康是个体内部心理和谐一致，与外部适应良好的稳定的心理状态。老年人的心理健康水平受到机体老化与功能衰退、退休与职业功能丧失、家庭内部关系变化、经济水平变化、闲暇和社交活动等因素的影响。

3. 社会适应健康

社会适应健康指拥有广博的科技文化知识与工作才能，能适应开放性社会生活中各种职业角色的转换和复杂的人际关系，能献身社会，卓有成效。

4. 环境健康

环境健康指清新、舒适、安全的生存环境。其基本要求：①无气体、液体和固体物的环境污染；②无流行病的暴发流行；③无突发的天灾人祸；④无战争威胁；⑤无建筑物综合征和建筑物关联征等。

5. 道德健康

道德健康指不以损害他人的利益来满足自己的需要，具有辨别真与伪、善与恶、美与丑、荣与辱等是非观念，能按社会行为的规范准则来约束自己及支配自己的思想行为。道德健康是健康的第一要素，健康应"以道德为本"。"道"既指人在自然界及社会生活中待人处世应当遵循的一定规律、规则和规范等，也指社会政治生活和做人的最高准则。"德"是指个人的品德和思想情操。可以说，道德是人类所应当遵守的所有自然、社会、家庭、人生的规律的统称。违反了这些规律，人们的心身健康就会受到伤害。

6. 饮食健康

饮食健康指合理的膳食结构与科学的饮食习惯，尤其强调"自然、均衡"的饮食原则。

7. 其他健康

其他健康如行为健康，以道德健康为基础，其核心是"和谐"。"和谐"就是人的道德、心理、行为、生理的统一，要求人与社会、自然环境相适宜。

二、老年人健康的标准

（一）中华医学会老年医学分会颁布的健康老年人的标准

2013年，中华医学会老年医学分会颁布了健康老年人的标准，主要内容如下：

(1) 重要器官的增龄性改变未导致功能异常，无重大疾病，相关高危因素控制在与其年龄相适应的达标范围内，具有一定的抗病能力。

(2) 认知功能基本正常，能适应环境，处事积极乐观，自我满意或自我评价良好。

(3) 能恰当处理家庭和社会人际关系，积极参与家庭和社会活动。

(4) 日常生活活动能力正常，生活自理或基本自理。

(5) 营养状况良好，体重适中，保持良好的生活方式。

（二）世界卫生组织制定的老年人健康标准

(1) 有充沛的精力，能从容不迫地担负日常生活和工作，不感到过分紧张疲劳。

(2) 处事乐观，态度积极，乐于承担责任，事无大小，不挑剔。

(3) 善于休息，睡眠好。

(4) 应变能力强，能适应外界环境的各种变化。

(5) 能够抵抗一般性感冒和传染病。

(6) 体重适当，身体匀称，站立时头、肩、臂位置协调。

(7) 眼睛明亮，反应敏捷，眼睑不易发炎。

(8) 牙齿清洁，无龋齿，不疼痛，牙龈颜色正常，无出血现象。

(9) 头发有光泽，无头屑。

(10) 肌肉丰满，皮肤有弹性。

这十条标准具体地阐述了健康的定义，体现了健康所包含的生理方面、心理方面和社会适应方面的内容。

三、老年人健康分级标准

《"十三五"健康老龄化规划》主要任务的第五项"大力发展医养结合服务"明确提出：研究出台老年人健康分级标准，健全相关服务规范、管理标准及监督评价机制，研发相应的质量管理办法。北京老年医院老年病临床与康复研究所和北京市老年健康服务指导中心经多年研究，将老年人健康状况分为健康、亚健康、慢病、急危重症、病损、失能和临终7个等级，分别对应健康促进、预防保健、慢病防控、急性医疗、中期照护、长期照护和安宁疗护7种老年人的健康服务模式。老年人健康7个等级的具体分级标准如下：

（一）健康老年人

根据健康的定义和国内外老年人健康的标准，健康老年人应同时具备以下条件：

(1) 重要器官的增龄性改变未导致功能异常，无重大疾病，具有一定的抗病能力。

(2) 躯体功能基本正常，生活完全自理。

(3) 认知功能基本正常，无抑郁、焦虑等精神心理疾病。

(4) 积极参与社会活动，具有较好的社会支持，无受虐和歧视。

(5) 经济状况良好，基本能自给，或有很好的经济支持条件。

(6) 具有良好的环境适应能力，居家安全、舒适。
(7) 自我满意度高，生活质量优良。

(二) 亚健康老年人

人体处于健康和疾病之间的状态称为亚健康，表现为一定时间内活力降低、功能和适应能力减退，但未达到现代医学有关疾病的临床或亚临床诊断标准。

亚健康的主要特征：①身心不适感所反映出来的疲劳、虚弱、情绪不良等种种改变，其原因在一段时间内难以明确；②各种虚弱表现与增龄相关的组织结构或生理功能减退不符；③微生态失衡；④某些疾病病前生理学、病理学改变。

亚健康老年人应具备以下特点：

(1) 身体有一定的不适症状，如疲乏、虚弱、烦心、失眠等，无明确诊断的慢病，但有时可能需要药物进行治疗。

(2) 有的检查结果介于健康与疾病之间，不具备明确疾病诊断的标准，但有一定的潜在患病风险。

(3) 虽有一个系统甚至多个系统的不适症状，但无阳性体征。

(4) 认知功能与年龄基本相适应，但无抑郁、焦虑等明显精神心理疾病。

(5) 有较好的社会支持和经济支付能力，能参与一些社会活动。

(6) 具有一定的环境适应能力，居家相对安全、舒适。

(7) 生活质量较好，自我满意度较高。

(三) 慢病老年人

慢病是指慢性非传染性疾病，是一种长期存在的、不可逆的疾病状态，主要表现是器官损害、功能减退，随年龄增加发病率增加。老年人慢病发病率高，常常多种慢病共存。

慢病的主要特点是起病隐匿，潜伏期长；患病率高，知晓率、治疗率、控制率低；病因复杂；预后较差；病程长，常需终身治疗，经济负担较重；患者依从性差；患者晚期丧失行为生活能力，常需他人长期照护。

同时满足下列前3项和其他任何1项即可确诊：

(1) 有明确诊断的慢病病史和较长时间的用药史。

(2) 病情比较平稳，无严重的症状和体征出现。

(3) 患有一种或一种以上疾病，生活基本自理，一般不需住院治疗。

(4) 辅助检查可显示正常或异常。

(5) 患有一种或一种以上的老年综合征，如跌倒、尿失禁、晕厥（Syncope）、帕金森病、痴呆、抑郁等。

(6) 患有一种或多种老年照护问题，如疼痛、压伤、便秘、睡眠障碍、营养不良、视力障碍和听力障碍等。

(7) 认知功能轻度受损，有或无抑郁、焦虑。

(8) 环境适应能力减退，社会参与能力降低。

(四) 急危重症老年人

急危重症老年人通常是指存在器官功能衰竭，包括心力衰竭、肺功能衰竭、脑功能衰竭、肝功能衰竭、肾功能衰竭和各种休克等的老年人。衰竭的器官数目越多，说明病情越严重，最严重的是心脏骤停。

1. 急症老年人

具备下列2项及以上即可诊断老年人患有急症：

(1) 急性起病，突发严重不适感，在短期内可能对生命造成严重威胁。

(2) 具有进行性加重的急性临床症状，如急性腹痛、胸痛、呼吸困难等。

(3) 具有比较明显和（或）严重的急性临床体征，需要尽快对症处理。

(4) 具有辅助检查证实和（或）明确诊断的严重急性疾病。

(5) 患病期间生活不能自理，对日常生活造成一定的影响，急需治疗或其他处理。

(6) 出现重要器官或系统的急性病变。

①心血管急性病变：如心肌梗死、心脏骤停、心源性休克、心房扑动、心房颤动、二度或三度房室传导阻滞、阵发性室上性或室性心动过速、心室扑动或心室颤动等。

②呼吸系统急性病变：自发性气胸、咯血、危重型哮喘、呼吸窘迫综合征等。

③消化系统急性病变：上消化道大出血等。

④内分泌和代谢性急性病变：低血糖昏迷、糖尿病酮症酸中毒、高渗性非酮症性糖尿病昏迷等。

⑤神经系统急性病变：脑卒中等。

⑥精神和行为障碍：严重的精神分裂症等。

⑦感染急性传染病。

⑧其他对生命造成严重威胁的病变。

(7) 出现具有明确诊断的一种或一种以上重要器官急性功能衰竭的表现：如脑功能衰竭、心力衰竭、呼吸衰竭、肾功能衰竭、肝功能衰竭、肝性脑病和各种休克等。

①脑功能衰竭：如昏迷、脑卒中、脑水肿、脑疝、严重脑挫裂伤、脑死亡等。

②心力衰竭：如急性左心衰竭、慢性右心衰竭、全心衰竭和泵衰竭急性加重等。

③呼吸衰竭：包括急性呼吸衰竭与慢性呼吸衰竭急性加重，根据血气分析结果可分为Ⅰ型呼吸衰竭（单纯低氧血症）和Ⅱ型呼吸衰竭（同时伴有二氧化碳潴留）。

④肾功能衰竭：包括急性肾功能衰竭和慢性肾功能衰竭急性加重。

⑤肝功能衰竭：表现为肝昏迷等。

⑥各种休克：如感染性休克、容量不足性休克、心源性休克、梗阻性休克等。

(8) 出现一种或一种以上的临床危象：如高血压危象、糖尿病危象和甲亢危象等。

(9) 急性外伤或需要急诊手术者。

(10) 需尽早行重症监护或肾透析者。

2. 危重症老年人

具备下列2项及以上即可诊断老年人为危重症：

(1) 有过以下严重病史且未能完全康复的患者。

①血管疾病：心肌梗死、心脏骤停、心源性休克、心房扑动、心房颤动、二度或三度房室传导阻滞、阵发性室上性或室性心动过速、心室扑动或心室颤动等。

②呼吸系统疾病：重症肺炎、呼吸衰竭、自发性气胸、咯血、危重型哮喘等。

③消化系统疾病：上消化道大出血等。

④内分泌和代谢性疾病：高渗性非酮症性糖尿病昏迷、低血糖昏迷、糖尿病酮症酸中

毒等。

⑤肌肉骨骼系统和结缔组织疾病：严重骨质疏松症等。

⑥神经系统疾病：脑卒中或严重脑外伤等。

⑦精神和行为障碍：严重精神分裂症等。

⑧肿瘤：肝癌、肺癌、食管癌、胃癌、结肠癌等。

（2）具有严重的临床症状，如第一项中某种疾病的严重症状。

（3）具有严重的临床体征，如第一项中某种疾病的严重体征。

（4）具有明确诊断、辅助检查证实的严重疾病，如第一项中所列疾病。

（5）具有明确诊断的一种或一种以上重要器官衰竭的表现，如心力衰竭、呼吸衰竭、肾功能衰竭、肝功能衰竭或肝性脑病等。

（6）出现过一种或一种以上的临床危象，如高血压危象、糖尿病危象和甲亢危象等。

（7）恶性肿瘤术后或非恶性肿瘤术后患者。

（8）重症监护患者。

（9）其他严重威胁生命的疾病患者。

（五）病损老年人

病损是指某种或某些疾病造成的身体功能损害，其多是可逆的或可代偿的，具有功能恢复的潜在性，经康复治疗患者可实现生活的完全自理或基本自理。

具备下列前2项及其他任何1项即可诊断老年人呈病损状态：

（1）因各种急危重症住院治疗，身体功能尚未完全恢复。

（2）具有功能恢复的潜在性，经过康复评估、治疗或康复锻炼，日常生活活动能力能够基本恢复。

（3）有某种身心功能缺陷，如视力残疾、听力残疾、言语残疾、智力残疾、肢体残疾、精神残疾等，但通过康复辅具的应用和支持，功能可以实现代偿，生活基本能够自理。

（4）手术或外伤造成某些器官部分切除，如肺叶切除、肝段切除、胃或肠的部分切除、单侧肾脏切除、单侧或双侧肢体切除等，经过身体功能的代偿或康复辅具的应用，生活基本能够自理。

（5）其他任何情况引发的病理损害，但基本不影响生活自理能力。

（六）失能老年人

丧失生活自理能力的老年人称为失能老年人。按照国际通行标准，失能包括就餐、穿衣、上下床、如厕、室内走动、沐浴6项指标，1~2项"无法完成"定义为"轻度失能"，3~4项"无法完成"定义为"中度失能"，5~6项"无法完成"定义为"重度失能"。

具备下列第1项及其他任何1项即可诊断老年人呈失能状态：

（1）经日常生活活动能力评估，结果为轻度、中度、重度或者极重度失能者，且需要他人提供不同程度的照护。

（2）具有一定程度的认知障碍，如轻度认知障碍或老年期痴呆。

（3）呈严重抑郁或焦虑状态，有自杀倾向或精神性的攻击行为。

(4) 长期卧床，已经发生老年综合征或老年照护问题，或有发生老年综合征或老年照护问题的极大风险。

(5) 基本无社会参与能力，难以适应生活环境的变化。

（七）临终老年人

临终老年人即生命末期的老年人，是指医学上已经判定在当前医学技术水平条件下治愈无望、预计在6个月内将要死亡的老年人。

具备下列任何1项即可诊断老年人呈临终状态：

(1) 经老年综合健康评估和生存期预测评估，预期寿命在3~6个月。

(2) 患多器官功能障碍综合征，病情危重。

(3) 罹患恶性肿瘤，且处于晚期。

(4) 患严重心肺疾病，处于失代偿期，病情危重。

(5) 衰老并伴有多种慢病，极度衰竭，有极大死亡风险。

(6) 患脑卒中并伴严重并发症，生命处于危急状态。

(7) 其他处于濒死状态的各种情形，如意识模糊或丧失、各种反射减弱、肌张力减退或消失、肢体末端发绀、体温不升、尿便失禁、心跳减弱、血压下降、呼吸微弱或出现潮式及间断呼吸等。

【思考题】

1. 什么是健康？
2. 2013版《中国健康老年人标准》主要内容有哪些？

（孙春丽　昝加禄）

第三节　衰老与老年人划分标准和功能状态

一、衰老的定义

衰老是指从生殖成熟后开始，机体各器官结构不断加速退化和功能进行性下降乃至丧失，直至死亡的过程。衰老具有以下五大特性：

（一）衰老累积性

所谓衰老累积性，指衰老是生命体的生物性状逐渐退行性改变长期不断积累的结果，且具有不可逆转的特性。

（二）衰老普遍性

所谓衰老普遍性，指衰老是同种生物在大致相同的生命周期内会表现出大致相似的衰老现象和衰老过程。

（三）衰老渐进性

所谓衰老渐进性，指衰老的过程是持续渐进的演变过程。

（四）衰老内生性

所谓衰老内生性，指遗传基因即生物钟程序支配着衰老的进程。当然，也不排除受环境因素的影响。

（五）衰老危害性

所谓衰老危害性，指衰老进程不断损害机体的健康，直至疾病丛生，疾病又加速衰老，形成恶性循环，致使各主要器官功能丧失、衰竭，终至死亡。

二、老年人的划分标准

（一）年龄分类

1. 年代年龄（历法年龄、时序年龄）

年代年龄为出生后按日历计算的年龄，也叫实足年龄，是不以人意志为转移的客观记载。

2. 生物学年龄（生理学年龄）

生物学年龄表示个体组织结构和生理功能的实际衰老程度，可用来预计某一个体未来的健康状况，估计其寿命。

3. 心理年龄

心理年龄是指人的整体心理特征所表露的年龄特征，与实际年龄并不完全一致。

（二）划分标准

欧美发达国家将 65 岁及以上的人称为老年人。中华医学分会老年医学分会 1982 年规定，把 60 岁作为老年人的分界，45～59 岁为老年前期，即中老年人，60～89 岁为老年期，即老年人，90～99 岁为长寿期，100 岁及以上为寿星及百岁老年人。世界卫生组织根据现代人生理、心理的变化，将人的年龄界限划分为：45～59 岁为老年前期，60～74 岁为年轻老年人，75～89 岁为老老年人，90 岁及以上为非常老的老年人或长寿老年人。

三、老年人功能状态

老年人的功能可分为生理功能、躯体功能、各器官功能，每一功能的状态都直接影响老年人的生活质量。人体的功能状态是机体对一些条件和因素综合作用的系统反应，老年人的活动指标是评估其功能状态改变的标准。因此，分析老年人的功能状态和活动指标时应考虑老年人的各项生理机制，如心理活动的神经生理机制、肌肉系统的功能机制、循环和呼吸等系统和器官的生理机制等。

（一）老年人功能状态的定义

老年人功能状态是指老年人在其正常状态下完成日常活动的能力，如生理活动、精神活动及社会活动。老年人的功能状态是老年人群健康相关生活质量的一部分。随着年龄增长，老年人的功能状态呈明显的下降趋势，并与各项生活活动的难易程度有关。

（二）老年人功能状态的意义

对老年人而言，功能状态可以被看作评估老年人广义健康的唯一标准。对老年人功能状态问题的研究是继对死亡率及死亡结构问题研究后对老年健康问题的深化。老年人功能状态研究更加关注老年人生活质量及无障碍生存。研究表明，良好的居住和工作环境、高质量的医疗保健、良好的社会经济状况使老年人拥有更好的功能状态，维持更好的健康状况。

日常生活活动能力是反映老年人健康状态的重要方面，有助于评估老年人独立生活能力。日常生活活动能力下降可造成老年人生活不能完全自理，使老年人活动范围缩小，与外界的接触减少，继而信息量下降，大脑的积极活动减少，造成失用性衰退。同时，由于与外界交流少，老年人普遍存在孤独感，这将影响老年人的健康自评结果。

（三）老年人功能状态的内容

老年人功能状态通常包括4个方面：能力、表现、储备及能力利用。日常生活活动能力是老年人功能状态最基本的外在表现形式，包括基本日常生活活动能力（Basic activities of daily living，BADL）、工具性日常生活活动能力（Instrumental activities of daily living，IADL）、高级日常生活活动能力（Advanced activities of daily living，AADL）三个方面。老年人功能状态具备储备和外显形式，可以通过锻炼得到提高。老年人功能状态的评估及康复是维持老年人功能及提高其生活质量的重要内容。

（四）老年人功能状态的影响因素

老年人功能状态因遗传、年龄、性别、疾病、婚姻状况、居住环境、就业史、生活方式、接受教育程度等不同而有明显差异。老年人功能状态还与社会支持、经济状况、心理和精神状态有关。从社会经济学角度考虑，高龄和低社会经济状态会使老年人功能状态更差。

（五）老年人功能状态的评估内容

伴随年龄的增长，老年人不仅要有持续、健康的功能状态来抵抗衰老带来的风险，更需要外在因素的支持和维护。心理因素对老年人功能状态的维护至关重要。

对老年人群而言，维护老年人的功能状态是老年医学针对患者疾病和治疗目标导向的、基于循证的出发点。尤其对功能受损老年患者的康复，其核心就是依据评估结果和老年人个体需求做好个性化的康复干预，从而达到功能维护的目的。常见的评估内容如下：

1. 对健康状况的自我评估和幸福度测量

健康自评量表很多，其量化方法可用分级法（一般分为五级）或图表法。老年人幸福度的测量，多采用纽芬兰大学的老年幸福度量表（详见第七章第三节）。

2. 躯体功能评估

与躯体功能障碍相关的康复评估包括肌力评估、肌张力评估、关节活动度评估、感觉评估、协调与平衡功能评估、日常生活活动能力评估、心肺功能评估、泌尿和性功能评估等。其中日常生活活动能力评估、肌力评估、协调与平衡功能评估、心肺功能评估是最常见的。

3. 心理精神功能评估

与心理精神功能障碍相关的康复评估包括认知功能评估、知觉障碍评估（躯体构图障碍评估、视空间关系障碍评估、失认症评估、失用症评估）、注意障碍评估、记忆障碍评估、执行能力障碍评估、焦虑和抑郁评估等。

4. 吞咽、言语功能评估

与吞咽、言语功能障碍相关的康复评估包括吞咽功能评估、失语症评估、构音障碍评估、语言发育迟缓评估、口吃评估、听力障碍评估。

5. 社会功能评估

社会功能评估主要是评估社交能力，如理解、视、听、交谈能力等；评估老年人的社会资源，如家人、亲戚及朋友等；评估老年人的社会支持，主要评估老年人生活及疾病需要帮助时能从社会资源中得到支持的可及性。用于评估老年人社会功能的量表较多，如家庭关怀度指数问卷（APGAR）、社会支持评估量表（SSRS）、领悟社会支持量表（PSSS）等。

6. 其他功能障碍评估

老年人其他功能障碍评估包括视听障碍、体能衰弱、足部问题等的评估。

【思考题】

1. 衰老的特性有哪些？
2. 我国老年人如何进行年龄分组？
3. 什么是老年人的功能状态？

（吴仕英　段小燕）

第四节　老年病的特点

老年病是指老年期（发展中国家 60 岁及以上，发达国家 65 岁及以上）患者在各种原因作用下所罹患的疾病或多发的疾病。老年病与其他年龄组所患疾病有着本质的区别。老年人患病，具有起病隐匿、临床表现少、症状不典型或仅表现出功能减退等特点，常易被误认为是自然老化引起的，不为本人、家属及医生所重视。

一、老年病学

老年病学又称老年临床医学，是一门研究人类老年期变化与老年性疾病防治，以及老年保健、促进老年人身心健康的综合性边缘学科，是现代老年医学的重要组成部分，也是现代临床医学的一个重要分支，是老年医学中范围最广的一组临床学科群。

二、常见老年病分类

大量流行病学调查发现，在大中城市，威胁老年人健康的主要疾病依次为高血压、冠心病、高脂血症、慢性支气管炎、肺气肿、脑血管病、恶性肿瘤、糖尿病，其中高血压的患病率为 30% 至 70%；病死率从高到低依次为肺炎、脑出血、肺癌、胃癌、急性心肌梗死等；死亡率方面则脑血管病、心脏病、恶性肿瘤及呼吸系统疾病居前 4 位。常见老年病主要分类如下。

（一）老年病的分类

1. 老年原发性疾病

老年原发性疾病即老年人特有的疾病，非老年期罕见，并带有老年人的特征。老年原发性疾病主要是指正常衰老过程中发生的组织结构和功能障碍性疾病，如老年性痴呆、脑动脉硬化、帕金森病、老年性耳聋、前列腺增生、老年退行性骨关节病等。这类与衰老、退化、变性有关的疾病随着年龄的增加而增多。

2. 老年继发性疾病

老年继发性疾病主要指老年期患病后继发的疾病，如脑动脉硬化基础上继发的脑血管意外——脑卒中。

3. 老年易感性疾病

老年易感性疾病是指多见于老年人的疾病，如高血压、心脏病、动脉硬化、老年性痴呆、脑血管障碍、关节疾病（退化性等）、骨质疏松、糖尿病、恶性肿瘤、感冒及肺炎、支气管炎、肺气肿，意外事故及老年人肌肉、关节衰退等。

4. 老年常见性疾病

老年常见性疾病包括多数任何年龄均可发病的疾病，如高血压、糖尿病、恶性肿瘤、肺部感染和胆石症等。这类疾病既可在中老年期（老年前期）发生，也可能在老年期发生，但以老年期更为常见，或变得更为严重，如恶性肿瘤、痛风、帕金森病、变性骨关节病、慢性支气管炎、肺气肿、肺源性心脏病、白内障、骨质疏松、皮肤瘙痒、肺炎、高脂血症、颈椎病、前列腺增生等。它与老年人的病理性老化、机体免疫功能下降、长期劳损或青中年期患病使体质下降有关。

5. 老年少见性疾病

如儿童期的各种传染病麻疹、手足口病等很少在老年人中发生。

（二）常见老年病

常见老年病及其发生率见表1-1。

表1-1 常见老年病及其发生率

系统	疾病	发生率（%）
心血管系统	冠心病	49.6～65.0
	高血压	42.5～52.0
	心律失常	32.0～45.0
呼吸系统	慢性支气管炎	43.1～55.3
	肺气肿	10.5～13.1
	肺源性心脏病	0.6～8.0
	陈旧性肺结核	18.0～31.3
消化系统	溃疡	11.3～26.0
	慢性胃炎	11.9～33.7
	肝硬化	1.3～7.0

续表

系统	疾病	发生率（%）
神经系统	脑血管意外	5.6~7.0
	帕金森病	1.3
内分泌代谢系统	高脂血症	16.4~43.8
	糖尿病	20.5~21.3
	痛风	0.6~1.5
运动系统	颈椎病	21.0~32.5
	肥大性脊柱炎	11.3~55.0
其他	白内障	25.3~35.0
	耳聋及听力障碍	15.6~63.6
	恶性肿瘤	1.7~2.5

注：引自宋岳涛.老年综合评估（第2版）.北京：中国协和医科大学出版社，2019.

三、老年病的临床特点

由于老年人的生理、病理特点与其他人群有不同之处，所以老年病亦有其特点，其临床表现也有一定特殊性，可以归纳为以下几个方面。

（一）患病率高

伴随人口老龄化，老年人平均寿命延长，老年人慢病患病率增高。据相关调查显示，老年人慢病患病率为76%~89%，因病失能老年人的比例也伴随人口老龄化逐年增加，多数老年人患有多种疾病。慢病的发展趋势和流行病学调查资料显示，我国老年人常见的慢病主要包括高血压、脑血管病、糖尿病、恶性肿瘤、慢性阻塞性肺疾病、前列腺增生和白内障等。

（二）致病因素多

老年病不同于其他疾病的基本界限就是致病因素与机体的衰老密不可分。进入老年期，老年人的机体逐渐老化、免疫功能下降、各器官和组织功能处于衰退状态，任何一种因素作用于老年人都可能引起老年病的发生。老年病常常多病共存、病理机制复杂，经常有非一种疾病在临床表现中占优势的特点，而且同种症状可以由多种原因导致。如尿失禁可以由感染、药物、脑卒中等多种原因引起或加重。

伴随生物医学模式的转变，老年人的精神状态、社会适应能力、社会生活环境等都可影响老年病的发生。

（三）多病共存

老年人所患多种疾病可能是青中年疾病的延续和逐渐累加，也可能是老年期的新发病，主要表现为同一个患者患有多种疾病，或者同一器官及系统发生多种疾病，这是老年病的一个较典型的流行病学特点。有的老年人甚至一个器官出现多种病变。据Howell报道，65岁以上的老年人平均患有7种疾病，最多达25种疾病。老年人可以同时患有冠心病、高血压、高脂血症、颈椎病、白内障和腰肌劳损等。由于同时存在多种疾病，其临床表现变得复杂和不典型,增加了临床诊断和治疗的难度。

(四) 临床特征不典型

1. 非特异性症状多见

老年人常常多系统同时患病,如同一个老年人可同时有原发性高血压、糖尿病、关节炎、抑郁、脑梗死等疾病,也可以是同一器官、同一系统发生多种疾病,如肺源性心脏病患者可合并冠心病和(或)心脏瓣膜退行性变,胆囊炎患者可合并慢性胃炎、十二指肠溃疡或者胆结石。由于多种疾病相互影响或者一种疾病的症状被另一种疾病掩盖,老年人患病后临床症状往往不典型。例如,老年人患肺炎时常无明显发热、咳嗽、呼吸困难等症状,或仅仅表现出食欲差、神志淡漠、全身乏力、脱水状态等。

2. 老年人对疼痛的反应性及敏感性降低

老年人由于机体形态变化和生理功能衰退,感觉敏感性、反应性降低,对于疼痛和疾病不会像中青年一样敏感,因此,疾病的症状容易被忽略。例如,当发生急性心肌梗死、内脏穿孔等时,中青年可表现出极度疼痛和不适,而老年人可能仅仅表现出一些胸闷、心慌或呕吐等不适,有的甚至没有什么感觉。

3. 老年人发病多出现精神及神经症状

老年人不论患何种疾病,都易发生意识障碍,这与老年人多有脑血管硬化、脑供血不足,加之各器官功能减退有关。当老年人发生感染、发热、脱水、心律失常等现象时,容易出现嗜睡、谵妄、神志不清,甚至昏迷等意识障碍症状。一旦原发疾病得到控制,意识障碍也会消失。因此,对老年患者,要重视客观检查,尤其是体温、脉搏、血压及意识的观察极为重要。

(五) 疾病进展快

老年人各种器官功能减退、机体适应能力及代偿能力差、机体的器官储备功能处于衰竭的边缘,一旦发生急性病或慢病急性发作,内环境亦不稳定,病情可在很短时间内迅速恶化,并导致其他系统、器官的瀑布效应,使原来勉强维持代偿状态的器官迅速衰竭,严重危及患者生命,使临床医生措手不及。例如,老年人发生急性心肌梗死时,可能没有任何症状或仅有头晕、胸闷或气短,但可很快出现心力衰竭、心源性休克,甚至猝死。

(六) 疾病并发症多

1. 多系统功能障碍或多器官功能衰竭

受多种因素的影响,老年人免疫力下降,当受到外界或自身不利因素侵袭后极易发生感染或出现多病共存现象。同时由于老年人的器官储备功能低下,适应能力减弱,机体的自稳性差,在没有意外刺激的情况下,尚可保持平衡,进行正常活动,但在疾病或应激状态下如感染、创伤、出血时,很容易发生功能不全或衰竭现象,其中心、肺、肾和脑的功能较易受影响。

老年人发生多器官功能衰竭主要见于两种情况:一种是由于严重感染、败血症性休克、创伤、急性药物或毒物中毒等,原本各器官功能正常或相对正常的老年人出现2个或以上器官功能同时或者相继发生衰竭;另一种是很多老年人患有多种疾病,各种慢病导致老年人各器官功能不全或者衰竭,从而出现多系统功能障碍。

老年人一旦发生多器官功能衰竭,病死率较高,其病死率除与年龄有关外,还与受累器官的数目有关,受累3个器官的老年患者的病死率约为57.1%,受累4个及以上者病死率大幅上升。

2. 水、电解质紊乱和酸碱平衡失调

老年人口渴中枢的敏感性降低,因此饮水量不多,即使体内缺水仍然口渴感不明显,容易发生脱水,而水分的丧失必定伴有电解质的紊乱。老年人的器官呈萎缩状态,细胞外液明显减少,细胞内液绝对量减少,而且在体液中所占比重亦明显降低。同时老年人的内环境稳定性差,代偿能力减退,稍有诱因即可导致水、电解质紊乱,酸碱平衡失调,其发生率高且进展迅速。另外,老年人肾脏处理钾的能力减低,如有腹泻或呕吐容易产生低血钾,如因便秘而使用泻药或需利尿而使用利尿剂,必须小心防止失钾;而肾功能减退伴有感染时,又容易发生高血钾。

由于老年人口渴感觉不灵敏,因此在照顾老年人时应注意舌干燥与否、皮肤弹性以及有无少尿或体重减轻。

3. 血栓和栓塞

老年人常因各种疾病或手术长期卧床,易发生深静脉血栓和肺栓塞,严重者可致猝死。这与老年人的肌肉萎缩、血流缓慢及血液黏度增高有关。故应注意卧床老年人的主动及被动的肢体活动及翻身。

(七) 多种老年综合征或老年问题出现

老年综合征一般指老年人由多种疾病或多种原因造成的同一临床表现或问题。常见的老年综合征有跌倒、痴呆、尿失禁、谵妄、晕厥、抑郁、疼痛、失眠、老年帕金森病和脆弱综合征等。对于老年患者,一种疾病可能会有几种老年综合征的表现,或不同的疾病会出现同一种老年综合征的表现。老年人在疾病急性发作时常常会出现典型老年病"五联征":精神症状、跌倒、不愿活动、大小便失禁与生活能力丧失。

(八) 疾病诊断要点及治疗反应

老年人群疾病的诊断相对其他人群复杂多变,主要是由于老年人群病史不清晰,病情迁延,多病共存,表现无特异性,辅助检查方面很多尚缺乏老年人群独有的特点。这就给老年病的诊断和合理治疗增加了很大的难度。目前,由于缺乏专业的老年病医生,遇到较复杂的老年病时需要邀请多科室、多专业的医生共同诊断,提出合理的治疗方案。

老年人对药物的治疗反应差异较大,要注意以下两点:一方面,伴随年龄增加,机体内环境的稳定性降低,表现为代谢水平下降,耐受能力降低和个体间的差异扩大,药物易在体内积蓄,治疗量与中毒量更加接近,应用于一个老年患者毫无反应的剂量,对另一个老年患者可能会导致严重副作用,故更应强调治疗剂量的个体化;另一方面,同样的一种治疗药物,年轻人与老年人的反应不同,疗效不同。老年人患病后恢复慢,病情容易反复。

(九) 多学科团队参与康复与护理

由于老年病的复杂性与特殊性,老年病的诊疗、康复与护理需要多学科成员组成的团队参与,需要对老年病患者进行综合评估。老年综合评估是涉及多方面和多学科的诊断过程,有助于确定老年人在躯体、精神心理、生活环境、社会行为及其功能状态等方面存在的问题,从而有助于为老年患者制订一个协调的、综合的短期或长期的诊疗计划和照料计划,促使老年人尽可能康复。多学科团队具体包括老年病医生或全科医生、老年病护士、老年康复治疗师、营养师、临床药师、社会工作者、心理师和咨询工作者等。在团队的共同努力下,老年病患者在合理的护理照料中逐渐康复,恢复健康。

【思考题】
1. 老年病有哪几类?
2. 老年病的临床特点有哪些?

(官晓玲　吴仕英)

第五节　老年人特征及共病情况

一、老年人的生理病理特点

随着年龄的增加,老年人在生理上逐渐发生一些变化,这些变化存在着个体差异,也有共同的特点。比如,衰老过程中普遍存在组织更新与修复能力明显下降、器官生理功能逐渐减退、免疫功能下降、应激能力减弱等。在机体老化衰退的基础上,老年病也随之产生。因此,掌握老年人各系统的生理病理特点,对于防治老年病具有重要的指导意义。

(一) 老年人呼吸系统的生理病理特点

老年人由于肺组织僵硬、弹性回缩力衰退、肋软骨钙化、运动减弱、脊柱萎缩甚至驼背或是胸廓硬化变形而呈桶状胸及生理性肺气肿等,肺活量减少,残气量增加,换气效能减弱,通气功能降低,尤其患慢性支气管炎时,痰液分泌增加,气道阻塞,加重呼吸负担。

老年时,大脑对延髓呼吸中枢的调节作用减弱,颈动脉窦的化学感受器对缺氧变得较为敏感,呼吸中枢对CO_2等化学刺激的敏感性升高,肺机械感受性反射(黑-伯反射)减弱,容易因为呼吸交换功能异常而出现脑功能异常、肺活量下降等。

(二) 老年人循环系统的生理病理特点

老年人心肌收缩力降低,舒张不完全,心排血量和每搏输出量均减少,而血压却随年龄增加而上升。加之老年人由于血管弹性降低、动脉粥样硬化斑块增加、血流速度减慢、外周阻力增大,因此,动脉收缩压可上升很高而舒张压则较低,脉压增大。

老年人由于颈动脉窦和主动脉弓压力感受器敏感性下降,反射性调节血压降低,对于抗重力效应的正常代偿机制减弱,突然由仰卧位变为坐位或立位时,老年人易发生直立性低血压。

(三) 老年人消化系统的生理病理特点

老年人胃黏膜和胃腺萎缩,主细胞和壁细胞减少,胃酸分泌下降,胃液的消化能力减弱,肝、胰腺、小肠的消化液分泌量减少并且胃肠蠕动开始下降,胃排空速度减慢,常发生便秘、食欲降低。由于胃酸分泌减少,钙、铁和维生素D吸收减少,骨钙丢失加大,易发生营养不良、骨质疏松,可导致老年人患缺铁性贫血、骨质脆性增大等。

随着衰老，肝脏的质量减少，部分肝细胞的酶活性降低，肝脏解毒功能减弱，蛋白质的合成和储备减少，血浆白蛋白下降，球蛋白及纤维蛋白原相对升高，血胆红素减少。老年人胆囊壁和胆管壁增厚，胆囊变小及收缩功能下降，胆汁浓缩并含有大量胆固醇和胆红素，故易沉积而形成胆石。另外，老年人的牙齿也逐渐松动脱落，牙龈萎缩，这对于食物的咀嚼和消化有很大影响。

（四）老年人泌尿系统、生殖系统的生理病理特点

肾脏质量随年龄增加而逐渐减轻，老年人肾功能减退的表现如下：①肾血流量减少；②肾小球滤过率下降；③肾小管分泌、重吸收和排泄功能下降；④肾的浓缩功能减弱；⑤肾的酸碱调节作用减弱。老年人因膀胱萎缩而使膀胱容量减少，同时，膀胱括约肌萎缩，常导致多尿及尿潴留。男性老年人可因前列腺增生出现尿频、夜间多尿、尿失禁或排尿困难等症状。

女性在45~55岁时由于卵巢分泌雌激素的功能减退，转向老年过渡的更年期，月经逐渐停止。男性睾丸功能在65岁左右开始逐渐减退，可能有类似女性更年期常出现的症状。

（五）老年人神经系统的生理病理特点

随着年龄增加，神经细胞的数目随着正常的老化而减少，脑血流量减少，神经细胞内神经元纤维变性、老年斑形成、颗粒空泡变性和脂褐素聚积等，伴随神经递质，尤其是多巴胺和胆碱能系统的改变，可广泛影响老年人中枢神经系统的功能，多表现为应变及交流迟钝、反应延缓等。

（六）老年人内分泌系统的生理病理特点

老年人内分泌系统功能减退的主要表现：甲状腺功能降低、肾上腺皮质功能下降、对胰岛素敏感性降低和葡萄糖耐量减少、下丘脑-腺垂体-性腺（睾丸、卵巢）系统的活动减弱、性激素分泌减少、性功能失调等。

（七）老年人感觉系统的生理病理特点

伴随年龄增加，老年人屈光能力变差而发生老视眼，晶状体退行性变造成老年性白内障。65岁以上的老年人听力减退较普遍，男性比女性多见。同时，老年人由于味觉和嗅觉减退，常觉得饭菜味道不浓，喜欢多加调料或偏食。

老年人皮肤痛觉、冷热觉功能减退，易发生外伤或烫伤。老年人皮肤汗腺减少，散热能力降低，因而怕热。由于皮肤天然防护作用减弱，老年人易感染真菌，湿疹也较常见。

（八）老年人免疫系统的生理病理特点

老年人免疫功能下降，主要表现为对外源性抗原产生抗体能力下降，对自身抗原产生抗体能力却增强，易患自身免疫性疾病。

由于年龄增加，免疫功能下降，疾病发生率、感染率升高。而与年龄相关的许多慢病，如慢性阻塞性肺气肿、癌症、糖尿病等均可使老年人对感染性疾病的易感性增加。

二、老年人临床药理学特点

老年人随着机体的衰老，药物的代谢动力也发生相应的改变，特别是吸收、代谢、排泄等方面。

（一）吸收

药物的吸收不仅与给药途径有关，而且与机体内环境也有关，比如血流、局部的 pH 值、胃肠的蠕动、胃液的分泌等。随着机体的衰老，这些因素都发生了改变，比如胃液分泌减少、胃肠蠕动减少等，都可影响药物的吸收。

（二）代谢

药物的代谢是指药物在体内发生化学结构的变化。这是一个化学过程，需要酶的催化作用，而这些酶又需要机体的肝脏、细胞来合成。老年人群机体的老化、功能的减退无疑会影响这些物质的产生，所以，老年人群容易出现药物蓄积，药物毒性及不良反应增加。

（三）排泄

药物的排泄是指药物的代谢产物通过不同的途径排至体外的过程。一般来说，排泄途径有肾脏、肺以及汗腺、唾液腺之类的一些腺体。肾脏是主要的排泄途径。机体的衰老，会影响代谢过程，也会增加药物的毒副作用。

三、老年人共病概述

老年人共病是指 2 种或 2 种以上慢病共存于同一个老年人，也称多种慢病共存或多病共存。慢病不仅仅指老年人常见疾病（如高血压、糖尿病、冠心病等），还包括老年人特有的老年综合征或老年问题（如抑郁、老年性痴呆、尿失禁、衰弱、营养不良等），以及精神心理问题和药物成瘾等。共病之间可以相互联系，也可以互相平行。

（一）老年人共病的发生率

共病在老年人群中更多见，在美国，82%的老年人有 1 种及以上的慢病，65%的老年人有 2 种及以上疾病。国内小样本统计数据显示，老年人共病现象非常突出，社区老年人有 1 种慢病者达 91.7%，有 2 种及以上慢病者达 76.5%。高龄老年人的共病情况更加突出。

（二）老年人共病的危害

老年人共病带来的危害是多方面的，主要如下：

1. 增加医疗资源的使用

美国的数据显示，有一种慢病的老年人平均每年医疗花销为 211 美元，而有≥4 种慢病的老年人平均每年医疗花销可达 13973 美元。美国 2001 年医疗保险数据也显示，≥3 种慢病的人群花掉了整个医保费用的 90%。

2. 影响老年人健康

共病老年人发生不良事件和死亡的风险显著增加，免疫功能下降，生活质量下降。

3. 影响医疗

共病不仅使医疗决策变得复杂和困难，而且共病老年人往往要去多个专科就诊，在现有专科诊治模式下，经常会造成多重用药、治疗不连续、过度医疗等医源性问题。

四、老年人共病的处理策略

（一）单病种治疗指南的缺陷

目前，各种慢病的诊疗有各自的指南。制定单病种诊疗指南所依据的临床研究往往没有考虑到共病、高龄（>75岁），因此，在依据单病种诊疗指南来处理共病老年人时，其作用是有限的，会使临床医生觉得力不从心。

（二）老年人共病处理的原则

老年医学的宗旨是以老年人为中心，进行全人、全程的医护照料，强调整体性和个体化相结合，最终目标是改善老年人的功能状态和生活质量。这也决定了对于共病的处理不是简单的疾病诊治的叠加，而是需要根据老年患者的具体情况来综合考虑。

美国老年医学会（American Geriatrics Society，AGS）在整理、总结了众多关于共病的研究文献之后，于2012年提出了处理共病老年患者的指导原则，包括制定原则的依据、原则的内容及处理老年人共病的流程；并且制作了名为"3 or More"的简易卡片，用流程图和表格形式详细说明了每一步的目的和操作方法，用于指导老年临床工作者规范处理共病的老年患者。指导性原则有以下5条：

（1）了解患者的意愿，并在制定决策的时候加以考虑。

（2）了解循证医学证据及其局限性。

（3）制定临床决策时，需要充分考虑风险、负担、获益及预后。

（4）决策时考虑治疗方案本身的复杂性和可行性。

（5）选择那些能使获益最大、损害最小并且能够改善生活质量的治疗方案。

（三）老年人共病处理的流程

共病的处理仍应强调以患者为中心，多学科团队参与，进行老年综合评估，结合评估结果，制订个体化的干预方案，最终目标是使老年患者获益。参考美国老年医学会流程，结合国内情况，一般采用以下流程：

1. 考虑患者本人的意愿

共病的老年患者往往同时有很多医疗问题需要处理，虽然临床医生会根据患者的情况来决定哪些问题优先处理，但是在同时有多个问题可以选择或不同治疗方案之间有矛盾或不同治疗方案会导致不同结局的情况下，尊重患者意愿是非常必要的。只有符合患者意愿的医疗方案才会得到患者的认可。

2. 进行老年综合评估

只有全面了解患者情况，才有可能制订出恰当的方案，才能保证这个方案几乎不会出现偏差和遗漏。老年综合评估（Comprehensive geriatric assessment，CGA）是老年医学的重要内容之一，不只是对躯体疾病进行评估，还包括对治疗、老年综合征、情绪和认知状态、日常生活活动能力进行评估，以及对社会支持进行评估。对共病老年患者进行老年综合评估有助于全面了解其整体情况，以及目前治疗方案的实施情况，患者的依从性及依从性不好的原因等。

3. 考虑循证医学证据

在考虑循证医学证据时，应选取那些专门针对老年人进行的研究或者是涵盖了共病老年患者的研究。对于某些特殊问题，也有一些专科协会发布的专门针对老年人的建议可以参考。

（1）高血压：降压治疗的前提是不能影响有效的血流灌注，老年患者常有动脉硬化、血管狭窄，降压治疗更应考虑是否会影响患者重要器官的血流灌注。

（2）糖尿病：美国老年医学会在2012年12月新颁布的共识中明确指出，应按照老年人的健康状态、共病情况及预期寿命来制定合理的降糖目标。对于预期寿命长的健康老年人，HbA1c应控制在7.0%~7.5%；对于预期寿命<10年、有多种共病，或≥2项日常生活活动能力受限，或轻-中度认知障碍的老年患者，HbA1c控制在7.5%~8.0%；而对于预期寿命更短，健康较差，需长期护理，或伴有终末期慢病，或中-重度认知障碍，或≥2项日常生活活动无法自理的，HbA1c控制在8.0%~9.0%即可。

4. 评估预后

对于慢病，从开始干预到能够让患者获益，需要一段时间。对于共病老年人予以医学干预，很重要的就是要考虑老年患者的预期寿命，从而大致判断所做的干预能否最终让其获益。如果患者的预期寿命不长，不足以从干预措施中获益，则失去了干预的意义。例如结肠癌、乳腺癌等肿瘤的筛查项目，均要求筛查对象有一定的预期寿命。

5. 合理取舍治疗方案

在决定了干预的目标、明确了哪些问题需要干预、是否值得去干预之后，还需要在众多方案中进行合理的取舍。共病老年人难以在单次就诊或1次住院中解决所有问题，应权衡取舍，优先解决患者所关注的问题，和对患者健康、生活质量有很大影响的问题，把次要问题放在后面，分次、分步予以干预。

6. 确保干预方案的实施

最终的干预方案明确后，应该和老年患者、其亲属及其照顾者进行沟通，确保这个方案能够实施。有效的沟通不能只是简单告诉老年人去做什么，只有让其明确治疗目的、意义及可能出现的问题，其才会有较好的依从性；对于认知功能下降的老年人，还要考虑其执行力，是否需要人监督和帮助等。在制订干预方案时，还要考虑到可行性，例如，对于糖尿病合并骨关节病的老年人，要考虑到骨关节病对运动功能的限制。需要康复医生参与，进行可行的运动指导，依据老年患者的具体情况制订个体化的方案，如此才能被接受，从而有效实施方案。

7. 定期随访，调整方案

共病老年患者的医学干预是一个长期、持续的过程。在实施干预方案后，需要定期评估干预的效果，并据此对干预方案进行适当的调整。

【思考题】

1. 老年人共病的概念是什么？
2. 老年人共病有何特点？
3. 老年人共病处理原则有哪些？

（官晓玲　周　钢）

第二章 老年综合评估概述

第一节 老年综合评估技术

一、老年综合评估的概念

老年综合评估是指采用多维度、多学科的方法对老年人的疾病状态、躯体健康、功能状态、心理健康、社会支持和环境状况进行综合评估,最大限度地提高老年人的生活质量。老年综合评估不单纯是评估,也包括评估后的处理,老年综合评估的过程实际上是多学科诊断和处理的整合过程。老年综合评估现已成为老年医学、护理研究、教学与实践中必不可少的一部分。

二、老年综合评估的特点

老年综合评估是老年医学的核心技术,不同于传统的医学评估。老年综合评估不但包括医学方面对老年综合征、多重用药等的评估,还包括非医学方面如以智能量表及社会服务为主的社会学评估和以康复医学为主的功能评估。因此,老年综合评估具有明显不同于传统医学评估的特点。这些特点包括:

(1) 老年综合评估以改善并维持自我照顾能力为最终目的。
(2) 老年综合评估通常需要多个临床学科医生参与。
(3) 老年综合评估的主要内容为筛查影响老年人疾病预后和增加死亡率的老年综合征。

自我照顾能力是老年人独立生活,实现其社会功能的基本保证。年龄增加带来的身体功能退化,以及复杂的临床疾病是老年人自我照顾能力下降的主要原因。此时,应用老年综合评估可以帮助临床医生找出老年人潜在的多种临床问题。

三、老年综合评估的对象

老年综合评估的目的是制订干预方案,希望评估对象能从干预中获益,因此,评估对象的选择很重要。

(一) 老年综合评估目标人群

老年综合评估的对象没有明确的界定范围,一般认为具备以下任意情形者均需要进行老年综合评估:

(1) 60岁以上,具有多种慢病(共病)和多重用药者或合并有精神行为异常者。

(2) 经过急性期医院住院治疗有一定程度功能下降的患者，或经常住院者。

(3) 经过运动、神经、呼吸、心脏或智能康复的患者。

(4) 具有跌倒、痴呆、尿失禁、晕厥、谵妄、抑郁、慢性疼痛、睡眠障碍和帕金森病等常见老年综合征的患者。

(5) 存在压疮、便秘、营养不良、运动功能障碍或肢体残疾等常见老年照护问题的患者。

(6) 已出现日常生活活动能力不足（尤其是最近恶化）者。

(7) 存在社会支持问题，如独居、缺乏社会支持、疏于照护者。

(8) 存在居住环境、社会环境和文化环境不良者。

(9) 其他需要根据实际情况做老年综合评估者。

（二）老年综合评估非目标人群

(1) 基本健康或经治疗已完全康复的比较年轻的老年人。

(2) 处于急危重症中的老年人。

(3) 严重痴呆或功能完全丧失的老年人。

(4) 处于疾病终末期或完全卧床的老年人。

对于非目标人群，可以依据病情需要做选择性部分评估，如完全卧床的老年人做营养评估或者跌倒、坠床评估和压疮评估等。

四、老年综合评估的目的

老年综合评估的目的是运用老年综合评估的方法，客观、量化、准确地把握老年人个体健康损害的程度和原因，提高或恢复衰弱老年患者的功能状态，促使其最大限度地保持生活自理能力，提高生活质量。

(1) 早期发现老年人潜在的功能缺陷，以进行早期干预，促进功能恢复和避免安全隐患。

(2) 明确老年患者医疗和护理需求。

(3) 制定适合老年患者的可行的防治策略。

(4) 追踪、随访和评估防治效果，调整防治计划和策略。

(5) 为老年患者长期合理使用医疗、护理、照料服务提供依据。

虽然为老年患者进行全面评估会耗时较多，但从提高患者的疗效、提高护理质量、减少医源性损害、降低医疗费用等方面来考虑，其价值无法估量。

五、老年综合评估的内容

老年综合评估的内容主要包括全面的医疗评估、躯体功能评估、认知和精神心理评估、社会/环境因素评估、生活质量评估五个方面。通过这五个方面的评估，可全面评估与老年人健康相关的所有问题，不仅可以评估老年人个体在哪些方面有健康损害，而且能客观评估其综合健康水平得分情况，尤其是老年人的功能状态、精神健康情况和健康现状。老年综合评估的具体内容包括：

(1) 老年人整体疾病的诊疗评估。

老年综合评估需要多学科集中协作，通过采集完整的病史，包括慢病史、手术史、外伤史、食物药物过敏史，家族史，健康习惯，详尽的用药史及症状系统回顾，社会经济情况，对老年人常见的疾病进行全面诊疗，从传统的单一器官诊疗转向整体规范化处理，确保诊疗尤其是用药安全。

（2）老年人常见问题及老年综合征评估。

老年人常见的老年问题有记忆障碍、营养不良、听力和视力下降、牙齿脱落、骨质疏松、压疮、慢性伤口、导管脱出、肺栓塞、吸入性肺炎、深静脉血栓、肢体残疾等。常见的老年综合征有跌倒、痴呆、失禁、便秘、抑郁、焦虑、谵妄、睡眠障碍、慢性疼痛、帕金森病、头晕与晕厥、老年衰弱、肌少症等。上述常见问题或综合征，直接影响到老年人身心健康和生活质量，利用老年综合评估的方法及早筛查和评估这些问题，通过多学科整合管理团队的协调，共同为患者制订综合的诊疗、康复和照护、营养计划，对最大限度提高老年人的生命质量，减轻家属负担，减少医疗花费具有重要意义。

（3）躯体功能评估。

①日常生活活动能力评估。

通过评估日常生活活动能力，及时发现老年人功能缺陷，采取有效措施，维护老年人正常生活。

②跌倒风险评估。

评估跌倒的诱因，包括内在因素与外在因素。内在因素包括衰弱、神经肌肉和关节疾病、视力障碍、认知功能异常等；外在因素包括多重用药、照明、地面环境等。

③吞咽功能评估。

评估是否存在吞咽困难以及吞咽困难的程度，通过评估对老年人的膳食支持提供指导。

④平衡与步态功能评估。

评估老年人是否存在平衡与步态功能障碍，有助于制定照护措施和防治跌倒。

（4）认知功能评估。

评估老年人是否存在认知障碍或认知障碍可能的发展趋势，通过评估及时发现诱因和进行干预，可以延缓认知障碍病情进展。

（5）老年精神心理评估。

评估精神、情绪和压力情况。老年人因患多种慢病，活动功能受限、兴趣爱好减少，易患焦虑和抑郁，开展精神心理评估，有助于加强心理疏导，减轻压力。

（6）老年人经济和社会状况评估。

主要评估老年患者的经济状况、社会支持系统、角色与角色适应、医疗保险及报销比例、照护者负担与文化等，其与老年人的健康维护有着千丝万缕的联系，及时评估有助于制订合理、可行的老年综合干预方案。

（7）环境评估。

环境评估是对老年人生存的物理环境、社会环境、精神环境和文化环境等方面的评估。在对物理环境的评估中，对老年患者居家环境进行评估或适宜的适老化改造，有助于防止跌倒或降低跌倒发生率。常用家庭危险因素评估工具（Home fall hazards assessments，HFHA）进行居家环境评估。

（8）生活质量评估。

生活质量评估是对老年人生活质量的综合评估，主要包括生活满意度、主观幸福感的评估,对衡量老年人的幸福度具有一定的意义。目前生活质量评估最常用的工具是"36 项健康调查简表"(Short form -36 health survey,SF-36)。此外,也有学者应用生活满意度指数量表、老年幸福度量表(MUNSH)、诺丁汉健康量表、世界卫生组织生存质量测定量表(WHOQOL-100)和欧洲五维健康量表(EQ-5D)等进行老年生活质量评估。

(9) 老年残疾评估。

(10) 导管脱出风险评估。

(11) 死亡质量评估。

老年综合评估的内容、筛查方法和干预措施小结详见表 2-1。

表 2-1 老年综合评估的内容、筛查方法和干预措施小结表

评估内容			筛查方法	干预措施
全面的医疗	整体疾病	疾病	完整的病史、查体	针对性化验和影像学检查,相应治疗
		牙齿	牙齿健康,咀嚼功能评估	口腔科治疗,佩戴假牙,进一步行吞咽功能检查
	常见老年问题及老年综合征	用药管理	详尽的用药史	剂量个体化、规范治疗,最好有临床药师参与
		营养	测体重、BMI,营养风险筛查	膳食评估,营养师指导
		听力	注意听力问题,听力计检测	除外耵聍,耳科会诊,佩戴助听器
		视力	询问视力问题,Snellen 视力表检测	眼科会诊,纠正视力障碍
		尿失禁	询问尿失禁情况	除去可逆原因,行为和药物治疗,妇科、泌尿外科会诊
		便秘	询问大便次数、形状	综合处理
		慢性疼痛	评估疼痛程度、部位	寻找病因,控制症状
认知及精神心理			关注记忆力障碍问题,3 个物品记忆力评估、MMSE 或 Mini-cog 检测	老年科或神经科专业评估和治疗
			老年抑郁量表(GDS)评估	心理科、老年科诊治
躯体功能			日常生活活动能力评估	康复治疗、陪伴和照顾
			工具性日常生活活动能力评估	
			跌倒史,步态和平衡评估	防跌倒宣教和居住环境改造
社会和环境			社会支持系统情况、经济情况评估	详细了解,社会工作者参与
			居住环境情况、居家安全性评估	家访,防跌倒改造
生活质量			生活满意度、主观幸福感评估	除去可逆原因,提高老年人生活质量

六、老年综合评估的实施

鉴于老年综合评估涉及的内容宽广和繁杂,在临床实践中老年综合评估主要由多学科团队(包括老年科医生、营养师、临床药师、语言治疗师、临床心理师、社会工作者及护士等)在门诊、住院部或老人院完成,也可由老年科医生分步进行。在接受老年人初次就诊时,应先处理关键问题并给出重要的建议,在随后的就诊中再完善其他的筛查评估,必

要时请护士、社会工作者以及其他专科的医生如骨科、内分泌科、康复理疗科等的医生参与评估和治疗干预。总之，老年综合评估需要医务人员、患者和其家属共同参与，目标是维持老年患者的身心健康，提高其生活质量，这也是现代医学模式的切实体现。

【思考题】
1. 什么是老年综合评估？
2. 老年综合评估的目的是什么？
3. 老年综合评估的对象有哪些？

（吴仕英　肖洪松）

第二节　老年综合评估的信息化

一、老年综合评估信息化建设现状、管理需求、优势

（一）建设现状

近年来，信息化技术作为产业服务的驱动引擎已广泛应用于各行各业。采用信息化手段进行老年人健康评估，不仅能将评估本身工作变得方便、高效，更有助于在此基础上建立产业业务连接平台与数据研究平台，更加有效地助力老年人健康的全生命周期管理工作。在产业市场需求的驱动下，全国已有部分省市机构开发了针对老年人综合评估的应用软件和信息化平台，并在医疗、养老服务的评估事务中具体运用，但总体呈小规模局部运用，具体存在以下问题。

（1）缺乏系统全面的老年健康医学评估内容标准。
（2）没有建立标准统一的数字化标准。
（3）没有建立标准统一的数据库标准。
（4）没有建立标准统一的生物信息采集安全标准。
（5）缺乏评估之后的决策支撑。
（6）对数据的挖掘和研究使用还在启蒙阶段。
（7）信息系统本身的建设成本较高，因此推广普及难度大。

（二）管理需求

老年综合评估软件的主要使用机构为从事老年医疗与关注老年健康的医疗机构、社会养老照护机构、第三方社会组织与专业评估机构，主要的操作者为老年科医生、护士、老年人能力评估师以及养老机构有资质人员。通过计算机软件采集老年人健康数据，不仅能及时、永久地将其存储到数据库服务器，并且可方便后期研究及健康管理使用，也可以根据需要，同政府建立数据同步通道，有效地为老年健康整体管理赋能。

现阶段老年综合评估的信息化建设还处于初级阶段，应基于规范，符合应用逻辑进行软件开发。评估软件应该具备以下特点：

（1）标准统一。评估标准、判定标准、操作流程标准统一。

(2) 功能指向性明确。不需要大而全的模式，主要需要实用性强，针对老年人能力评估及照护、康复管理能具备实用性。

(3) 操作简单。界面简单，操作方便，无需重复录入。即使无计算机操作经验的人，也能快速掌握并熟练操作，在提高效率的同时也能提高服务品质。

(4) 使用成本低。只需要下载 APP 的手机或一台能够连接互联网的电脑即可，无需额外的成本。

(5) 数据提取及应用。自动化或智能化提取分析数据，出具评估结果，并能给出医疗、护理、照护方案及康复建议。

(6) 动态展示。动态化展示老年综合评估结果的变化，医疗、护理、照护或康复效果。

(7) 合理匹配。评估标准或者结果可以匹配长期照护保险或者国家其他针对老年人能力评估结果的照护支付标准，实现社会资源的合理应用。

(三) 优势

(1) 需求和资源的精准配置。老年综合评估信息化可以在推进人口老龄化进程中，为老年医学科建设、医养结合服务、养老服务的健康发展，为准确量化老年人真正需求与合理配置老年人服务资源提供支撑和依据。已有先行的科技公司研发了"老年综合评估（CGA）"软件，如国家老年疾病临床医学研究中心（四川大学华西医院）的协同研究网络成员单位四川宜蓓康科技有限公司，于 2015 年研发的基于现代老年医学理念与内容构建的面向医疗机构、养老照护机构、家庭、政府、社会提供包括疾病评估、躯体功能评估、精神评估以及跌倒、谵妄等老年综合征评估，以及提供评估后干预计划与内容的老年综合评估软件。该产品基于人工智能与大数据，已在全国 18 个省（自治区、直辖市）的主要医疗机构中广泛应用。

(2) 数据分析运用。老年综合评估信息化可以通过大数据分析，为老年医疗、护理、康复及照护理念带来巨大变革。将老年综合评估的数据进行具体分析，可为老年人照护、康复计划制订、收费标准确定、防范风险发生等提供依据，同时通过动态能力评估结果的统计分析，能更好地指导老年医疗、护理、照护及康复服务管理工作，辅助转变老年医疗、照护等老年健康管理工作的理念。

(3) 政府决策与监管更加科学。老年综合评估软件采集到的信息既可以保存到本地以供随时进行查询编辑，也可以快速上传至政府信息平台。政府部门根据来自各地区、各单位的能力评估信息，经过统计、分析、挖掘明确不同区域不同年龄层等的老年人综合健康情况，合理利用数据发现需求，从而完善资源分配、预算经费、服务购买等工作，提升产业活力。

(4) 便于民众参与，提升可及性。老年综合评估软件对接的老年人和家属终端用户也可以便捷地接受更客观、准确的评估结果信息，便于更好地了解自己或者家人综合健康情况，对疾病的综合管理方案有更明确的理解。

二、老年综合评估信息化操作

老年综合评估系统通过对老年人生理、心理、功能和社会、环境等多项目、多维度的鉴定、评估和分析，以评估结果为触发点，建立老年人健康档案并进行动态监控管理，针对老年人的健康状况和健康问题制订针对性的医、养、康、护实施方案。评估结果可广泛应用在医院、居家、社区、养老机构等场所。

(一) 信息输入

一般来说,输入端包含手机端、平板电脑端和电脑 WEB 端,由专业评估人员为老年人建立健康档案,对老年人的基本信息以及疾病信息进行采集,为健康评估及评估分析做准备。评估信息化操作界面见图 2-1。

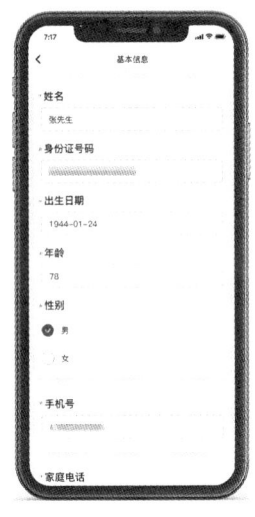
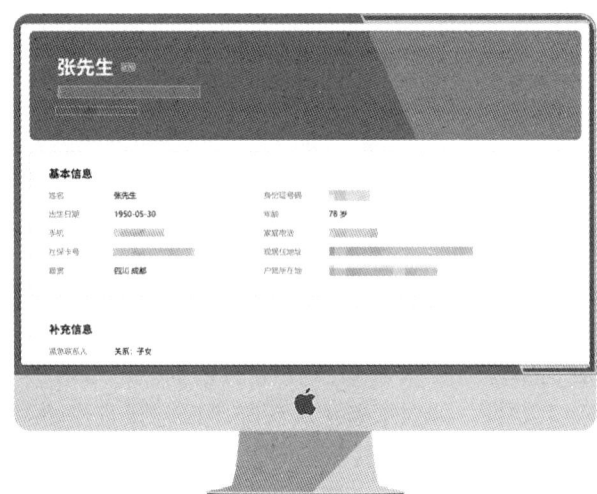

图 2-1 评估信息化操作界面示意图(图片由四川宜蓓康科技有限公司提供)

(二) 评估信息的存储和处理

根据实际需要对老年人进行综合评估,包括生理、心理、社会、环境等多种维度。评估软件系统一般具备多种国际、国内通用量表供使用和查询,可根据评估者的不同需要选择确定。同一量表可进行多次评估,便于跟踪老年人健康变化情况。评估内容主要包括全面的医疗评估、躯体功能评估、认知和精神心理评估,以及社会/环境因素评估等方面。老年人生活能力评估软件运行 Pad 端界面见图 2-2。

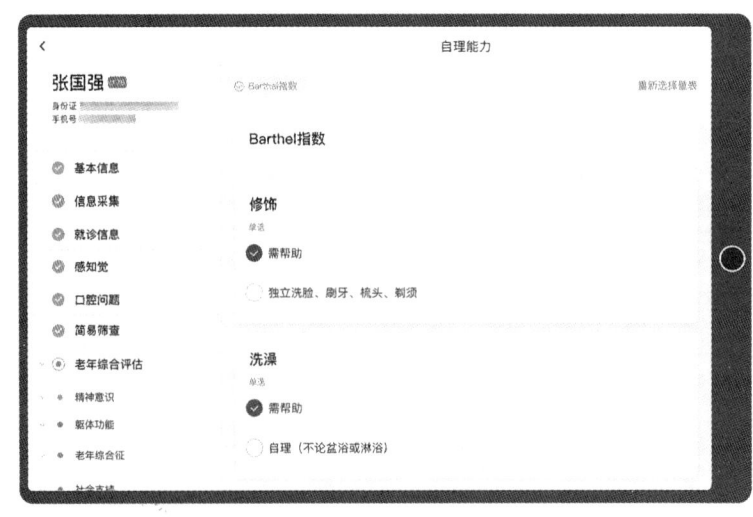

图 2-2 老年人生活能力评估软件运行 Pad 端界面示意图(图片由四川宜蓓康科技有限公司提供)

（三）评估结果数据的输出

通过终端完成评估量表答卷后，即可根据系统设置的评估标准进行评估分析，得出评估结果。根据评估量表题目类型，一般可有多种评估结果页面展示。评估分析基于健康档案基础数据以及评估量表的答案，结合大数据处理技术，自动生成评估报告，以图表形式展现统计分析结果。该系统还提供评估标准和评估人工作量的查询。图2-3所示即以根据常见老年综合评估标准做出的老年人评估结果为例提供的一份评估报告。

老年综合评估（CGA）报告单
机构名称示例

基本信息					
姓名	张先生	性别	男	出生日期	1944-01-24	年龄	78 岁
身份证				手机号	
社保卡号				家庭电话	
文化程度	初中			民族	汉族
籍贯	四川成都			婚姻状况	丧偶
居住地址	四川省成都市武侯区			居住方式	福利院
户籍地址	四川省成都市武侯区				

病理信息					
身高	179cm	体重	70kg	BMI	21.85	血压	150/99 mmHg
血型	AB 型				
外伤史	1987年6月，右腿骨折；2010年，手肘脱臼				
手术史	阑尾摘除；心脏搭桥				
传染病史	肺结核				
药物或食物过敏史	牛奶；芒果				
疫苗接种史	2021年5月5日，新冠疫苗				
疾病史	1980年，房颤；1978年，糖尿病				
目前患病					
目前用药	乙酰谷酰胺注射液、胰岛素（长秀霖，诺和锐）				
吸烟	已戒烟 戒烟时长：5年				
饮酒	经常 饮酒量：10g/日 饮酒时长：20年				

注：本评估报告通过受检者及照护者收集，仅反映受检者近期情况！　　第1页

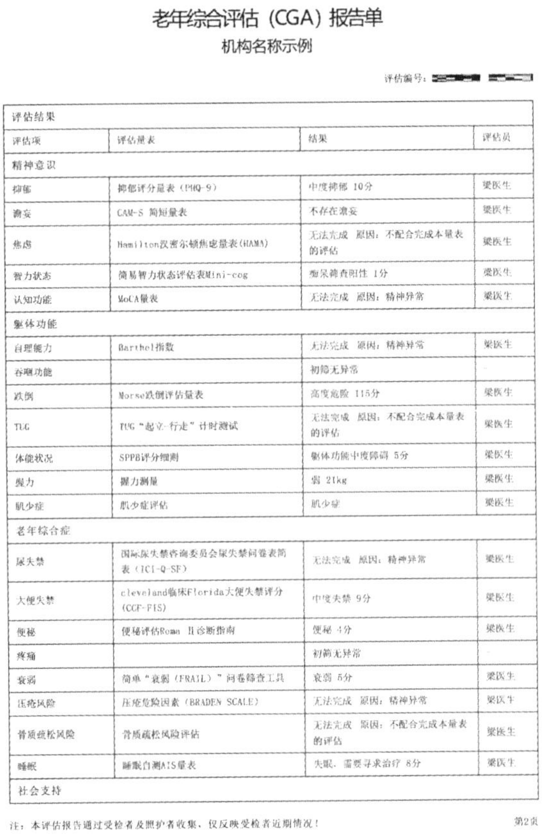

老年综合评估（CGA）报告单

机构名称示例

评估编号：＿＿＿＿＿

评估结果			
评估项	评估量表	结果	评估员
精神意识			
抑郁	抑郁评分量表（PHQ-9）	中度抑郁 10分	梁医生
谵妄	CAM-S 简短量表	不存在谵妄	梁医生
焦虑	Hamilton汉密尔顿焦虑量表（HAMA）	无法完成 原因：不配合完成本量表的评估	梁医生
智力状态	简易智力状态评估表Mini-cog	痴呆筛查阳性 1分	梁医生
认知功能	MoCA量表	无法完成 原因：精神异常	梁医生
躯体功能			
自理能力	Barthel指数	无法完成 原因：精神异常	梁医生
吞咽功能		初筛无异常	梁医生
跌倒	Morse跌倒评估量表	高度危险 115分	梁医生
TUG	TUG"起立-行走"计时测试	无法完成 原因：不配合完成本量表的评估	梁医生
体能状况	SPPB评分细则	躯体功能中度障碍 5分	梁医生
握力	握力测量	弱 21kg	梁医生
肌少症	肌少症评估	肌少症	梁医生
老年综合症			
尿失禁	国际尿失禁咨询委员会尿失禁问卷表简表（ICI-Q-SF）	无法完成 原因：精神异常	梁医生
大便失禁	cleveland临床Florida大便失禁评分（CCF-FIS）	中度失禁 9分	梁医生
便秘	便秘评估Roma II诊断指南	便秘 4分	梁医生
疼痛		初筛无异常	梁医生
衰弱	简单"衰弱（FRAIL）"问卷筛查工具	衰弱 5分	梁医生
压疮风险	压疮危险因素（BRADEN SCALE）	无法完成 原因：精神异常	梁医生
骨质疏松风险	骨质疏松风险评估	无法完成 原因：不配合完成本量表的评估	梁医生
睡眠	睡眠自测AIS量表	失眠，需要寻求治疗 8分	梁医生
社会支持			

注：本评估报告通过受检者及照护者收集，仅反映受检者近期情况！

第2页

图2-3 老年综合评估结果报告（图片由四川宜蓓康科技有限公司提供）

完成健康评估后，系统自动为老年人生成一份评估报告，评估报告包括评估项目、评估分数、评估结果等信息，医护人员根据评估结果填写专业的医学建议或健康方案。可将评估报告输出打印成纸质文档提交给老年人，供老年人、其家属及机构工作人员、医护人员参考。老年人生活能力评估手机端评估报告示例见图2-4。

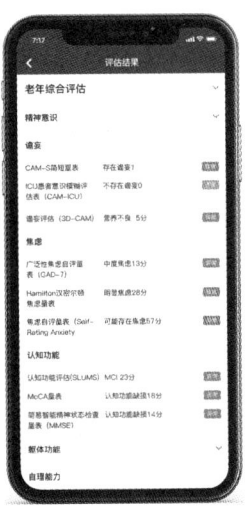

图2-4 老年人生活能力评估手机端评估报告示例（图片由四川宜蓓康科技有限公司提供）

三、老年综合评估结果信息化的应用

（一）在居家养老中的应用

根据综合评估报告结果，可以为居家失能或独居老年人提供生命体征监测信息系统服务，以适时向就近托老机构或社区卫生服务中心传递生命体征信息，患者外出还可带有GPS的系统或手机，提供位置定位或报警信息。能力评估结果与养老信息系统对接还有助于提供送药、送医、居家上门服务。医护、康复或者养老服务人员可装备一台具有网络通信、通话、身份识别、老年人与居住环境监测设备采集、服务日志记录等功能的便携式信息平台，简化服务监管的难度。

（二）在机构养老中的应用

根据综合评估结果报告可以在养老机构通过信息化系统统一照护标准等级和收费标准，列出拟解决的问题，制订医疗、护理、照护及康复方案和计划；提供在线药品申请、监测设备申请、养老辅助设备申请、营养膳食申请等。动态综合评估结果还可反过来验证采取的医疗、护理、照护及康复措施等的效果。评估软件对接老年人和家属端还可提供一些健康资讯、疾病防治、帮助热线等在线服务，有的还可以提供老年人每日状态在线查询服务，使老年人的能力信息更加公开对称，风险评估、与家属的沟通更加容易被接受。

通过软件后台大数据分析，可以对本机构下所有老年人的评估结果进行宏观上的汇总分析，通过柱状图、饼图等形式直观展现养老机构老年人基本健康信息、综合评估结果，指导养老机构加强医疗护理的接入，合理调配人力资源和防范风险，保证老年人安全和得到良好的照护。

（三）在老年病医院或者综合医院老年科的应用

在老年病医院或者综合医院老年科，一般多使用多维度评估系统，包括老年病、多重用药以及其他老年综合征的评估结论及医疗、护理、照护及康复干预，便于多学科团队及时共享评估信息，从整合医学、全人角度进行综合干预。

（四）在老年健康管理中的应用

随着年龄的增加，老年人生理功能逐渐下降，多种疾病共存。老年人的健康状况和健康问题会影响老年人对卫生服务的需求，从而影响对健康管理的需求。伴随慢病进展及日常生活活动能力的下降，老年人的医疗、保健、康复、护理需求增多，对相关知识的了解以及就诊信息记录的要求也越来越多。常规健康管理效率低下，追踪不到位，严重影响老年健康服务需求的满足。加之我国老龄化来势迅猛，老年人数量增加很快，传统人力及管理手段已经很难处理如此庞大的工作量和数据量。

伴随互联网+智能化的发展，老年人健康管理信息化建设这几年发展迅速，医院、社区卫生服务机构、养老机构、健康体检机构、护理院等，都在尝试以不同形式的信息化工具进行老年人健康管理。以老年人能力为基础的老年综合评估系统可以比较全面地实现老年健康管理。

四、老年综合评估信息化的注意事项

老年综合评估信息化已经逐步展开，在老年健康服务信息化管理中应用越来越广泛。

未来老年综合评估信息化工具必将成为老年机构所必备的,是政府购买老年服务的基本依据,是老年服务信息化的基础。综合评估信息化必将与新技术交融发展,如老年人健康状态监测云平台,医疗诊断设备包括电子血压仪、电子血糖仪、电子血氧仪和电子心电仪、腕表脉搏感应器、计步器等智能移动终端设置二维码验证系统,移动电子健康档案系统,多种互联网+老年综合评估状态,包括数据处理服务器和数据库服务都将得到更大的发展。但信息化过程中应注意以下几点:

(一) 强化数据安全管理

由于老年人能力评估信息涉及老年人的许多隐私,所以系统设计时应采取积极有效的防范措施,防止数据被非法使用、窃取、篡改和破坏,充分保证信息系统的安全运行以及评估信息的保密性。任何单位和个人发现使用数据的违规行为都有权阻止或举报。对纸质评估文件必须实行专人保管,专册登记,专柜存放,个人不得私自保存评估文件资料,不得自行复印或翻印,不得向规定范围以外的人员泄露。对废弃文件需定期检查与处理。

为保障评估信息资产确实得到高度的安全保护,系统需设定用户名及密码。

数据安全涉及信息的保密性、可用性、完整性和可控性,应保证数据不泄漏给未经授权的人;保证数据确实为授权使用者所用;防止对手的主动攻击,防止信息被篡改,数据服务器进行配置修改、系统版本升级、补丁安装等操作前要对数据及时进行备份,加密。

(二) 强化网络安全

建立网络安全管理制度,加强对人员的网络安全意识培训。设置操作系统登录密码,并开启系统防火墙、杀毒软件并定期更新。定时监督、检查网络安全管理工作。

(三) 规范评估系统应用流程

在老年人能力评估信息安全管理中,建立评估系统的规范应用流程,是系统安全运行、评估结果可靠的重要保证。

1. 用户资质

首先,要确定评估人员的资质,只有通过培训授权的人员才可以使用评估软件进行评估。培训必须包括评估技术及评估信息化技术培训两方面内容。

2. 用户管理

评估系统要统一数据权限管理。对多账户多角色系统访问进行独立安全访问控制,支持对用户进行差异化权限分配,成员账号由管理员统一建立并根据个人业务范围分配访问权限,依据人员及个人业务范围变动及时追加、消除、变更成员账号权限等。

3. 数据使用、存储、传输的安全管理

规定评估信息的获取、输入、加工利用等各阶段的管理制度、人员授权、接触范围及操作守则,规定评估人员不得擅自使用、传输评估数据信息,对保存个人信息的存储媒体加密。由于可能存在PC版后台的情况,工作人员离席时需将屏幕上锁。

【思考题】
1. 老年综合评估信息化有哪些优势?
2. 老年综合评估结果可以用于哪些领域?

(彭 涛 吴仕英)

第三章　医学评估

第一节　一般医学评估

随着年龄的增长，多病共存导致老年人症状表现不典型，致使疾病诊断及治疗存在较多问题。为更好地做好老年医疗、老年照护及康复，需要对老年患者开展一般医学评估。

一、一般医学评估的主要内容

（一）生命体征

生命体征应包括体温、脉搏、呼吸和血压。危重老年患者在监测时要增加神志、尿量、皮肤黏膜、瞳孔变化，结合基本生命体征，俗称"生命八征"。

（二）体型

个体的体型一般分为无力型（瘦长型）、正力型（匀称型）、超力型（矮胖型）。

（三）营养状态

营养状态可根据皮肤、毛发、皮下脂肪、肌肉的发育情况进行综合评估，常用良好、中等、不良三个等级来对营养状态进行描述。

1. 营养良好

营养良好的老年人主要表现为黏膜红润、皮肤光泽、弹性良好，皮下脂肪丰满，肌肉结实而有弹性，指甲、毛发润泽，肋间隙及锁骨上窝深浅适中。

2. 营养中等

营养中等的老年人主要表现为皮肤、黏膜、皮下脂肪、肌肉及指甲状态介于营养良好和不良之间。

3. 营养不良

营养不良的老年人主要表现为皮肤、黏膜干燥、弹性降低，皮下脂肪菲薄，肌肉松弛无力，指甲粗糙无光泽，毛发稀疏，肋间隙及锁骨上窝凹陷。

（四）体位与步态

老年人常见体位包括：身体活动自如，不受限制的自主体位，多见于正常人或轻症患者；老年人不能自行调整或变换身体位置的被动体位，见于肢体活动障碍、极度衰弱或意识丧失者；老年人为减轻痛苦采取的强迫体位，常常见于哮喘发作患者、急性肠系膜炎患者等。

老年人常见的病理步态有蹒跚步态、感觉性共济失调步态、肌肉痉挛步态、慌张步态、肌肉软弱步态、关节强直步态、关节不稳步态、脊柱性间歇性跛行步态、减痛步态、短腿步态、舞蹈步态、星迹步态、癔症性步态等。

（五）皮肤及淋巴结

1. 皮肤

（1）颜色：皮肤苍白，见于重度贫血、寒冷、休克、虚脱等；皮肤发红，多见于饮酒、发热性疾病、一氧化碳中毒等；皮肤发绀，多见于缺氧；皮肤黄染，主要见于黄疸；色素脱失，常见于白癜风、白斑和白化症。

（2）湿度：出汗增多，见于风湿病、结核病、甲状腺功能亢进、佝偻病等；手脚皮肤发凉而大汗淋漓称冷汗，见于休克和虚脱；盗汗，多见于结核病；皮肤异常干燥，见于维生素 A 缺乏、硬皮病、尿毒症和脱水。

（3）皮疹：斑疹，局部皮肤发红，不凸出于表面，多见于丹毒、风湿性多形性红斑病；玫瑰疹，多见于伤寒或副伤寒；丘疹，见于药疹、麻疹、猩红热、湿疹等；斑丘疹，见于风疹、药疹和猩红热；荨麻疹，见于食物或药物过敏。

2. 淋巴结

淋巴结评估的内容主要包括局部或全身淋巴结的大小、质地、能否移动、有无压痛等。

（六）头部、面部及颈部

1. 头部

头部评估包括头发、头皮和头颅的评估。

2. 面部

（1）眼部：①眼睑，评估是否有睑内翻（常见于沙眼）、上睑下垂（常见于重症肌无力）、眼睑闭合不全（双侧见于甲状腺功能亢进，单侧见于面神经麻痹）、水肿（常见于肾炎、营养不良、血管神经性水肿）。②眼球，是否有眼球突出（常见于甲状腺功能亢进）、眼球下陷（常见于严重脱水）。

（2）耳：外耳如有脓性液体流出，为急性中耳炎；有血性或脑脊液流出，提示颅底骨折。

（3）鼻：鼻梁皮肤出现黑褐色斑点或斑片，为日晒后或慢性肝病所致的色素沉着；鼻梁部皮肤出现红色斑块，病损处高起皮面并向两侧面颊扩展（蝴蝶斑），见于系统性红斑狼疮；鼻尖和鼻翼部位的皮肤发红，并有毛细血管扩张和组织肥厚，见于酒糟鼻；鼻腔完全堵塞，鼻梁宽平如蛙形，称为蛙状鼻，见于肥大的鼻息肉；鼻骨破坏后鼻梁塌陷，称为鞍鼻，见于鼻骨骨折或先天性梅毒。

3. 颈部

颈项强直为脑膜刺激征，见于脑膜炎、蛛网膜下腔出血等。甲状腺肿大多见于单纯性甲状腺肿、甲状腺功能亢进或甲状腺肿瘤。

气管：胸水、血气胸、纵隔肿瘤时，气管向健侧移位；肺不张、肺纤维化、胸膜增厚粘连时，气管向患侧移位。

(七) 胸部

1. 胸廓

（1）扁平胸：胸廓扁平，前后径短于左右横径的一半，见于瘦长体型者，亦可见于重度营养不良、慢性消耗性疾病，如肺结核、晚期肿瘤。

（2）桶状胸：胸廓呈圆筒状，前后径与左右径几乎相等，肋骨斜度变小，肋间隙增宽饱满，腹上角增大，见于严重肺气肿，老年人多为桶状胸。

2. 肺部

对肺部的评估主要是对肺部进行视、触、叩、听。

（1）视诊：①呼吸频率，如呼吸过速（超过20次/分）多见于发热、心力衰竭等，呼吸过缓（低于12次/分）多见于镇静剂过量、颅内压增高等。②呼吸节律，如是否存在潮式呼吸（多见于脑炎、颅内压增高、中毒等）、间停呼吸（多见于临终前）、叹息样呼吸（多见于神经衰弱、抑郁等）。

（2）触诊：①触觉语音震颤，如语音震颤增强，多见于肺组织实变或有炎症浸润；如语音震颤减弱或消失，多见于肺气肿、肺不张、胸水或气胸等。②胸部摩擦感，多见于急性胸膜炎。

（3）叩诊：胸部叩诊音分清音、过清音、鼓音、浊音和实音。①清音：见于正常含气的肺部。②过清音：见于肺气肿。③鼓音：正常人可在左胸下侧方叩得。④浊音：正常人肝脏或心脏被覆盖的部分叩击呈浊音。⑤实音：见于不含气的实质性器官，如心脏、肝脏。

（4）听诊：胸部听诊是胸部检查评估最重要的方法。听诊明确肺部呼吸音的正常分布，有无异常，呼吸音异常程度，老年人呼吸音与中青年人有区别，要注意判定。

3. 心脏

（1）心界大小：心界的大小主要通过叩诊来判断。左心室增大常见于主动脉瓣关闭不全，也可见于高血压性心脏病；右心室增大常见于肺源性心脏病；左右心室增大常见于扩张型心肌病、重症心肌炎、全心衰竭；左心房与肺动脉扩大常见于二尖瓣狭窄等。

（2）心率：正常成人心率为60~100次/分，老年人多偏慢。成人心率超过100次/分，称为心动过速。心率低于60次/分，称为心动过缓。

（3）心律：听诊能发现的最常见的是期前收缩和心房颤动。心房颤动常见于二尖瓣狭窄、冠心病、高血压性心脏病或甲状腺功能亢进。

（4）心音：正常心音有4个，通常只能听到第一心音和第二心音。①第一心音：第一心音增强常见于二尖瓣狭窄、高热或甲状腺功能亢进。第一心音减弱常见于二尖瓣关闭不全。第一心音强弱不等常见于心房颤动和频发室性早搏。②心脏杂音：器质性二尖瓣区收缩期杂音主要见于风湿性心脏病二尖瓣关闭不全和左心室明显扩大致二尖瓣相对关闭不全的疾病。舒张期杂音，二尖瓣区舒张期杂音，主要见于风湿性心脏病二尖瓣狭窄。主动脉区舒张期杂音，主要见于主动脉瓣关闭不全；主动脉区收缩期杂音，主要见于主动脉瓣狭窄。肺动脉瓣区舒张期杂音，常见于二尖瓣狭窄、肺源性心脏病等。

(八) 腹部

1. 腹部外形

（1）腹部膨隆：肝硬化门静脉高压、心力衰竭、肾病综合征等致大量腹水时，腹部膨隆的特点为平卧位腹壁松弛，液体下沉于腹壁两侧，致腹部呈宽扁状，称为蛙腹；腹腔内有巨大肿块，如巨大卵巢囊肿、畸胎瘤等时，腹部膨隆的特点是腹部呈球形，腹部外形不随体位的改变而改变。

(2) 腹部凹陷：全腹凹陷，主要见于脱水和消瘦。严重时前腹壁凹陷几乎贴近脊柱，肋弓、髂嵴和耻骨联合显露，腹外形如舟状，亦称舟状腹，见于恶病质。

2. 胃肠型、蠕动波及肠鸣音

(1) 胃肠型和蠕动波：胃肠型和蠕动波多见于肠道伴发梗阻的老年人。

(2) 肠鸣音。肠鸣音的表现主要有以下几种情况：①肠鸣音活跃，即肠鸣音达 10 次/分以上，见于急性胃肠炎、胃肠道大出血或服用泻药等所致肠蠕动增加。②肠鸣音亢进，为机械性肠梗阻的表现。③肠鸣音减弱，见于便秘、腹膜炎、低钾血症、胃肠动力低下等。④肠鸣音消失，主要见于急性腹膜炎、麻痹性肠梗阻或腹部大手术后。

3. 腹部叩诊

正常情况下，腹部叩诊大部分区域为鼓音。移动性浊音是确定腹膜腔内有无积液的重要检查指标。出现移动性浊音提示腹膜腔内有 1000mL 以上的游离液体。

4. 腹部触诊

触诊是腹部检查的主要方法。

(1) 腹壁紧张度：腹壁紧张度增强多见于急性胃肠道穿孔或器官破裂所致的急性弥漫性腹膜炎；局部腹壁紧张度增加由腹内器官炎症累及腹膜所致，如急性胆囊炎可见右上腹壁紧张，急性阑尾炎可见右下腹壁紧张。

(2) 压痛及反跳痛。①压痛：位于右锁骨中线与肋缘交界处的胆囊点压痛为胆囊病变的标志，位于脐与右髂前上棘连线中、外 1/3 交界处的麦氏点压痛为阑尾炎的标志。②反跳痛：腹痛伴腹肌紧张、压痛与反跳痛并存，称腹膜刺激征。

(九) 肛门与直肠

肛门与直肠的评估方法以视诊和触诊为主，辅以内镜检查。

(十) 运动与感觉功能

1. 运动功能

个体的运动分随意运动和不随意运动两种。

(1) 肌力：肌力是指肌肉运动时的最大收缩力。肌力可分为 6 级。

0 级：完全瘫痪；

1 级：仅见肌肉轻微收缩，无肢体运动；

2 级：肢体可水平运动，但不能抬离床面；

3 级：肢体能抬离床面，但不能拮抗阻力；

4 级：能做拮抗阻力运动，但肌力有不同程度的减弱；

5 级：正常肌力。

不同程度的肌力减退可分别称为完全性瘫痪和不完全性瘫痪，不同部位或不同组合的瘫痪可分别命名如下。

单瘫：为单一肢体瘫痪，多见于脊髓灰质炎。

偏瘫：为一侧肢体瘫痪，伴有同侧颅神经损害，见于脑血管病、脑肿瘤等。

截瘫：多为双侧下肢瘫痪，见于脊髓外伤、炎症等所致脊髓横贯性损伤。

交叉瘫：为一侧肢体瘫痪及对侧颅神经损害，多见于脑干病变。

（2）肌张力：肌张力增高，见于锥体束及锥体外系损害；肌张力降低，见于周围神经炎、脊髓前角灰质炎或小脑病变等。

2. 感觉功能

痛觉：根据评估对象的不同感受，评估结果分别记录为正常、过敏、减退、消失。痛觉障碍见于脊髓丘脑侧束损害。触觉障碍见于脊髓丘脑前束和后索损害。温度觉障碍见于脊髓丘脑侧束损害。

二、老年人生活方式的评估

老年人生活方式的评估包括睡眠与休息、日常生活活动评估。

评估放松休息是否充足，应以老年人主观感觉是否轻松或精力旺盛为判断标准；判断老年人个体睡眠充足与否，应以老年人在觉醒状态时能否保持良好的精神状态为标准。

评估内容包括：老年人对睡眠与休息的时间和质量的感知；老年人的睡眠环境与习惯；影响老年人睡眠的各种因素（生活习惯、疾病、药物等）；老年人睡眠与休息紊乱的症状与体征；引起老年人睡眠与休息紊乱的原因。

评估老年人日常生活活动包括日常生活活动能力及生活质量的评估。

三、老年人健康评估的方法与技术

（一）老年人健康评估的常用方法

1. 问诊

问诊是病史采集的主要手段，通过病史可以了解老年人既往疾病、药物使用情况及目前的身体、情绪状态，为进一步健康管理奠定基础。

2. 体格检查

体格检查是指检查者运用自己的感官和借助检查工具，如体温表、血压计、听诊器等，来客观地了解和评估护理对象身体状况的一系列基本检查，主要包括视诊、触诊、叩诊、听诊、嗅诊。

3. 辅助检查

常用的辅助检查有心电图、胸片、B超、化验等。这些检查有助于明确老年人的疾病诊断。

（二）老年人整体健康评估常用工具

主要指老年人整体健康功能评估工具，详见本书后续章节。

【思考题】

1. 生命八征是指哪些？
2. 营养不良如何分级？各有哪些主要临床表现？
3. 肌力如何分级及评定？

（丁光明　吴仕英）

第二节 老年急重症评估

一、老年急重症概述

老年急重症是指在 60 岁及以上老年人群中，发生急骤，病情重，发展迅速，甚至可能危及生命的各种情况。随着我国人口老龄化的加剧，老年人患病的比例日益增加，多数老年人多病共存，常常存在一种或多种疾病导致一个或多个器官、系统发生功能障碍甚至严重危及生命的状况。正确、及时识别具有高危因素的老年患者，及时提供系统的、高质量的医学救治护理，通过有效的干预措施对病情进行连续、动态的定性、定量观察，为老年急重症患者提供规范、高质量的生命支持，有利于达到挽救生命、改善生存质量的目的。对老年急重症患者进行疾病的早期预警、严重程度和治疗效果的评估，正确有效地实施生命监测护理，对医生进行监测目标导向的治疗方案的调整，改善患者的预后和生活质量具有重要的意义。

二、老年急重症的危险因素

导致大众患急重症的危险因素也是老年急重症患者的危险因素，如高血压、高脂血症、糖尿病、高尿酸血症、肥胖等可以导致严重心脑血管疾病，如冠心病、心力衰竭、脑卒中、猝死等；长期大量吸烟可以引起动脉硬化、慢性阻塞性肺疾病（COPD）、肺源性心脏病、呼吸衰竭、肺癌等，导致死亡。但对于老年患者来说，随着机体生理功能的退化，机体代偿能力及应急能力下降，即使很小的诱因和病因都可能导致严重的疾病发生。如感冒，可使老年患者发生重症肺炎进而出现呼吸衰竭、感染性休克、多器官功能衰竭而危及生命；轻微跌倒可使老年患者发生脑卒中、脾破裂、血气胸、严重骨折等，危及生命。年龄是老年患者最重要的危险因素，在对待老年患者的护理和治疗上一定要考虑他们特殊的病理生理特点，做好对病情的观察评估，选择适合他们的护理和治疗方法。

三、老年急重症的后果

老年急重症患者会因衰竭、意识障碍、听力下降、反应迟钝、语言文化差异等不能进行有效表达沟通，从而失去及时救治的机会。对该类患者进行观察护理更要仔细认真，按流程进行规范操作。

四、老年急重症评估的目的和意义

老年急重症评估的目的是应用先进的监测技术，对急重症患者进行连续、动态的定性和定量的严密病情观察，为医生提供真实、可靠的护理观察记录，以便准确及时执行医嘱。

对疾病的病理生理状态以及病情的严重性、迫切性进行评估，实现对护理治疗措施的评估和调整，为老年急重症患者提供规范的高质量的生命支持，有利于改善急重症患者的预后。

通过重症监测和对老年急重症患者疾病的严重程度和器官功能损害的全面系统的评估，医生能正确分析，进而指导治疗。评估内容：①评估疾病严重程度；②连续评估器官功能状态；③指导疾病诊断和鉴别诊断；④早期发现高危因素；⑤评估加强治疗的效果。

在强调治疗机体疾病、拯救患者生命的同时，还要对老年急重症患者进行精神心理评估，改善老年急重症患者的心理状态。

五、老年急重症的评估工具及方法

对老年急重症患者进行评估，选择合理有效的治疗护理措施，对于患者的康复十分有益。

（一）一般急诊医学评估

老年急重症的一般急诊医学评估应从病史、查体、表格记录、实验室检查和其他辅助检查等方面进行。

1. 病史

第一步：快。要求在几分钟内突出重点。老年急重症患者往往不能自己提供病史，目击者、家属及看护者是病史提供的关键。需要了解主要症状，如疼痛、憋气、乏力、神志改变等，有无手术史，服用药物情况或中毒等情况。重点应放在判断紧急问题和了解生理储备方面，特别是心肺储备。

第二步：全。这需要后续完善病史，补充所了解的既往史、药物和过敏史、家族史、住院情况和系统回顾等。

查体主要是对重要生命体征进行评估，即呼吸道、呼吸和循环（ABC）的评估，再系统检查各器官的功能。

2. 气道的检查

病因：创伤、出血、呕吐、异物、中枢神经系统异常（软组织或舌头阻塞呼吸道）、感染、炎症等。

望：发绀、呼吸节律和频率、呼吸辅助肌肉活动、三凹征和神志改变的情况。

听：呼吸音，完全阻塞没有声音。

感觉：是否有气流减少。

3. 呼吸系统的检查

中枢驱动力缺失：中枢神经系统障碍。

呼吸肌力度下降：胸廓异常、疼痛和肌肉病变等。

肺部疾病：气胸、血胸、COPD、哮喘、肺水肿、急性呼吸窘迫综合征（ARDS）、肺栓塞和肋骨骨折等。

望：发绀、呼吸节律和频率、呼吸辅助肌肉活动、三凹征、神志改变和呼吸幅度。

听：是否有呼吸音，不能言语和叩诊浊音或过清音。

感觉：胸廓活动、气管位置和捻发音等。

4. 循环系统的检查

原发病因：缺血、心律失常、瓣膜病变、心肌病变和心脏压塞等。

继发病因：药物、缺氧、电解质紊乱、贫血和感染等。

望：外周灌注下降、失血、少尿和神志改变等。

听：心率、心音、心脏杂音、附加音、额外心音等。

感觉：脉搏节律、奇脉、水冲脉等。

除了评估气道、呼吸系统和循环系统,还要迅速对患者进行详细的体格检查。

对患者中枢神经系统及肢体运动进行评估时,记录 Glasgow 评分,观察瞳孔大小和反应。

5. 表格记录

第一步,记录基础生命体征,如血压、心率、呼吸、体温和意识状态等。

第二步,完善护理记录书写,需记录进一步检查指标。

6. 实验室检查

第一步,检查明确主要的生理问题,如血气分析、乳酸、血糖、中心静脉压和血氧饱和度等。

第二步,完善检查,如胸片、心电图、血常规、血生化和微生物培养等。

早期发现高危老年患者是预防和控制急重症的基础。急重症老年患者的临床表现无特异性,呼吸浅快是其重要的预测指标之一,需要密切监测。首先保证复苏和生理指标的稳定,继而明确诊断,针对病因进行治疗。确诊及判断患者生理储备功能,完善病史采集,必须密切监测患者治疗后的反应。

根据患者具体情况进行其他必要的辅助检查,如 CT、MRI 和 B 超等。

(二)老年急重症患者评分系统

老年急重症患者评分系统可以给临床提供量化、公平的指标,用以评价疾病严重程度。常用的评分系统有:改良早期危险评分,有助于发现早期老年急重症患者;非特异性病情严重程度评估,如急性生理与慢性健康评估(APACHE)和治疗干预评价系统(TISS);多器官功能障碍病情评估,如多器官功能障碍评估量表(MODS),全身性感染相关性器官功能衰竭评估(SOFA)和多器官功能障碍逻辑性评价系统(LODS);特定器官功能障碍评分,如急性胰腺炎的严重程度评估和镇静深度评估等。应用这些评估系统实施合理有效的医疗护理活动以改善老年急重症患者预后十分重要。

1. 改良早期危险评分

目前改良早期危险评分对早期发现急重症老年患者非常重要。改良早期危险评分主要应用收缩压、心率、呼吸、体温及意识状态几项指标进行评估。依据评估分值初步拟订下一步诊疗计划,5分是鉴别患者严重程度的最佳临界点。评分小于5分,大多数患者不需要住院治疗;评分5~9分,有"潜在危重病"危险,住专科病房;评分如果大于9分,提示患者死亡危险性明显增加,需住 ICU 接受治疗。改良早期危险评分详见表3-1。

表3-1 改良早期危险评分

项目	0分	1分	2分	3分
收缩压(mmHg)	101~199	81~100	≥200 或 70~80	<70
心率(次/分)	51~100	41~50 或 101~110	≤40 或 111~129	≥130
呼吸(次/分)	9~14	15~20	21~29 或 <9	≥30
体温(℃)	35.0~38.4	/	<35 或 ≥38.5	/
意识状态	警醒	对声音有反应	对疼痛有反应	无反应

2. 急性生理与慢性健康评估(APACHE)

APACHE Ⅱ 评分表(表3-2)简便可靠,设计合理,预测准确,是目前普遍使用的评估表，分值越高，表示病情越重，预后越差，病死率越高。

表3-2 急重症患者APACHE Ⅱ评分表

姓名：　　　床号：　　　住院号：　　　时间：　年　月　日　时　　　评分者：

A. 年龄（岁）	≤44□0分；45~54□2分；55~64□3分；65~74□5分；≥75□6分					A记分	
B. 有严重器官系统功能不全或免疫损害	非手术或择期手术后　□2分 不能手术或急诊手术后　□5分 无上述情况　□0分					B记分	
GCS评分	6分	5分	4分	3分	2分	1分	
1. 睁眼反应	/	/	□自动睁眼	□呼唤睁眼	□刺痛睁眼	□不能睁眼	
2. 语言反应	/	□回答切题	□回答不切题	□答非所问	□只能发音	□不能言语	
3. 运动反应	□按吩附动作	□刺痛能定位	□刺痛能躲避	□刺痛肢体屈曲	□刺痛肢体伸展	□不能活动	
GCS积分为1、2、3项目分值相加				C积分=15-GCS积分			

D. 生理指标	分值									实测值	D记分
	+4分	+3分	+2分	+1分	0分	+1分	+2分	+3分	+4分		
1. 体温（腋下，℃）	≥41	39.0~40.9	/	38.5~38.9	36.0~38.4	34.0~35.9	32.0~33.9	30.0~31.9	≤29.9		
2. 平均血压（mmHg）	≥160	130~159	110~129	/	70~109	/	50~69	/	≤49		
3. 心率（次/分）	≥180	140~179	110~139	/	70~109	/	55~69	40~54	≤39		
4. 呼吸频率（次/分）	≥50	35~49	/	25~34	12~24	10~11	6~9	/	≤5		
5. PaO_2(mmHg)($FiO_2<50\%$) $A-aDO_2$($FiO_2>50\%$)（选其一）	/ ≥500	/ 350~499	/ 200~349		>70 <200	61~70 /		55~60 /	<55 /		
6. 动脉血pH 血清HCO_3^-(mmol/L)（无血气时用）（选其一）	≥7.7 ≥52.0	7.60~7.69 41.0~51.90	/	7.50~7.59 32.0~40.9	7.33~7.49 22.0~31.9	/	7.25~7.32 18.0~21.9	7.15~7.24 15.0~17.9	<7.15 <15.0		
7. 血清Na^+(mmol/L)	≥180	160~179	155~159	150~154	130~149	/	120~129	111~119	≤110		
8. 血清K^+(mmol/L)	≥7.0	6.0~6.9	/	5.5~5.9	3.5~5.4	3.0~3.4	2.5~2.9	/	<2.5		
9. 血清肌酐（mg/dL）	≥3.5	2.0~3.4	1.5~1.9	/	0.6~1.4	/	<0.6				
10. 血球压积（%）	≥60.0	/	50.0~59.9	46.0~49.9	30.0~45.9	/	20.0~29.9	/	<20.0		
11. WBC（×1000/dL）	≥40.0	/	20.0~39.9	15.0~19.9	3.0~14.9	/	1.0~2.9	/	<1.0		

续表

D 积 分	
APACHEⅡ总积分＝A＋B＋C＋D	

注：1. 采集数据应为患者入 ICU 或抢救开始后 24h 内最差值。

2. B 项中"不能手术"应理解为由于患者病情危重而不能接受手术治疗。

3. 严重器官功能不全指：①心，心功能Ⅳ级；②肺，慢性缺氧、阻塞性或限制性通气障碍、运动耐力差；③肾，慢性透析者；④肝，肝硬化、门脉高压、有上消化道出血史、肝昏迷、肝功能衰竭史。

4. 免疫损害：接受放疗、化疗、长期或大量激素治疗，有白血病、淋巴瘤、艾滋病等。

5. D 项中的平均血压应为平均动脉压＝（收缩压＋2×舒张压）÷3，若有直接动脉压监测则记直接动脉压。

6. 呼吸频率应记录患者的自主呼吸频率。

7. 如果患者是急性肾功能衰竭，则血清肌酐一项分值应在原基础上加倍（×2）。

APACHE Ⅱ 的临床应用：动态危重疾病评分，评价医疗措施的效果；评估医疗质量和医疗费用控制；评估病情，有利于制订治疗方案；依评分选择手术时机；科研或学术交流，控制对照组间的可比性；预测预后。

3. 多器官功能障碍评估量表（MODS）

多器官功能障碍评估量表（表 3-3）由 Marshall 于 1995 年提出，2001 年由 Richard 改良。优点：参数少，评分简单，对病死率和预后预测准确；不足：只反映 6 个常见器官功能，不能全面反映其功能状态，对影响预后的因素没有考虑。

表 3-3 多器官功能障碍评估量表

器官/系统	分数（分）					评分（分）
	0	1	2	3	4	
呼吸（PaO_2/FiO_2）	>300	226～300	151～225	76～150	≤75	
肾脏（血 Cr，$\mu mol/L$）	≤100	101～200	201～350	351～500	>500	
肝脏（血胆红素，$\mu mol/L$）	≤20	21～60	61～120	121～240	>240	
心血管（$PAR=HR\times CVP/MAP$）	≤10.0	10.1～15.0	15.1～20.0	20.1～30.0	>30.0	
血液（血小板计数，$10^9/L$）	>120	81～120	51～80	21～50	≤20	
神经系统（Glasgow Coma 计分）	15	13～14	10～12	7～9	≤6	
总分						

按 Marshall 提出的一种多器官功能障碍的评分标准，以 6 个器官系统的客观生化指标衡量，每个系统得分有 0～4 五个级别。

0 分：功能基本正常，ICU 死亡率<5%；4 分：功能显著损害，ICU 死亡率≥50%。

多器官功能障碍总得分（MOD score）等于各系统最高分的总和，最高分为 24 分，该评分与 ICU 患者死亡率成正相关，分值越高，ICU 患者死亡率越高（表 3-4）。

表 3-4 多器官功能障碍总得分与 ICU 患者死亡率的关系

总得分	ICU 患者死亡率
0 分	0

续表

总得分	ICU患者死亡率
9~12分	死亡率25%
13~16分	死亡率50%
17~20分	死亡率75%
>20分	死亡率100%

每24h评价一次每日得分，其变化量反映器官功能障碍进展情况。

国内多器官功能障碍诊断标准取决于器官功能障碍及全身炎症反应情况。对于受累器官的严重程度，按评分计算，功能受损期定为1分，衰竭早期定为2分，衰竭期定为3分。受累器官包括外周循环心、肺、肾、肝、胃肠道、脑等。一些慢病终末期出现的器官衰竭，一些在病因上不相关的疾病，同时导致器官功能衰竭，虽也涉及多个器官，但这些都不属于MODS范畴。

4. 治疗干预评价系统（TISS）

治疗干预评价系统（表3-5）是由Cullen于1974年建立的，主要用于对重症患者进行分类，确定医疗护理的劳动强度，以便安排工作量。

表3-5 治疗干预评价系统

评分（分）	标准
4	1. 心搏骤停或电除颤后48h内　　　　　　2. 控制呼吸，用或不用呼气末正压通气（PEEP） 3. 控制呼吸，间断或持续用肌松药　　　　4. 持续动脉内输液 5. 放置动脉漂浮导管　　　　　　　　　　6. 心房和（或）心室起搏 7. 食管静脉出血，三腔管压迫止血　　　　8. 病情不稳定者行血液透析 9. 腹膜透析　　　　　　　　　　　　　　10. 人工低温 11. 加压输液　　　　　　　　　　　　　　12. 抗休克裤（MAST） 13. 检测颅内压　　　　　　　　　　　　　14. 输血小板 15. 主动脉球囊反搏术（IABP）　　　　　　16. 急诊手术（24h内） 17. 急性消化道出血灌洗　　　　　　　　　18. 急诊行内镜或纤维支气管镜检查 19. 应用血管活性药物（大于1种）
3	1. 静脉营养（包括肾心肝营养液）　　　　2. 备用起搏器 3. 胸腔引流　　　　　　　　　　　　　　4. 间歇指令通气（IMV）或辅助通气 5. 应用持续气道正压通气（CPAP）治疗　 6. 经中心静脉输高营养浓度钾 7. 经鼻或口气管内插管　　　　　　　　　8. 无人工气道者行气管内吸引 9. 代谢平衡复杂，频繁调整出入量　　　　10. 频繁或急查动脉血气，出凝血指标（>4次/班） 11. 频繁成分输血（>5L/24h）　　　　　　12. 非常规静脉单次注药 13. 静脉一种血管活性药物　　　　　　　　14. 持续静脉滴注抗心律失常药 15. 电转复治疗心律失常　　　　　　　　　16. 应用降温毯 17. 动脉置管测压　　　　　　　　　　　　18. 48h内快速洋地黄化 19. 测定心排血量　　　　　　　　　　　　20. 快速利尿治疗体液超负荷或脑水肿 21. 积极纠正代谢性碱中毒　　　　　　　　22. 积极纠正代谢性酸中毒 23. 紧急行胸穿，腹膜后或心包穿刺　　　　24. 积极抗凝治疗（最初48h） 25. 因容量超负荷行静脉放血　　　　　　　26. 静脉应用2种以上抗生素 27. 药物治疗惊厥或代谢性脑病（发作24h内）　28. 复杂性骨牵引
2	1. 监测中心静脉压（CVP）　　　　　　　　2. 同时开放2条静脉输液 3. 病情稳定者行血液透析　　　　　　　　4. 48h内的气管切开 5. 气管内插管或气管切开者接T形管或面罩自主呼吸　　6. 鼻饲

续表

评分（分）	标准	
2	7. 因体液丢失过多行补液治疗 9. 每小时记录生命体征 11. 静滴垂体后叶素	8. 静脉化疗 10. 频繁更换敷料
1	1. 监测心电图（ECG） 3. 开放1条静脉输液 5. 常规记录24h出入量 7. 按计划间歇静脉用药 9. 常规骨牵引 11. 压疮 13. 吸氧治疗 15. 胸部物理治疗 17. 胃肠减压	2. 每小时记录生命体征 4. 慢性抗凝治疗 6. 急查血常规 8. 常规更换敷料 10. 气管切开护理 12. 留置导尿管 14. 静脉应用抗生素（小于2种） 16. 伤口、瘘管或肠瘘需加强冲洗包扎或清创 18. 外周静脉营养或脂肪乳剂输入
得分（分）		

六、老年急重症评估的注意事项

对普通疾病的诊治，常规按照询问病史、体格检查、辅助检查、诊断和治疗的顺序进行，但老年急重症患者起病急、病情重、变化快，传统的诊治模式很难适应。对该类患者，应尽可能在最短的时间内了解病情，明确诊断，及时开展治疗。

临床迅速判断病情应从以下几方面入手：在收集病史和查体的同时进行生命体征的监测评估；通过评估，迅速判断出危及生命的异常情况，给予紧急处理；通过评估，即使病因没有完全清楚，也要重点明确，初步诊断。对老年急重症进行评估的目的是发现威胁生命的紧急问题，并明确问题存在的可能原因，给予积极治疗，挽救生命，改善患者的预后，必要时根据可能的原因对患者进行复苏，通常在开始复苏之前来不及明确病因。

七、评估系统在老年急重症护理中的运用

运用各种急重症评估系统的目的是指导临床，做好对老年急重症患者的护理工作。

（一）呼吸系统功能障碍的护理

（1）保证呼吸道通畅，维持足够的气体交换：要及时有效清除呼吸道分泌物，在充分湿化气道的基础上，定时翻身拍背。按流程正规吸痰。

（2）氧疗管理：采取半卧位，纠正低氧血症，给予高流量吸氧，湿化气道，防止气道干燥损伤，若不缓解，进行机械通气。

（3）机械通气的护理：掌握各种通气指标的波动范围，正确及时排除呼吸机使用过程中出现的问题，呼吸末正压给氧时，注意回心血量的影响，防止肺损伤，心脏循环血量过多。做好人工气道的护理，妥善固定，防止脱出，预防感染。监测血气变化，调整参数。

（4）预防肺水肿：适当利尿，必要时使用白蛋白、激素，但要注意观察各参数情况。

（二）循环系统功能障碍的护理

床边心电、血压及血氧饱和度的监测，患者收缩压低于90mmHg或需要血管活性药

物维持血压。急性左心衰竭发作时予以高流量吸氧（6～8L/min）纠正缺氧，予以 30%～50% 的乙醇湿化给氧或者应用双水平正压通气改善循环，控制液体小于 40 滴/分，采取半卧位或坐位。使用西地兰、多巴胺等药物时要注意观察用药后的反应。

（三）胃肠功能障碍的护理

创伤后 48～72h 是应激性溃疡的出现高峰，常规放置胃管，观察胃液量、pH 值、颜色的变化，了解有无出血，避免刺激性的药物或食物。对出血患者及时抽取胃内容物和血液，减少胃黏膜的刺激，运用止血、抑酸药物。恢复肠道的机械屏障，调节肠道菌群，早期恢复肠道营养。

（四）肾功能障碍的肠道护理

（1）少尿期：少尿期要严格卧床休息，做好口腔护理，严格记录出入量，限制液体入量，观察水肿、肾功能、电解质变化情况，做好血液透析的护理准备。

（2）多尿期：多尿期要注意电解质变化，入量为出量的 1/3～1/2，嘱患者多饮水，进食含适量蛋白质、足够热量及维生素的食物。

（3）恢复期：恢复期要提供高热量、高蛋白饮食，同时帮助患者进行功能恢复锻炼。

（五）弥散性血管内凝血的护理

（1）病情观察：观察出血症状，皮肤黏膜有无淤点、淤斑，伤口注射部位是否出血，有无呕血、黑便、血尿、颅内出血、意识障碍、出血量、出血部位等。观察有无微循环障碍、黏膜发绀、缺氧，少尿/无尿，血压下降等循环衰竭的表现；观察有无高凝和血栓栓塞症状，如肾栓塞、脾栓塞及脑栓塞等。

（2）出血的护理：对出血患者要按医嘱正确及时给予抗凝剂、凝血因子、止血药物及成分血等，严格掌握药物剂量，观察治疗效果，监测凝血时间等实验室指标，按时按医嘱调整剂量，预防不良反应。

（3）微循环衰竭的护理：对意识障碍者要做好安全保护，保持其呼吸道通畅、氧气吸入，监测生命体征，观察尿量、尿色等。建立静脉通道，按医嘱给药，维持内环境稳定及血压稳定。做好各种基础护理，预防并发症。

（六）神经系统的护理

神经系统的护理主要包括：①评估患者的意识和瞳孔的变化；②及时评估有无误吸、咳嗽，咽反射情况；③评估缺氧的情况。一旦出现肺性脑病，要保持呼吸道通畅，持续低流量吸氧，做好机械通气准备，避免坠床。

（七）做好基础护理，加强心理护理

要保持室内清洁、室内温度适宜，保持各种留置管道通畅卫生，定时翻身拍背，做好口腔清洁卫生，避免压疮、口腔炎等。在做好基础护理的同时，要施行有效的心理护理，减轻患者对疾病的焦虑、恐惧、悲观心理，增强其治愈的信心。

【思考题】

1. 一般急诊医学评估包括哪些方面的内容？
2. 改良早期危险评分是如何进行评估的？

（刘振全　谢陈玲）

第四章 老年躯体功能的评估及管理

第一节 老年日常生活活动能力的评估及管理

一、日常生活活动能力概述

日常生活活动能力（Activities of daily living，ADL）是人们在家庭（或医疗机构）和社区中活动的最基本的能力，是国内外常用的评估躯体功能状况的指标，尤其在老年医学中应用广泛。老年人的日常生活活动能力常与健康水平改变有关，并在很大程度上影响着老年人的生活质量。通过功能状态的评估可以了解老年人的自理能力，测量评估慢病的严重程度及治疗效果，同时也有助于预测某些疾病的发展。

（一）日常生活活动的概念

日常生活活动是指人们在每日生活中，为照顾自己的衣、食、住、行，保持个人卫生整洁和进行独立的社区活动所必须反复进行的、最基本的、具有共性的一系列活动。这些活动虽然十分基本，但对维持每天的正常生活却必不可少。缺少这些正常的日常生活活动能力，除了会给患者的日常生活带来很多不便，还可能会损害患者的自尊心和自信心，严重影响患者的生活质量。

（二）日常生活活动能力的分类

日常生活活动能力包括基本日常生活活动能力、工具性日常生活活动能力和高级日常生活活动能力三个层次。日常生活活动能力不仅是评估老年人功能状态的指标，也是评估老年人是否需要补偿服务的指标。

1. 基本日常生活活动能力

基本日常生活活动能力（Basic activities of daily living，BADL）是指老年人基本的自身照顾能力，包括维持基本生活需要的自我照顾能力和基本的自理能力，是老年人每天必须从事的日常生活活动所需的能力。基本日常生活活动包括每天的更衣、进食、修饰、如厕、洗澡和大小便等自理活动和转移、行走、上下楼梯等身体活动。基本日常生活活动能力是反映老年人生活质量基本的指标之一，如果这一层次功能状态能力下降，将影响老年人基本生活需要的满足，从而影响老年人的生活质量。基本日常生活活动能力评估可反映较粗放的运动功能，适用于较严重的残疾者，常用于住院患者。

2. 工具性日常生活活动能力

工具性日常生活活动能力（Instrumental activities of daily living，IADL）是指人们

在居家或社区中独立生活所需的关键性的比较高级的技能，如家庭清洁和整理、使用电器设备和电话、购物、旅游、付账单、烹饪、洗衣等，这些活动多需借助或大或小的工具。这一层次的功能改变提示老年人是否能独立生活并具备良好的日常生活活动能力。工具性日常生活活动能力评估可反映较精细的功能，常用于社区残疾患者及老年人。工具性日常生活活动能力是在基本日常生活活动能力的基础上发展起来的体现人的社会属性的一系列活动能力，它的实现是以基本日常生活活动能力为基础的。

3. 高级日常生活活动能力

高级日常生活活动能力（Advanced activities of daily living，AADL）是指与生活质量相关的高水平活动能力，包括娱乐、社交、职业工作、社会活动等能力。高级日常生活活动能力是反映老年人的智能能动性和社会角色功能的能力，是反映老年人整体健康状况的指标之一。如果这一层次功能状态能力下降，将影响老年人的健康完整性。一旦发现老年人有高级日常生活活动能力下降，则需进一步做基本日常生活活动能力和工具性日常生活活动能力的评估。

二、日常生活活动能力的影响因素

老年人日常生活活动能力受年龄、性别、视力、情绪、婚姻状况、文化程度、经济状况、生活方式、心理状态、疾病、所处地域及家庭功能状况等多种因素的影响，所以对老年人的日常生活活动能力的评估应结合生理、心理和社会健康全面进行。

三、日常生活活动能力受损的临床表现

日常生活活动能力受损的表现依据评估分值重点不一，主要为老年人不同方面的独立生活能力的下降。

（一）基本日常生活活动能力受损表现

1. 体位转移能力减退或消失

老年人体位转移能力减退或消失的主要表现为床上体位及活动能力、坐起及坐位平衡能力、站立及站位平衡能力减退或消失等。

2. 个人卫生自理能力减退或消失

老年人个人卫生自理能力减退或消失的主要表现为更衣、个人卫生、进餐均需协助或依赖别人完成。

（二）工具性日常生活活动能力受损表现

老年人工具性日常生活活动能力受损的主要表现为老年人独立生活能力减退，购物、家庭清洁和整理、使用电话、做饭、洗衣和旅游等需借助工具或他人协助才能完成。

（三）高级日常生活活动能力受损表现

老年人高级日常生活活动能力受损的主要表现为老年人的智能性和社会角色功能下降，包括参加社交、娱乐活动，担任职业角色的能力减退等。

四、日常生活活动能力受损的后果

日常生活活动能力受损后，老年人的运动功能和日常生活活动受到限制，同时参与社

会活动的机会减少，社会角色和社会地位发生改变，常因不能继续发挥作用而惆怅，还会因脱离了原有的交际范围，而新的交往尚未建立或不善于建立而感到孤独。长时间如此，老年人会心理失衡，出现心理冲突和矛盾，会变得孤独、消极，甚至诱发抑郁等心理障碍。同时，由于日常生活活动能力受损，压疮、跌倒、坠床及营养失调等并发症容易发生，给社会和家庭带来照护与经济负担。

五、日常生活活动能力评估的目的及意义

（一）日常生活活动能力评估的目的

日常生活活动能力评估的目的主要包括：

（1）根据评估结果拟订合适的治疗目标，制订适合患者实际情况且有针对性的日常生活活动能力训练计划。

（2）在训练过程中进行动态评估，不断调整与修订训练方案。

（3）评估治疗效果，对预后做出初步判断。

（4）根据评估结果安排患者返家或就业。

（5）对不同治疗方案进行治疗效果的比较。

（二）日常生活活动能力评估的意义

对老年人的日常生活活动能力进行评估，有利于确定患者日常生活能否独立进行及独立的程度，分析不能独立的原因，并有助于判定患者预后、制订康复计划、评估康复效果，为确定护理级别提供依据。

六、日常生活活动能力评估的工具及使用方法

老年人日常生活活动能力评估常常借助多种评估工具完成，目前所使用的工具大都从国外引进。

（一）评估途径

老年人日常生活活动能力的评估主要用量表完成，通过使用普遍认可并且有效的量表，获得可观察的指标和可测得的数据。在具体操作过程中可结合实际情况选择直接观察法或间接评估法。

1. 直接观察法

直接观察法是由评估者直接观察老年人完成各项活动的状况而对其活动能力进行评估的一种方法，简称观察法。

这种方法结果可靠，但为老年人检查时需分次进行，所需时间较长，另外有些项目不方便直接观察，如排泄大小便和沐浴等。直接观察法可以在老年人实际生活环境中，也可以在日常生活活动能力评估训练室内进行。日常生活活动能力评估训练室的设计应尽量接近实际生活环境，设置有卧室、浴室、厕所、厨房、家具、家用电器、餐具等。日常生活活动能力评估训练室除了用于日常生活活动能力评估，还可以用于对老年人进行日常生活活动能力训练。直接观察法能使评估者详细观察老年人的每一项日常生活活动的完成细节，得到的结果较为可靠、准确，并且有利于评估者针对老年人的活动缺陷安排康复训练。评估应注意选择在合适的时间进行，例如在老年人早上起床时观察其穿衣、洗漱、修

饰等活动，在进餐时间观察其进食能力等。这种方法所需评估时间较长，对于老年人，为避免疲劳可安排多次检查。

2. 间接评估法

间接评估法是通过向老年人或其家属、朋友等了解情况，以评估其功能状态的一种方法，也称自诉法。

临床上间接评估法的实施一般通过询问的方式来收集资料和进行评估，有口头询问和问卷询问两种。除了面对面的形式，也可以采取电话、书信等形式。尽量让老年人本人接受调查，如老年人不能回答问题（如体力虚弱、认知障碍等），可请家属或护理人员回答。这种方法有利于评估一些不便直接观察的较私密的活动（如穿脱内衣、大小便、洗澡等），可以在较短时间内得到评估结果，评估较为简便。其准确性不如直接观察法，可与直接观察法结合使用。

（二）评估工具

目前普遍使用基本日常生活活动能力评估量表来对老年人的生活能力进行评估，最常使用的是 Barthel 指数评定量表。Barthel 指数评定量表有 10 项和 15 项两个版本。本书选用的版本是 Wade 和 Collin 版本，包括 10 项内容，即进食、床椅转移、修饰、如厕、洗澡、平地行走、上下楼梯、穿衣、尿便控制。Barthel 指数评定量表已广泛用于临床日常生活活动能力评估。该量表的总分为 100 分，得分越高，独立性越好，依赖性越小。Barthel 指数评定量表见表 4-1。

表 4-1 Barthel 指数评定量表

日常生活活动项目	自理（分）	较小依赖（分）	较大依赖（分）	完全依赖（分）
进食	10	5	0	0
洗澡	5	0	0	0
修饰（包括洗脸、刷牙、梳头、剃须等）	5	0	0	0
穿衣（包括系鞋带等）	10	5	0	0
控制大便	10	5*（偶尔失禁）	0	0
控制小便	10	5*（偶尔失禁）	0	0
如厕（包括擦净、整理衣裤、冲洗等）	10	5	0	0
床椅转移	15	10	5	0
平地行走	15	10	5（用轮椅）	0
上下楼梯	10	5	0	0

Barthel 指数评定量表由 Florence Mahoney 和 Dorothy Barthel 于 20 世纪 50 年代中期设计并用于临床，于 1965 年首次发表，是康复医疗机构应用最广、研究最多的基本日常生活活动能力评估方法，有很高的信度和效度。Barthel 指数评定量表不仅可应用于急性期的预后研究，也可用来评估患者治疗前后的功能状态，还可以用于预测治疗效果、住院时间和预后。

具体评估分值及判定标准:

(1) 进食:用合适的餐具将食物由容器送到口中,包括用筷子、勺子或叉子取食物,对碗(碟)的把持,咀嚼,吞咽等过程。

① 10分:能在合适的时间内独立进食各种正常食物,可使用必要的辅助器具,不包括取饭、做饭。

② 5分:需要部分帮助(如夹菜、切割、搅拌食物等)或需要较长时间。

③ 0分:较大或完全依赖他人,或留置胃管。

(2) 洗澡:准备好物品后,用手或浴球等工具涂上沐浴用品后,擦拭、擦净全身的行为。

① 5分:无需指导能独立完成洗澡全过程(可为浴池、盆浴或淋浴)。

② 0分:不能独立完成,需依赖他人。

(3) 修饰:包括固定假牙、洗脸、梳头、剃须(如使用电动剃须刀者应会插插头)等,但不包括准备工具的过程,移动、打扫洗面台、剪指甲不算。

① 5分:独立完成,不需要帮助。

② 0分:不能独立完成,需要他人协助、提示,依赖他人(不管哪个环节需要他人帮助)。

(4) 穿衣:包括系扣、开关拉链、穿脱鞋袜、穿脱支具等。

① 10分:能独立完成。

② 5分:需要部分帮助,但在正常时间内至少能独自完成一半。

③ 0分:较大或完全依赖他人。

(5) 控制大便:有自主意识可控制排便,无排泄障碍/失禁。

① 10分:能控制,没有失禁,如需要能使用栓剂或灌肠剂。

② 5分:偶尔失禁(每周少于1次),或需要在帮助、提示下用栓剂或灌肠剂。

③ 0分:失禁或昏迷。

(6) 控制小便:有自主意识可控制排尿,无排尿障碍。

① 10分:能控制,没有失禁,如需要使用器具,能无需帮助自行处理(安置尿管者,完全能独立管理自己的尿管)。

② 5分:偶尔失禁(每24h少于1次或每周>1次),或需要他人提示。

③ 0分:失禁或昏迷,平均每周≥2次或经常尿失禁,完全需要帮助。

(7) 如厕:包括去厕所、解开衣裤、擦净、整理衣裤、冲洗等全过程。

① 10分:能独立进出厕所或使用便盆,无助手能解、穿衣裤和进行便后擦拭、冲洗或清洁便盆。

② 5分:在保持平衡、解穿衣裤或处理卫生等方面需要帮助或提示。

③ 0分:依赖他人或需要极大帮助。

(8) 床椅转移:从床上到椅子来回全过程中的所有动作,主要包括移动臀部、转身、移动、坐下等动作。

① 15分:能独立完成床到轮椅、轮椅到床的转移全过程,包括从床上坐起、锁住车闸、移开脚踏板(可使用辅助工具或扶墙)。

② 10分:需较小帮助(1人帮助)或语言的指导、监督,自己需要努力的程度>50%。

③5分：可以从床上坐起，但在进行转移时需较大帮助（2人帮助），自己需要努力的程度为25%~49%。

④0分：不能坐起，完全依赖他人完成转移（全过程需要他人抱、挪动身体才能完成）。

(9) 平地行走45m：以双脚站立状态开始，连续步行45m。

①15分：能独立平地行走45m，可以使用矫形器、假肢、拐杖、助行器（但不包括带轮的助行器）。

②10分：在1人帮助（体力帮助或语言指导）下能平地行走45m，自己需要努力的程度>50%。

③5分：如果不能走，能独立使用轮椅行进45m，需要极大帮助，自己需要努力的程度为25%~49%。

④0分：长期卧床或昏迷，不能完成行走，完全依赖他人，如因疾病等原因医生限制步行、轻体力劳动者。

(10) 上下楼梯：独立连续完成上下10~15个台阶。

①10分：能独立完成，可以使用辅助器具或倚靠墙壁。

②5分：活动中需要帮助或监护。

③0分：需要他人抬背，不能独立完成。

（三）Barthel指数评定量表评分的结果判定

(1) 满分（100分）：表示患者各项基本日常生活活动能力良好，不需依赖他人。

(2) 75~95分：评定为良，患者虽有轻度功能缺陷，但日常生活基本能够自理。

(3) 50~70分：表示患者有中度功能缺陷，日常生活需要一定帮助。

(4) 25~45分：表示患者有严重功能缺陷，日常生活明显依赖他人。

(5) 0~20分：为完全残疾，日常生活需完全依赖他人（极严重功能缺陷）。

七、日常生活活动能力评估的注意事项及临床应用

（一）注意事项

评估过程中应综合考虑相关因素，如患者的生活习惯、文化素质、工作性质、所处的社会和家庭环境、所承担的社会角色，以及患者日常生活活动能力下降前的功能状况、评估时的心理状态和合作程度等，这些都可能对评估结果产生影响。评估中须注意加强对患者的保护，避免发生意外。重复评估时应尽量在同一环境中进行。按照时间顺序记录每次评估的时间和详细结果。

（二）临床护理干预措施

(1) 加强宣教指导：鼓励并协助患者摄入充足的营养，保证身体基本需要。

(2) 心理指导：鼓励患者树立战胜疾病的信心，及时肯定康复训练的每一点进步，增强患者的信心，预防心理疾病的发生，增强活动的积极性。

(3) 康复训练：针对不同老年人不同的评估结果，主要康复训练及运动要点应有所侧重。

①对轻度功能缺陷的老年人，重点是创造或提供良好的康复训练环境及必要的设施，指导老年人做适当的有氧运动，如老年操、站立、散步、上下楼等活动，从而提高老年人

的自理能力。

②对中度功能缺陷的老年人，主要是加强床下肢体功能的康复训练，同时配置合适的老年护理产品，鼓励或协助患者沐浴、如厕、穿衣、饮食等，将日常用品放于患者伸手可及处，鼓励并协助患者提高自我照顾能力。此外，还要加强转移功能的训练，包括床与轮椅间的转移，站立，室内外的步行，上下楼等。

③对严重功能缺陷的老年人，主要是指导、协助患者于床上及轮椅上肢体功能的康复训练，如良好的体位、翻身移动训练，按摩和被动运动患肢。同时为患者配置合适的老年护理产品，提高患者的自理能力，协助患者沐浴、如厕、穿衣、饮食等，将日常用品放于患者伸手可及处。

④对极严重功能缺陷的老年人，重点是指导进行床上肢体功能的康复训练。

（三）日常生活活动能力下降的预防

（1）加强宣教，鼓励老年人选择健康的生活方式：疾病是老年人自理能力下降的主要影响因素，而不良的生活方式，例如高盐、高脂肪饮食、吸烟、酗酒、精神过度紧张及缺乏体育锻炼等是高血压、冠心病、慢性肺部疾病等的危险因素。鼓励并协助患者采取健康的生活方式，摄入充足的营养，保证身体基本需要是防止疾病加重、提高生活质量的重要举措。

（2）增强自立意识，坚持自我照顾：增强老年人的自立意识，避免过度照顾，鼓励并协助患者坚持自我照顾。

（3）适度的有氧运动：适度的有氧运动如太极拳、健身操、散步、骑车等可使全身或局部的运动及感觉功能恢复，增强关节活动度，提升老年人的身体素质，从而提高患者的自理能力。

（4）心理及社交指导：给予心理及社交指导有助于改善老年人进入社会和处理情感的能力，包括独立性、积极性、自制力、自尊心、自信心、集体活动的适应性，并调动老年人的情绪及积极性，增强战胜疾病的信心。

【案例】

张三，男性，83岁，神志清楚，1年前因脑梗死致右侧肢体活动障碍，肌力约Ⅱ级，左侧肢体肌力约Ⅳ级，口角歪斜，言语不清，长期卧床，不能自主进食、洗澡、穿衣、洗脸、如厕，大小便失禁，现经综合治疗与康复后患者左侧肢体肌力约Ⅳ+级，右侧肢体肌力约Ⅲ级，在他人协助的情况下能借用辅助器缓慢行走，左手能自主进食，大小便每周偶尔出现一次控制不住。

【思考题】

1. 该患者现阶段的日常生活活动能力评定得分为多少？属于哪种级别？
2. 该患者的主要护理问题是什么？针对存在的问题，从老年人的日常生活活动能力方面思考如何护理。
3. 日常生活活动能力的分级标准是什么？

（林　华）

第二节　老年平衡与步态功能的评估及管理

一、平衡与步态概述

（一）平衡概述

平衡是指身体重心偏离稳定位置时，通过机体自发的、无意识的或反射性的活动恢复自身稳定的能力。一个人的平衡功能正常时，能够保持体位，完成各项日常生活活动，如跑、跳等复杂运动，在随意运动中调整姿势，安全有效地对外来干扰做出反应。平衡依赖感觉系统和运动系统的参与合作以及相互作用。

平衡功能三级分法（BOBATH 法）简单易掌握，易于判断，操作不受场地设备限制等，是临床上应用非常广泛的平衡功能评估法之一。

三级分法将人体平衡分为坐位平衡和立位平衡两种状态，每一种又都按照相同的标准分为三个级别进行评估。具体分级标准如下。

一级平衡：属静态平衡，是指受试者在不需要任何帮助的情况下能维持所要求的体位（坐位或立位）。

二级平衡：即自我动态平衡，是指受试者能自我调整和控制身体稳定性，并在一定范围内主动移动身体重心后仍然能维持其原来的体位。

三级平衡：即他人动态平衡，是指受试者在受到外力干扰而移动身体重心后仍能恢复和维持原来体位，以维持或建立新的平衡。

60 岁及以上的老年人，随着年龄增加，心律不齐及机体各器官功能退行性变化（如牵张反射减退）、皮肤的触觉降低、视力下降和前庭迷路部分老化很常见。有研究指出，当年龄上升到 65 岁时，老年人的平衡能力和视力下降会导致周围输入感觉减少，造成摇晃区域增加，进一步导致老年人平衡能力下降。老年人平衡能力没有显著性别差异。然而，女性在绝经后由于雌性激素的缺乏，骨质丢失的速度是男性的 4 倍，前庭器官的脱钙衰退快于男性，因此老年男性的前庭功能优于女性。

（二）步态概述

步态是指走路时所表现的姿态，它是人体结构与功能、运动系统调节、行为和心理活动在行走时的外在表现，包括跑和行走两种状态。正常情况下，步态平稳、协调、有节律，两腿交替进行。完成一个正常步态必须经过 3 个过程：支持体重、单腿支撑、摆动腿迈步。

步行周期是行走步态的基本单元，指从一侧的足跟着地起，到该侧足跟再次着地所需要的时间，通常以秒（s）为单位表示，一般成人正常的步行周期为 $1.00\sim1.32s$。一个周期又分为支撑期和摆动期。支撑期又由 5 个环节构成，依次为足跟着地，脚掌着地，重心前移至踝上方时为支撑中期，身体继续前移至足提起时为足跟离地，最后为足趾离地。摆动期从足趾离地开始，经加速期至下肢垂直位为摆动中期，以后经减速期止于足跟着地。

二、平衡与步态功能的影响因素

通常情况下,影响平衡的因素有三点:一是重心的高低,二是支撑面的大小,三是支撑面的稳定性。一般说来,重心越低,支撑面越大,支撑面越稳定,平衡也就越好,反之平衡便被破坏以致跌倒。

对于人体而言,维持正常的平衡与步态功能需要良好的前庭功能和中枢神经系统的整合功能,还需要良好的肌力、肌张力、视觉和本体感觉。维持人体平衡的生理基础是翻正反应和平衡反应,后者包括颈、上肢的防护性伸展反应和下肢的节段跳跃反应。上述任何因素出现异常,都会导致人体平衡被破坏与步态功能障碍。

三、平衡与步态功能障碍的临床表现

老年人一旦出现平衡与步态功能障碍,就有可能出现以下临床症状。

(一) 平衡功能障碍的临床表现

1. 姿势和步态的异常

老年人可出现站立不稳,步态蹒跚,走路偏向一侧。

2. 体位、视线调节和空间定位感觉下降

老年人由于年龄及疾病的问题会出现运动或受到外力作用时不能调整及维持姿势的情况。

3. 辨距不良和意向性震颤

老年人出现此种平衡改变的主要表现在上肢,动作越接近目标时震颤越明显。

(二) 步态功能障碍的临床表现

步态功能障碍的临床表现为活动障碍、安全性降低和疼痛。常见的病理步态有:

1. 蹒跚步态

蹒跚步态又称醉酒步态或酩酊步态,其特点是重心不易控制,步行时两腿间距增宽,抬腿后身体向两侧摇摆不稳,如鸭步。

2. 感觉性共济失调步态

感觉性共济失调步态主要表现为走路不稳,双目向下注视,两腿间距很宽,起步时一脚高抬,骤然垂落,闭目时不能保持平衡。

3. 肌肉痉挛步态

肌肉痉挛步态由肌张力过高引起,可分为痉挛性偏瘫步态和痉挛截瘫步态。

4. 慌张步态

慌张步态又称前冲步态或追重心步态,表现为起步后碎步急行,身体前倾,有难以止步之势,双上肢缺乏摆动动作。

四、平衡与步态功能障碍的后果

老年人的平衡与步态功能障碍严重影响其日常行为及生活质量。一旦老年人的平衡功能不佳,可能会导致步态不稳、容易跌倒、拿东西不稳、走路撞墙、心烦气躁、好动不安、注意力不集中、人际关系不良、有攻击性、自卑心理,甚至影响语言能力及左脑的组织判断,逻辑混乱。同时，老年人的平衡功能发生障碍后会给家庭带来无形压力，如家人会担心老年人跌倒及发生意外，一旦跌倒造成骨折、脑卒中等，会给社会、家庭带来沉重的经济负担。

五、平衡与步态功能障碍评估的目的及意义

由于平衡功能障碍和步态的损害与跌倒有密切关系，对老年人的平衡和步态功能进行评估非常重要，通过评估可以有效地预测老年人的跌倒风险，从而及时介入治疗、护理及康复训练。

（一）平衡与步态功能障碍评估的目的

平衡与步态功能障碍评估的目的主要包括：①确定老年人是否存在影响行走或其他功能性活动的平衡与步态功能障碍；②确定老年人平衡与步态功能障碍程度；③寻找和确定老年人平衡与步态功能障碍的发生原因；④指导制订老年人平衡与步态功能障碍的康复治疗计划；⑤监测老年人平衡与步态功能障碍的治疗（手术、药物）和康复训练效果；⑥预测老年人跌倒的风险。

（二）平衡与步态功能障碍评估的意义

老年人由于生理功能的退行性变化，平衡功能下降，容易出现跌倒的情况。对老年人平衡功能进行跟踪监测，有助于及早发现其功能障碍，对可能发生的危险情况进行预测并及时采取有效的预防措施。

稳定的步态要求神经系统和肌肉高度协调，同时涉及许多脊髓反射、大小脑的调节，以及各种姿势反射的完整感觉系统和运动系统的相互协调。因此，老年人步态常可提供重要的神经系统疾病线索。不同的疾病可有不同的特殊步态，其对疾病的诊断有参考意义。检查时注意排除老年人骨骼畸形、骨关节肌肉异常、血管皮肤及皮下组织等病变引起的异常步态。

六、平衡与步态功能评估的工具及方法

（一）平衡功能检查法

平衡功能检查法是用来检查前庭平衡功能是否正常的方法。检查平衡功能的方法很多，可将其大致分为静平衡功能检查法和动平衡功能检查法两大类。

1. 静平衡功能检查法

（1）闭目直立试验：又称昂白试验（Romberg's test），其检查方法为受试者直立，两脚并拢，双上肢下垂，闭目直立，维持30s，亦可两手于胸前互扣，并向两侧牵拉，测试者须观察受试者有无站立不稳或倾倒。站立稳定者，为前庭功能正常者。异常结果：有前庭周围性病变时，表现为躯干朝向前庭被破坏的一侧倾倒，与眼震慢相方向一致；有中枢性病变时，表现为躯干倾倒方向与眼震慢相方向不一致。如老年患者不能单足站立，可双足站一直线上，足跟接足趾，闭目站30s，此法较双足并立敏感，称Mann试验。

（2）直立伸臂试验：受试者闭目直立，平伸双臂。如左侧前庭损伤，眼震慢相向左，头、躯干及上肢均向左扭转，左臂向下偏移，如掷铁饼姿势。

2. 动平衡功能检查法

（1）行走试验：此法对平衡功能障碍和平衡功能恢复程度的判断有较大的意义。其检查方法为受试者闭眼，向正前方行走5步，然后后退5步，前后行走5次。观察其步态，

并计算起点与终点之间的偏差角。当偏差角大于 90°，提示两侧前庭功能有显著差异。或受试者闭目向前直线行走，迷路病变者偏向前庭功能弱的一侧。

（2）垂直书写试验：端坐，左手放膝上，右手悬腕垂直书写文字一行，15～20cm。睁眼或闭眼各书写一次，两行并列。观察两行文字的偏离程度和偏离方向，偏斜≤5°为正常，>10°提示两侧前庭功能有差异。

（3）过指试验（Past pointing test）：指受试者与测试者相对端坐，测试者双手置于下方，伸出双食指，请受试者抬高双手，然后以测试者的双食指为目标，用两手食指分别碰触之，测试时睁眼、闭眼各做数次，再判断结果。正常人无过指现象。迷路及小脑病变时出现过指现象。

（二）平衡功能量表评估

1. Tinetti 平衡量表

Tinetti 平衡量表包括 10 个检查项目，每个检查项目分为 0～1 分或 0～2 分进行记分，评分越低，表示平衡功能障碍越严重。Tinetti 评估时需要一把硬的无扶手的椅子，两位测试者分别站立在受试者的前方和后方并与受试者保持正常的距离，测试中保护受试者的安全，防止不良事件的发生。准备可直行 15m 的场地，地面有明确的米数，测试者站在受试者的旁边。

Tinetti 平衡量表见表 4-2。

表 4-2 Tinetti 平衡量表

测试项目	评分项目	分数（分）
1. 坐平衡	0 分：在椅子上倾斜或滑动 1 分：稳定，安全	
2. 起立测试	0 分：接到指令后必须有帮助才能起立 1 分：能自行起立，但需用臂辅助起立 2 分：不用臂辅助即能自行起立	
3. 试图起立	0 分：接到指令后必须有帮助才能起立 1 分：自己能起立，但需要>1 次的尝试 2 分：能自行起立，一次成功	
4. 即刻站立平衡（开始 5s）	0 分：站立时不稳（摆架子、移动足、身体摇晃） 1 分：站立时稳，但使用拐杖或其他辅助设施 2 分：站立时稳，不需拐杖或其他辅助支持	
5. 站立平衡	0 分：不稳，不能保持平衡 1 分：稳，但两足距离增宽（足跟间距）4 英寸（10.16cm），使用拐杖或其他支持 2 分：两足间距基本正常，不需要支持	

续表

测试项目	评分项目	分数（分）
6. 用肘推（测试者用手掌轻推受试者）	0分：开始即跌倒 1分：摇摆、抓物体和人保持平衡 2分：无摇摆，稳定	
7. 闭眼站立	0分：不稳 1分：稳	
8. 旋转360°	0分：旋转时步伐不连续或中断 1分：旋转时步伐连续	
9. 旋转360°	0分：旋转时站立不稳（摇摆、抓物） 1分：旋转时稳定	
10. 坐下测试	0分：不能准确判断椅子的位置，跌进椅子 1分：用肘部协助坐下或移动时身体不稳定 2分：安全坐下，移动平稳	
总分		

2. Berg 平衡量表

Berg 平衡量表（Berg balance scale，BBS）为综合性功能检查量表（表4-3）。此量表通过观察多种功能活动对评估对象重心主动转移的能力做出评估。此量表包含14个动作项目，每个动作又依据受试者的完成质量分为0~4分予以记分。用该方法测试时仅需要一块秒表、一根软尺、一个台阶和两把高度适中的椅子，简便、实用。要求测试者必须熟练掌握评分标准，以确保每个动作评分的准确性。评估：最高分为56分；在0~20分之间，提示平衡功能差，需乘坐轮椅；在21~40分之间，提示有一定平衡功能，可在辅助下步行；在41~56分之间，则说明平衡功能较好，可独立步行；小于40分提示有跌倒的危险。

表4-3 Berg 平衡量表

测试项目	评分标准	得分
1. 从坐位到站立位。 指令：请站起来。请不要使用你的手支撑	4分：不用手扶就能够独立站起并保持稳定。 3分：用手扶着能够独立站起。 2分：大于2次尝试后自己用手扶着站起。 1分：需要他人少量帮助才能站起或保持稳定。 0分：需要他人中等或大量帮助才能站起或保持稳定	

续表

测试项目	评分标准	得分
2. 持续无支撑站立。 指令：请使用你的手支撑而站立2min	4分：能够安全站立2min。 3分：在支持监视下能站立2min。 2分：在无支持的条件下能够站立30s。 1分：需要若干次尝试才能无支持站立达30s。 0分：无帮助时不能站立30s	
3. 无支持坐位。 指令：请双臂相抱保持坐位2min	4分：能够安全保持坐位2min。 3分：在监视下能够保持坐位2min。 2分：能坐30s。 1分：能坐10s。 0分：没有靠背支持，不能坐10s	
4. 从站立到坐。 指令：请坐下	4分：最少量用手帮助安全坐下。 3分：借助双手能够控制身体下降。 2分：用小腿后部顶住椅子来控制身体下降。 1分：独立地坐，但不能控制身体下降。 0分：需要他人帮助坐下	
5. 转移。 指令：请从床转移到椅子上	4分：稍用手扶着就能够安全转移。 3分：绝对需要用手扶着才能够转移。 2分：需要口头提示或监视才能够转移。 1分：需要一个人帮助。 0分：为了安全，需要两个人帮助或监视	
6. 闭眼无支持站立。 指令：请闭上你的眼睛站立10s	4分：能够安全地站立10s。 3分：监视下能够安全地站立10s。 2分：能站立3s。 1分：闭眼不能达3s，但站立稳定。 0分：为了不摔倒而需要两个人帮助	
7. 无支持双脚并齐站立。 指令：请把你的双脚并在一起站立1min	4分：能够独立将双脚并拢站立1min。 3分：能够独立将双脚并拢并在监视下站立1min。 2分：能够独立将双脚并拢，但不能保持30s。 1分：需要别人帮助将双脚并拢，但能够双脚并拢站立15s。 0分：需要别人帮助将双脚并拢，双脚并拢站立不能保持15s	

第四章　老年躯体功能的评估及管理

续表

测试项目	评分标准	得分
8. 当站着的时候，伸直上肢向前触物。 指令：举起上臂90°，再伸展你的手指，尽可能伸向前	4分：能够向前伸出超过25cm。 3分：能够安全向前伸出超过12cm。 2分：能够安全向前伸出超过5cm。 1分：上肢可以向前伸出，但需要监视。 0分：在向前伸展时失去平衡或需要外部支持	
9. 以站立姿势从地板上取物。 指令：捡起被放置在你脚前的拖鞋	4分：能够轻易且安全地将鞋捡起。 3分：能够将鞋捡起，但需要监视。 2分：伸手向下达2~5cm且独立地保持平衡，但不能将鞋捡起。 1分：试着做伸手向下捡鞋的动作时需要监视，但仍不能将鞋捡起。 0分：不能试着做伸手向下捡鞋的动作，或需要帮助以免于失去平衡或摔倒	
10. 当站着的时候，转身向后看。 指令：转身向后看	4分：从左、右侧向后看，重心转移良好。 3分：仅从一侧向后看，另一侧重心转移较差。 2分：仅能转向侧面，但身体的平衡可以维持。 1分：转身时需要监视。 0分：需要帮助以防失去平衡或摔倒	
11. 身体在原地旋转360°。 指令：身体在原地旋转360°	4分：在4s时间内，安全转身360°。 3分：在4s时间内，仅能从一个方向安全转身360°。 2分：能够安全转身360°但动作缓慢。 1分：需要密切监视或口头提示。 0分：转身时需要帮助	
12. 当持续不支持的时候，交替把脚部放在凳子上。 指令：交替把脚部放在凳子上，直到每个足部接触凳子	4分：能够安全且独立地站，在20s内完成8次。 3分：能够独立地站，完成8次，超过20s。 2分：无须辅助工具，在监视下能够完成4次。 1分：需要少量帮助，能够完成2次以上。 0分：需要帮助以防止摔倒或完全不能做	
13. 持续一脚在前站立排列（无距离）并保持30s。 指令：持续一脚在前站立	4分：能够独立将双脚一前一后，站立30s。 3分：能够独立将一只脚放在另一只脚前方（有距离）并保持30s。 2分：能够独立迈一小步并保持30s。 1分：向前迈步需要帮助，但能够保持15s。 0分：迈步或站立时失去平衡	

测试项目	评分标准	得分
14. 单腿站立。 指令：单腿站立	4分：能够独立抬腿并保持10s以上。 3分：能够独立抬腿并保持5~10s。 2分：能够独立抬腿并保持3~5s。 1分：试图抬腿，不能保持3s，但可维持独立站立。 0分：不能抬腿或需要帮助以防摔倒	

（三）步态检查

受试者以其习惯的姿态及速度来回步行数次，测试者首先观察受试者步行时全身姿势是否协调、下肢各关节的姿位及动幅是否正常、速度及步幅是否匀称、上肢摆动是否自然等；其次嘱受试者做快速及慢速步行、坐下站起、缓慢地踏步或单腿站立、闭眼站立等动作。

对用拐杖者应分别做用拐杖和不用拐杖的步态检查，以了解受试者步态真实性。

步态检查常需结合一系列的基本情况检查，如神经系统物理检查、各肌群肌力及肌张力检查、关节活动度检查、下肢长度测定以及脊柱与骨盆的形态检查。这些检查对确定异常步态的性质、原因及矫治方法有很重要的意义。

（四）步态量表评估

Tinetti 步态量表（表4-4）常用于评估步态，其满分12分，分值越低，表明步态异常的程度越严重。评估开始时，受试者和测试者站在一起，在大厅行走或穿过房间。

表4-4 Tinetti 步态量表

以舒适的速度，使用辅助_____，走3m，需要_____s。

测试项目	评分标准	得分
1. 起始步态（指令后立刻开始）	0分：有些犹豫或多次尝试后开始启动。 1分：正常启动	
2. 步伐的长度	0分：右足迈出的距离没超过对侧站立的左足。 1分：右足迈出的距离超过对侧站立的左足。 0分：左足迈出的距离没超过对侧站立的右足。 1分：左足迈出的距离超过对侧站立的右足	
3. 抬脚的高度	0分：右足拖地，抬脚的高度超过1英寸（0.0254m）。 1分：右足能完全离开地板，高度不超过1英寸（0.0254m）。 0分：左足拖地，抬脚的高度超过1英寸（0.0254m）。 1分：左足能完全离开地板，高度不超过1英寸（0.0254m）。	
4. 步伐的对称性	0分：左右步幅不相等（估计）。 1分：左右步幅几乎相等	

续表

测试项目	评分标准	得分
5. 步态的连续性	0分：步伐与步伐之间不连续或中断。 1分：步伐基本是连续的	
6. 路径（用宽度为30cm的地板砖进行估计，在受试者连续走3m以上后观察其行走路径情况）	0分：明显偏离到某一边。 1分：轻度/中度偏离或使用步行辅助器。 2分：直线无须步行辅助器	
7. 躯干稳定性	0分：身体明显摇晃或使用步行器。 1分：身体不摇晃，但行走时膝盖或背部弯曲，或张开双臂维持平衡。 2分：身体不摇晃，不屈膝、不展开双臂，不使用步行器	
8. 步伐的宽度	0分：行走时双足跟分开（步宽大）。 1分：行走时双足跟几乎相碰	
总分		

七、平衡与步态功能评估的结果及临床应用

依据评估分值，老年人平衡功能分为三类：平衡功能差、有一定平衡功能、平衡功能较好。护理要点主要依据分类不同而不同。用Tinetti步态量表评估步态，分值越低，表明跌倒的风险就越高。

（一）平衡功能差

老年患者平衡功能的Berg平衡量表评估分数在0~20分，提示平衡功能差，需乘坐轮椅，并给予保护性约束。此时主要的干预措施包括：

1. 强化躯干肌力和控制能力，以及上肢肌力和耐力训练

为强化躯干肌力和控制能力，可做一些桥式运动、仰卧起坐等；强化上肢肌力和耐力可用哑铃、杠铃等。

2. 预防并发症

长期坐轮椅的患者还应预防压伤，可用双手支撑轮椅的扶手，使臀部悬空并保持15s，同时注意骨突部位的压力。

3. 安全教育

对平衡功能差的老年患者要注意安全教育，帮助患者养成制动轮椅手闸的习惯，加强保护，轮椅上适当部位（胸部、髋部）配用保护带，以方便固定患者。

（二）有一定平衡功能

老年患者平衡功能的Berg平衡量表评估分数在21~40分，提示有一定平衡功能，可在辅助下步行。此时主要的干预措施包括：

1. 体位训练

可进行站立位的训练，为步行做好准备，最终达到步行目的。

2. 协助行走

使用助行器帮助行走,物品放置于易拿取的地方,不去地面湿滑、有杂物的地方,防止跌倒。

(三) 平衡功能较好

老年患者平衡功能的 Berg 平衡量表评估分数在 41~56 分,则说明平衡功能较好,可独立步行。此时主要的干预措施包括:

1. 训练前沟通

平衡训练前与患者进行言语交流,要求患者学会放松,减少紧张、恐惧心理,若存在肌肉痉挛,应先设法缓解肌肉痉挛,鼓励患者完成训练。尤其在训练早期,训练难度的提升宜慢,并在提升过程中逐渐增强患者解决问题的能力。

2. 做好安全防护

训练环境中应去除障碍物和有增强稳定的措施。特别要注意让患者穿软底、平跟、合脚的鞋,衣服合身,避免过于宽大、过长,防止发生跌倒等护理不良事件。训练中要认真、仔细观察患者病情,如有异常及时停止训练并配合医生进行抢救。同时在患者生活环境中要提供明显的提示性标志防止跌倒。

3. 平衡功能训练

后向行走、侧向行走、足跟行走、脚尖行走、坐姿起立,不仅可增加本体感觉的敏感度,而且可增强肌肉运动的分析能力和判断运动时间的精确度,降低跌倒的危险性。

(四) 异常步态的矫治

异常步态是指患者步行时的姿势变异超出一定范围。

1. 病因矫治

(1) 短腿步态患者需用矫形手术或矫形鞋来平衡两下肢的长度。

(2) 关节挛缩畸形时,必须通过关节活动度锻炼或矫形手术改善关节活动度,消除畸形,根据情况进行步态的锻炼。

(3) 疼痛引起步态异常时,需用理疗、局封、按摩、药物等治疗消除疼痛,疼痛会使肌肉得不到放松。关节不稳或骨关节炎引起疼痛时,需用免荷支架减轻局部负荷。

(4) 肌肉软弱时,可通过锻炼加强。

(5) 肌肉痉挛时,用放松练习,包括肌电反馈练习、按摩、被动牵伸、热敷或冷敷、解痉药物、神经注射或手术切除等方法缓解痉挛。

2. 步态训练

可让患者对着镜子进行步态训练。治疗师指出需要纠正之处,做好指导纠正,反复练习以求熟练掌握与巩固。练习时应令患者适当集中注意力,但不宜引起过度紧张,特别在肌肉痉挛时。练习一般每日进行 1~2 次,每次 1~2h,注意间歇休息,避免明显疲劳。步行练习时应采取必要的安全措施,包括采用适当的支架、拐杖、步行器、平行杠、扶手等,或给予人工保护或扶持,防止跌倒,使患者有安全感。

【思考题】

1. 简述 Berg 平衡量表的评估方法。

2. Berg 平衡量表评估结果分哪几类？
3. Tinetti 步态量表的评估项目有哪些？

（王然明　陈建平）

第三节　老年吞咽困难的评估及管理

一、吞咽困难概述

吞咽是指人体从外界经口摄入食物并经咽腔、食管传输到达胃的动作和过程。吞咽动作分三期：口腔期、咽期、食管期，口腔期又分为口腔准备期和口腔推送期。

吞咽困难（Dysphagia）是指由于下颌、双唇、舌、软腭、咽喉、食管等器官结构和（或）功能受损，不能安全有效地把食物输送到胃内。广义的吞咽困难应包含认知和精神心理等方面的问题引起的行为异常导致的吞咽和进食问题，即摄食－吞咽困难。

二、吞咽困难的原因

导致老年人吞咽困难的原因包括常见疾病和年龄增长导致的生理性改变。

（一）吞咽困难的病因

吞咽困难可分为机械性吞咽困难和运动性吞咽困难。也有学者从病因分类，比如根据炎症、损伤、梗阻、恶性肿瘤等来分类。吞咽困难的病因非常多，而且较为复杂。

1. 机械性吞咽困难

（1）食管狭窄：①良性狭窄，老年人患有口腔炎、食管炎、反流性食管病、腐蚀性食管炎、口腔损伤、扁桃体炎、良性肿瘤（平滑肌瘤、脂肪瘤、血管瘤、息肉等）、缺血、手术后或放疗后等都可导致食管的良性狭窄；②恶性狭窄，恶性肿瘤如癌、肉瘤、淋巴瘤、转移性肿瘤等可导致食管的恶性狭窄。

（2）外来压迫：颈骨关节病、咽后壁脓肿与包块、甲状腺极度肿大、内压性憩室与食管旁膈裂孔疝、纵隔占位病变等可从四周压迫食管导致机械性吞咽困难。

2. 运动性吞咽困难

（1）吞咽始动困难：老年人若患有口腔病变、口腔麻醉、涎液缺乏、舌肌瘫痪等，可导致吞咽始动困难。

（2）咽与食管横纹肌障碍：肌无力、运动神经元病变、神经肌肉接头病变、狂犬病、破伤风、番木鳖碱中毒、马钱子中毒、锥体外系病变、舌咽性神经抑制失常可引起运动性吞咽困难。

（3）食管平滑肌障碍：进行性系统性硬化症、强直性肌营养不良、代谢性神经肌病（糖尿病、慢性乙醇中毒）可导致运动性吞咽困难。

吞咽困难的病因超过一百多种，有些原因并不是消化系统病变，很多病因对治疗有良好反应，比如缺铁性贫血导致吞咽困难。

（二）增龄所致吞咽困难

随着年龄的增加，吞咽困难发生的风险增大，但单纯年龄增加导致的吞咽困难比例较低。年龄的增加会影响人体头颈部的灵活性、生理功能和精神功能，这些功能变化会使患者出现吞咽困难的症状。同时随着年龄的增加，疾病的发生率会增加，吞咽困难是许多与年龄相关的疾病的并发症。

三、吞咽困难的临床表现

老年人吞咽困难的临床表现不典型，常常出现严重反应时才考虑患者是否存在吞咽困难。吞咽困难的主要临床表现如下：

（一）吞咽时的临床表现

老年人吞咽困难在吞咽时的临床表现主要有：

(1) 饮水时常有呛咳，严重时少量饮水即有反应，吞咽时或吞咽后出现咳嗽。

(2) 进食时常常胸口有食物堵塞感，感觉喉咙中有块状物，或食物黏着于食管，有异物感。

(3) 常有流涎、鼻反流。

（二）吞咽后的临床表现

老年人吞咽困难在吞咽后的临床表现主要有：

(1) 进食后常有声音嘶哑、混浊、发声湿润低沉等表现。

(2) 可在进食后突发咳嗽、呼吸困难、气喘，严重时出现颜面发绀等表现。

(3) 进食后常有食物残留在舌面上或口腔缝隙中。

（三）其他表现

有些吞咽困难的老年人可表现为食欲减退、营养不良（失用性萎缩）、体重下降（6个月内可下降10%）、免疫力下降、原因不明的发热或吸入性肺炎且反复发生。

四、吞咽困难的后果

吞咽困难若不及时干预处理，可导致多种并发症。吞咽困难的后果表现为饮食困难、进食减少，严重者可引起气道阻塞、窒息，还可导致吸入性肺炎、脱水、营养不良以及心理和认知障碍等并发症，直接影响患者的独立生活自理能力和康复，使患者的生活质量下降、死亡率明显增高。老年患者发生吞咽困难还会增加医疗成本，包括住院时间延长、抗生素费用增高、护理和医生治疗时间增加、辅助检查次数增多，加重家庭及社会的经济负担。

五、吞咽困难评估的目的及意义

吞咽困难评估有助于初步判断患者是否存在吞咽困难、吞咽困难发生的部位；确定可导致患者误吸的相关因素，防止误吸；明确患者是否需要通过改变营养方式来改善营养；为患者进一步检查及阶段性治疗前后的评估提供依据。同时吞咽功能评估也是临床研究的需要。随着我国老龄化进程的加快，采取有效的评估方式，及时发现老年患者存在的吞咽困难并干预处理，从而减少我国老年患者吞咽困难导致的不良后果，无疑具有重要的临床意义和社会意义。

六、吞咽困难的评估工具及使用方法

(一) 一般医学评估

一般医学评估的内容主要包括患者既往疾病史、目前健康状况、吞咽困难的部位及病程进展、伴随症状、营养状况、口腔状况及存在的其他疾病。

(二) 吞咽困难的相关试验及检查

1. 饮水试验

患者取坐位，将听诊器放置于患者剑突与左肋弓之间，嘱饮水一口，正常人在8~10s后可听到喷射性杂音，若有食管梗阻或运动功能障碍，则听不到声音或延迟出现，梗阻严重者甚至可将水呕出。此方法简单易行，可作为初步鉴别诊断食管有无梗阻的方法。

2. 食管滴酸试验

食管滴酸试验对诊断食管炎或食管溃疡有很大帮助。试验前3天做上消化道钡餐检查，试验前禁食12h，患者取坐位，导入双腔胃管固定于胃管前端达门齿下20~25cm处，先滴注生理盐水，每分钟10~20mL，15min后，若患者无特殊不适，再以同样速度滴注0.1mol/L盐酸，食管炎或食管溃疡患者一般在15min内出现胸骨后烧灼样疼痛或不适，此时应立即停滴，并改滴5%碳酸氢钠溶液，滴速为100滴/分，直至患者疼痛消失，记录滴注的时间。滴酸后出现胸骨后烧灼感和（或）疼痛为阳性，无上述症状出现为阴性。

3. 食管测压

该诊断方法较少用，但在某些选择性病例中很有意义。它用固态或者灌注技术来记录食管腔压力。在吞钡、内镜以及充分的抗反流治疗（内镜下显示食管炎愈合）尚不能确诊而又怀疑食管性吞咽困难时，可予测压。能通过食管测压诊断的3种引起吞咽困难的疾病为贲门失弛缓症、硬皮病（食管蠕动无能）和食管痉挛。食管测压可用于判断食管运动功能状态，一般采用导管侧孔低压灌水测法。正常食管下括约肌（LES）基础压力在12~20mmHg，食管下括约肌压/胃内压>1.0，如压力≤10mmHg、食管下括约肌压/胃内压<0.8，提示胃食管反流。

4. 实验室检查

(1) 血常规检查：对吞咽困难老年人进行血常规检查可明确白细胞计数是否在正常范围，中性粒细胞比值是否升高，若升高并排除其他部位存在感染情况则提示口咽、食管炎症引起的吞咽困难。

(2) X线检查：对吞咽困难老年人进行食管X线钡餐造影检查可观察咽部及食管下端有无狭窄或其他病变。

(3) 肌电图：对吞咽困难老年人进行肌电图检查可辅助诊断神经肌肉接头病变与肌病引起的吞咽困难。

(4) 食管24h pH值监测：对吞咽困难老年人进行食管24h pH值监测对诊断酸性或碱性反流有重要帮助。

(三) 吞咽困难的评估方法

1. 反复唾液吞咽试验

患者取坐位,或半坐卧位。检查者把手指放在患者下颌下方,嘱患者尽量快速反复吞咽。喉结和舌骨随着吞咽运动,越过手指,向前上方移动,然后再复位,通过手指确认这种上下运动,下降时即为吞咽完成。口干患者可在舌面蘸少量水。观察30s内患者吞咽的次数和喉上抬的幅度。检查时手指位置:食指——下颌骨下方;中指——舌骨;环指——甲状软骨/喉结;小指——环状软骨,见图4-1。

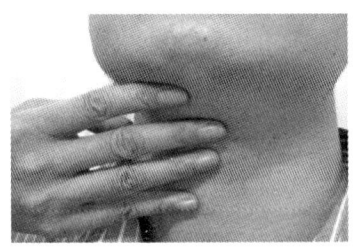

图4-1 反复唾液吞咽试验手指位置图示

检查30s内吞咽次数:老年人>3次即正常。喉上抬幅度:中指能触及喉结上下移动2cm,<2cm为异常。

2. 医疗床旁吞咽评估量表

医疗床旁吞咽评估量表是曼彻斯特大学医学院语言治疗科的Smithard及Wyatt编制的量表。Smithard等对该量表进行床旁评估排除脑卒中后误吸的可靠性进行了观察,发现自主咳嗽减弱和意识水平下降预测误吸的敏感度是75%,敏感度较言语治疗师床旁评估的结果高。该量表项目较多,对吞咽评估很全面,包括了一些能预测误吸的症状、体征,对预测脑卒中后误吸的可靠性较高,最适用于脑卒中后需要评估吞咽功能的患者,但只可用于判断患者是否存在不安全吞咽,而不能用于对吞咽障碍程度进行分级。医疗床旁吞咽评估量表见表4-5。

表4-5 医疗床旁吞咽评估量表

项目	评分标准
意识水平	1. 清醒 2. 嗜睡但能唤醒 3. 有反应但无睁眼和言语 4. 对疼痛有反应
头和躯干的控制	1. 正常坐稳 2. 不能坐稳 3. 只能控制头部 4. 头部也不能控制
呼吸模式	1. 正常 2. 异常
唇的闭合	1. 正常 2. 异常
软腭的运动	1. 对称 2. 不对称 3. 减弱或缺损
喉功能	1. 正常 2. 减弱 3. 缺乏
咽反射	1. 存在 2. 缺乏
自主咳嗽	1. 存在 2. 减弱 3. 缺乏
第1阶段:给予1汤匙水(5mL)3次	
水流出	1. 无或1次 2. 1次以上

续表

项目	评分标准
有无效喉运动	1. 有　　2. 无
重复吞咽	1. 无或1次　　2. 1次以上
吞咽时咳嗽	1. 无或1次　　2. 1次以上
吞咽时喘鸣	1. 有　　2. 无
吞咽后喉的功能	1. 正常　　2. 减弱或声音嘶哑　　3. 不能发音
第2阶段：如果第1阶段正常（重复3次，2次及以上正常），给予60mL烧杯中的水	
能否吞咽完成	1. 能　　2. 不能
饮水需要的时间（s）	
吞咽中或完毕后咳嗽	1. 无　　2. 有
吞咽时或完毕后喘鸣	1. 无　　2. 有
吞咽后喉的功能	1. 正常　　2. 减弱或声音嘶哑　　3. 不能发音
误吸是否存在	1. 无　　2. 可能　　3. 有

姓名：　　　　　日期：　　　　　记录号：　　　　　医生：

医疗床旁吞咽评估量表结果判定如下。

(1) 安全吞咽：患者顺利完成第1、2阶段测试并未见异常。

(2) 不安全吞咽：①第1阶段，患者不能正常吞咽5mL的水，尝试3次中多于1次出现咳嗽或气哽，或者出现吞咽后声音嘶哑（即喉功能减弱）；②第2阶段，患者吞咽60mL烧杯中的水出现咳嗽或气哽，或出现吞咽后声音嘶哑。

3. 吞咽困难分级量表

吞咽困难分级量表为吞咽困难评估标准，来自日本康复医学界，评分为0～10分，分数越高表示吞咽困难的程度越低，10分表示正常吞咽。该量表以营养摄取途径为线索反映经口进食的能力，重测信度很好，有助于预测吞咽困难患者是否发生误吸、住院期间是否发生肺炎及出院时的营养状态，还有助于选择康复训练方法。吞咽困难分级量表见表4-6。

表4-6　吞咽困难分级量表

序号	评估内容
1	不适合任何吞咽训练，仍不可经口进食
2	仅适合基本吞咽训练，仍不可经口进食
3	可进行摄食训练，但仍不能经口进食
4	在安慰中可少量进食，但需静脉营养
5	1～2种食物经口进食，需部分静脉营养
6	3种食物经口进食，需部分静脉营养

续表

序号	评估内容
7	3种食物经口进食，不需静脉营养
8	除特别难咽的食物外，均可经口进食
9	可经口进食，但需临床观察指导
10	正常摄食吞咽功能

吞咽困难分级量表对治疗效果的判定：≥9分，基本痊愈；提高6~8分，明显好转；提高3~5分，好转；1~2分，无效。

4. 洼田饮水试验

洼田饮水试验是日本学者洼田提出的，分级明确清楚，操作简单，利于选择有治疗适应证的患者，还可用于评估其吞咽功能治疗的效果，但是该试验要求患者意识清楚并能够按照指令完成试验，同时与患者主观感觉有关，试验结果与临床和实验室检查结果不一致的很多。该试验可以预测患者是否发生误吸，但准确率并不高，不能预测住院期间是否发生肺炎，因此在进行洼田饮水试验评估操作前应注意患者健康史（如患者的神志情况、平时的饮水吞咽情况、进食方式等）的采集，判断其是否适合洼田饮水试验，根据患者吞咽情况有效沟通和下达试验指令。评估时，患者端坐，喝下30mL温开水，测试者观察所需时间和呛咳情况。洼田饮水试验量表见表4-7。

表4-7 洼田饮水试验量表

分级评定标准	
Ⅰ级（优）	能顺利地1次将水咽下
Ⅱ级（良）	分2次及以上，能不呛咳地咽下
Ⅲ级（中）	能1次咽下，但有呛咳
Ⅳ级（可）	分2次及以上咽下，但有呛咳
Ⅴ级（差）	频繁呛咳，不能全部咽下
判定标准	
正常	Ⅰ级，5s之内
可疑	Ⅰ级，5s以上或Ⅱ级
异常	Ⅲ、Ⅳ、Ⅴ级
疗效判断标准	
治愈	吞咽障碍消失，饮水试验评定Ⅰ级
有效	吞咽障碍明显改善，饮水试验评定Ⅱ级
无效	吞咽障碍改善不明显，饮水试验评定Ⅲ、Ⅳ、Ⅴ级

5. 其他评估方法

吞咽困难的评估还有洼田吞咽能力评定法、吞咽障碍程度分级法、洼田吞咽困难评价法、吞咽功能七级分级标准法、脑卒中患者神经功能缺损程度评分标准中的吞咽困难亚量表等多种方法。

七、吞咽困难评估结果及临床应用

本书主要介绍洼田饮水试验量表的评估结果及临床应用。

（一）吞咽困难的评估结果

（1）根据患者端坐时喝下 30mL 温开水的呛咳情况，将吞咽功能分为Ⅰ～Ⅴ级，根据分级为患者制订临床相关护理计划，防止并发症，提高其吞咽功能，改善其生活质量。

（2）根据吞咽功能的分级和从口腔含水开始到全部咽下 30mL 温开水（以喉头运动为标准）所需的时间，将吞咽功能分为正常、可疑、异常。

（3）通过洼田饮水试验还可评价患者吞咽功能治疗的效果，即治愈、有效、无效。

（二）吞咽困难评估结果的临床应用

1. 促进康复训练

依据评估的结果，寻找病因，制订康复训练计划及康复目标，并依据定期评估结果来评定康复疗效。

常见的吞咽障碍康复训练有口腔感觉训练、口腔运动训练、气道保护训练、低频电刺激、表面肌电生物反馈训练、球囊扩张术、针刺治疗、通气吞咽说话瓣膜应用等。根据洼田饮水试验评估结果，吞咽功能Ⅰ～Ⅲ级者不用训练，可以正常饮食，但是进食的食物形态（如软食、流质饮食、半流质饮食等）、进食的量、摄食姿势、摄食方法需得到指导，必要时需饮食监护。Ⅳ～Ⅴ级者需要进行皱眉、闭眼、鼓腮、微笑、伸舌等强化口腔、颜面肌及颈部屈肌肌力的训练，并进行摄食训练，从胶冻样食物向糊状食物过渡，进食时以躯干后倾和轻度颈曲位较好，其不易引起误咽。

2. 加强护理

（1）心理护理：吞咽困难的患者，易产生恐惧、自卑、紧张心理，进食常常引起痛苦，因而可能出现畏食或拒食，导致营养不良而加重病情。护士要给予他们安慰和关心，生活上给予帮助，耐心地向患者讲明疾病发生、发展规律及康复过程，帮助患者了解病情，正确指导进食的方法及体位，消除患者的恐惧心理，使患者积极地进食、配合治疗，以改善其吞咽困难的症状。

（2）口腔护理：吞咽困难的患者，进食时口腔容易存留食物残渣，应及时协助其在饭后漱口、清洁口腔。对不能经口进食或流涎的患者，要为其定时进行口腔护理，保持其口腔清洁、湿润，去除口臭、牙垢，增进食欲，保证患者舒适，预防口腔感染等并发症。

3. 饮食管理

对咀嚼或吞咽困难的患者，调整头的位置可帮助食物从口腔进入咽部，并防止食物过早地从口腔进入咽部。吞咽困难的患者应少食多餐，避免过冷、过热、粗糙和有刺激性的食物，限制盐的摄入，食物宜清淡、少油腻。吞咽功能Ⅰ～Ⅱ级者，能经口进食，可给予普通饮食；Ⅲ～Ⅳ级者，部分食物能经口进食，可给予流质饮食，必要时可静脉辅助营养；Ⅴ级者，完全不能经口进食，需鼻饲和静脉辅助营养。若经口进食发生吞咽障碍，可先尝试 30°仰卧位、颈部前倾的姿势，利用重力使食物容易被摄入和吞咽。患者有偏瘫时，最好采取"健侧在下，患侧在上"的半仰卧位，颈部朝向患侧，在重力作用下使食物落至健侧，以利于吞咽。患者适当进食水果，预防便秘。注意观察大便的颜色、性质。

【案例】

患者张某，男性，70岁，神志清楚，因脑梗死后遗症有左侧肢体运动功能障碍，同时出现进食及饮水时呛咳，偶有液体从鼻孔流出，食物不能向咽部移动，食物及唾液常滞留于口腔，吐词不清。予其洼田饮水试验评估，协助患者端坐，患者分3次咽下30mL温开水，但有呛咳。

【思考题】

1. 该患者的洼田饮水试验评定结果为几级？
2. 该患者的主要护理问题/诊断是什么？
3. 对该患者应采取哪些护理措施？

（徐一方　杨　翔）

第四节　老年运动功能的评估及管理

一、运动概述

运动是指骨骼肌的活动，包括随意运动和不随意运动。随意运动受大脑皮层运动区支配，由锥体束控制；不随意运动由锥体外系和小脑控制。

运动功能是生活质量的重要影响因素。年龄增长是老年人运动功能下降的首要因素。科学准确地对老年人运动功能进行评估是非常重要的，可为老年人日常生活中运动功能的管理提供准确的量化依据。

老年人一旦运动功能下降，有可能出现姿势和步态异常、视线调节和空间定位能力下降、感觉功能下降等。老年人步态异常多表现为蹒跚步态、感觉性共济失调步态、慌张步态等。

运动功能评估是指通过统一、规范、科学的方法对人体运动系统骨、关节、肌肉和活动能力做量化评定并分析结果中存在的问题和影响因素。

二、老年运动功能障碍发生的危险因素

（一）年龄因素

人体运动系统包括骨、关节、肌肉三个部分，其构成了人体的支架、基本形状和运动条件。随着年龄的增长，其退行性改变逐渐增加。年龄对骨的影响主要表现在钙的异常，如因钙的消耗与丢失导致骨的脆性增高、坚硬度降低。年轻人的肌肉重量占体重的42%～44%，老年人的肌肉重量只占体重的24%～26%。关节主要表现为软骨纤维化、骨化及磨损，导致关节活动度减小，易发生骨关节病变，从而间接导致运动功能障碍。

（二）营养因素

营养对运动功能有较大影响。营养不良会加速肌肉萎缩，使肌力下降、钙的流失增加

等。营养因素包括营养过剩和营养缺乏两方面。造成营养不良的因素主要在进食、消化、吸收三个环节。随着年龄的增长,老年人牙周、牙龈、消化功能改变导致进食量减少、食物摄取范围缩小、各种消化酶的分泌减少、肠胃蠕动能力下降、消化和吸收功能大大减退。营养过剩可引起肥胖、高血压等疾病。

(三) 疾病因素

疾病因素包括生理疾病和精神疾病,都可能直接导致运动功能障碍,如脑卒中可以导致偏瘫等。生理疾病直接引起骨、关节、肌肉方面的病变从而导致运动功能障碍;精神疾病导致的运动功能障碍主要表现在认知方面,不会直接导致骨、关节、肌肉损伤,但对大脑的影响是不可忽视的。疾病因素是导致老年人群发生运动功能障碍的主要因素,并且存在复杂、多样、时间长、损伤严重等特点。

(四) 环境因素

老年人身体素质下降、对环境感知能力降低,导致对环境变化不能及时做出正确的判断,所以环境因素也可以间接导致运动功能障碍。

(五) 其他因素

老年人随着年龄的增长,机体对外界的感知、反应等能力下降,在应对各种突发情况时发生意外伤害的概率高于年轻人。

三、老年运动功能障碍的临床表现

老年人运动功能障碍的临床表现主要体现在以下几个方面。

(一) 关节活动度

当老年人存在运动功能障碍,关节存在炎症、红肿、粘连、疼痛、皮肤温度升高等病理情况时,关节活动度会受到不同程度的影响,导致关节活动度受限。

(二) 肌力

当老年人存在运动功能障碍时,其活动时间会大大减少,从而导致全身肌力持续降低,陷入障碍制动—减少活动—肌力降低—减少活动的恶性循环。

(三) 平衡协调功能

生活中大多数老年人的平衡协调功能都有不同程度的减退,平衡协调功能的影响因素包括本体感受器、前庭系统、视觉系统、高级中枢对平衡信息的整合能力。常见的协调障碍有共济失调、上肢摇摆、醉汉步态、震颤、轮替运动功能障碍、辨距不良、肌张力低下、书写障碍、运动转换障碍、协同运动功能障碍等。

(四) 肢体围度

运动功能障碍急性期,相应的肢体围度会因炎症引起肿胀而增加。急性期后,如运动功能障碍没有恢复,肌肉会逐渐萎缩,肢体围度会相应减小。

(五) 步态

由于头、上肢、躯干、下肢都要参与步行活动,所以当存在运动功能障碍时步态上会反映出来。步态是运动功能障碍评估的重要组成部分。常见的异常步态有臀大肌步态、臀中肌步态、股四头肌步态、跨阈步态、疼痛步态、假肢步态、下肢不等长步态、偏瘫步态、剪刀步态等。通过步态分析可以发现运动功能障碍的具体部位和严重程度。

（六）疼痛

疼痛是指反映真实的或可能的组织损害及由此引发的不愉快的情感反应，是一种复杂的自我保护机制。临床中发生运动功能障碍后患者一般存在不同程度的疼痛，因此疼痛也是运动功能障碍的重要临床表现。

（七）心理

当老年人发生运动功能障碍后，其心理状态会根据运动功能障碍严重程度发生相应的变化，运动功能障碍越严重则心理障碍也越严重，主要表现为言语少、脾气暴躁、自卑、沮丧等一系列与平常不同的心理状态。

四、老年运动功能障碍的后果

老年人发生运动功能障碍，会对身体及心理产生巨大影响，降低老年人的生活质量和幸福感，产生的后果主要表现在生理和心理两大方面。

（一）生理变化及并发症

心血管系统、呼吸系统、消化系统、泌尿系统等由于运动功能障碍发生后活动减少，出现能力逐渐减退、自我修复能力变弱、免疫力降低、关节活动度减小、肌力减弱等一系列问题，从而容易导致跌倒、骨折等并发症发生。

（二）心理变化

运动功能障碍会对老年人的生活造成很大影响，会让老年人经历无知期、震惊期、否认期、抑郁期、反对独立期、适应期心理过程，从而对老年人的心理、睡眠及人际关系产生巨大影响。

五、老年运动功能的评估及管理的目的及意义

对老年人运动功能（关节活动度、肌力、肢体围度、平衡协调功能、步态、疼痛等）采取科学、统一、规范的测量手段和标准，对其运动能力进行量化，有助于客观地描述老年人现有的运动功能。医生或康复治疗师通过对其结果进行分析，判断运动功能障碍级别，制订相应的治疗或康复方案，从而有效地改善老年人的运动能力，规避生活中可能发生的二次伤害，提高生活质量。

六、老年运动功能的评估工具及使用方法

老年人运动功能的评估内容主要包括关节活动度、肌力、平衡协调功能、肢体围度、步态、疼痛、心理等几个方面。

（一）关节活动度的评估工具及使用方法

关节活动度的评估最常用的是普通量角器法。普通量角器由两根直尺连接一个半圆量角器或全圆量角器制成，手指关节用小型半圆量角器测量。使用时将量角器的中心点准确对准关节活动轴中心（参照一定的骨性标志），两尺的远端分别放到指向关节两端肢体上

的骨性标志或与肢体长轴相平行。随着关节远端肢体的移动,在量角器刻度盘上读出关节活动度。

量角器的使用方法:根据所测量的关节大小选择合适的量角器。如测量膝关节、髋关节等大关节,应选择 40cm 的长臂量角器,而测量手或趾关节时,应选 7.5cm 的短臂量角器。测量的注意事项:

(1) 在测量时应严格按照规定,固定臂与构成关节的近端骨长轴平行,移动臂与构成关节的远端骨长轴平行。当患者有特殊运动功能障碍时可以变化。量角器的轴心一般应与关节的运动轴一致。测试者应熟练掌握各关节测量时固定臂、移动臂、轴心的具体操作方法。

(2) 在不同的体位下,关节周围软组织紧张程度不同,测量的结果往往出现差异。

(3) 为了防止被测量关节运动时其他关节参与运动,出现固定不充分的现象,测试者应协助患者保持体位的固定。

(二) 肌力的评估工具及使用方法

肌肉是运动系统的一部分。一个关节的运动是由附近的肌肉群协同完成的,所以评估肌力尤其重要,而徒手肌力检查(MMT)是临床上最常用的方法,可表明肌肉对抗人身体重量或以骨为杠杆对抗测试者阻力的能力。

方法:根据受损肌肉或肌群功能,使患者处在不同受检位置,让其做一定动作,对动作分别给予助力和阻力,以达到最大活动范围。

(三) 平衡协调功能的评估工具及使用方法

1. 平衡反应的评估

患者可采用不同的体位,如卧位、跪位、坐位或站立位进行评估。测试者破坏患者原有姿势的稳定性,然后观察患者的反应,这种评估属于稳定性评估。

2. Berg 平衡量表

详见平衡与步态评估章节。

3. 协调功能的评估

临床上,通常从交互动作、协同性、准确性三方面对协调功能进行评估。常用试验有以下几个:

(1) 指鼻试验:指鼻试验是患者先将手臂伸直、外旋、外展,以食指尖触自己的鼻尖,然后以不同的方向、速度,睁眼、闭眼重复进行,并进行两侧比较。

(2) 轮替动作试验:轮替动作试验是交互动作障碍的评估方法。嘱患者将前臂向前伸平并快速反复地做旋前旋后动作,或以一侧手快速连续拍打对侧手臂,或足跟着地以前脚掌敲击地面等。小脑共济失调的患者做这些动作时笨拙,节律慢而不均,称为轮替运动功能障碍。

(3) 准确性试验:一个中心圆直径 1cm,每圈之间的距离为 1cm。患者手持铅笔,从垂直距离纸面 10cm 处,以每秒一点的速度向中心圆打点,共做 50s,双手分别进行,注意肘关节勿触桌面。将落在图中心同心圆 1~5 轨道中和图外不同区域的点数分别记录。

4. 平衡功能评估

详见平衡与步态评估章节。

（四）肢体围度的评估工具及使用方法

皮尺：测试时皮尺的松紧度应适宜，以对皮肤不产生夹挤为度。不要过紧或过松。测量围度处于水平状。

（五）步态的评估工具及使用方法

详见平衡与步态评估章节。

（六）疼痛的评估

详见疼痛评估章节。

（七）心理功能评估

评估由专业的心理治疗师采用专业的方法进行，只有采用正确的方法才能得出正确的结果。

七、老年运动功能的评估结果及临床应用

老年人的运动评估内容及工具很多，评估结果有助于医生或康复治疗师准确发现患者存在的运动功能障碍程度、位置，有助于制订科学、有效的康复治疗计划，为老年人的生活安全提出有效建议，规避运动风险。因此老年人都应接受运动功能评估及管理，只有这样才能做到先发现、先治疗、先管理、先受益，为提高老年人生活质量保驾护航。

现以徒手肌力检查和关节活动度的评估为例来说明老年运动功能的评估结果及临床应用。

（一）徒手肌力检查的评估结果及临床应用

徒手肌力检查结果分为0~5级。

0级（无）：触不到肌肉收缩。在治疗中，治疗师给予患者全范围关节活动，诱发患者肌肉收缩。

1级（极差）：只能触到肌肉收缩，而没有运动。在治疗中，治疗师引导患者肌肉自主收缩到最大，再引导患者在减重状态下进行关节活动。

2级（差）：运动能抗重力达部分活动范围。在治疗中，治疗师给予患者一定助力帮助患者抗重力活动到全范围，然后引导患者自己逐步抗重力活动。

3级（较好）：运动能抗重力达全活动范围。在治疗中，治疗师先让患者主动运动达到全关节活动度，然后再给予轻微阻力，让患者尽量抗阻力活动到全范围。

4级（良好）：运动能抗重力和部分阻力达全活动范围。在治疗中，治疗师给予患者轻微阻力，待患者肌力增加后，再逐步增加阻力，直到患者肌力正常。

5级（正常肌力）：运动能抗重力和最大的阻力达全活动范围。

（二）关节活动度的评估结果及临床应用

应用评估工具测得患者关节活动度是否受限，如受限，可进行持续性关节被动活动（CPM）、关节松动术等康复训练。

现以关节松动术为例，关节松动术分为4级手法。

Ⅰ级：治疗师在关节活动的起始端，小范围、节律性地来回推动关节。

Ⅱ级：治疗师在关节活动允许范围内，大范围、节律性地来回推动关节，但不接触关

节活动的起始端和终末端。该手法主要用于缓解疼痛。

Ⅲ级：治疗师在关节活动允许范围内，大范围、节律性地来回推动关节，每次均接触关节活动的终末端，并能感觉到关节周围软组织的紧张。

Ⅳ级：治疗师在关节活动的终末端，小范围、节律性地来回推动关节，每次均接触关节活动的终末端，并能感觉到关节周围软组织的紧张。

上述4级手法中，Ⅰ、Ⅱ级用于治疗疼痛引起的关节活动受限，Ⅲ级用于治疗关节疼痛并伴有僵硬，Ⅳ级用于治疗周围组织粘连、挛缩而引起的关节活动受限。

【案例】

某女，83岁，于7个月前某日早晨睡醒后发现左侧肢体无力、活动障碍，无昏迷、呕吐、抽搐、出汗等。急诊颅脑CT示"右侧丘脑血肿（量约6mL）；右侧侧脑室少量积血；脑萎缩"。入院经治疗后病情平稳，现存在左侧肢体功能障碍，左上肢能抬离床面，但不能对抗阻力。

【思考题】

1. 老年人运动功能障碍主要表现在哪些方面？
2. 该患者肌力评估结果如何？康复运动应该如何进行？

（黄兴玲　唐跃群）

第五章　老年精神心理的评估及管理

第一节　老年认知功能的评估及管理

一、认知功能概述

认知（Cognition）是对事物认识和知晓的过程，即知识的获得、组织和应用过程，它是一个体现功能和行为的智力过程，是人类适应周围环境的才智。认知功能是属于大脑半球皮质（层）的高级神经活动，涉及记忆、注意、语言、执行、推理、计算和定向等多种区域。老年认知功能主要反映老年人对周围环境的认识和对自身所处状况的识别能力，是评估老年人晚年是否能独立生活以及生活质量高低的重要指标。

认知障碍是指上述区域中的一项或多项功能受损，它可以不同程度地影响患者的社会功能和生活质量，严重时甚至会导致患者死亡。认知障碍主要有轻度认知障碍（Mild cognitive impairment，MCI）和痴呆（Dementia）两类。轻度认知障碍指患者具有主观或客观的记忆或认知损害，但其日常生活活动能力并未受到明显影响，尚未达到痴呆的标准，是介于正常衰老和痴呆的一种临床状态。痴呆是一种以认知受损为核心症状的获得性智能损害综合征。其认知损害可涉及多个认知功能领域，并在病程某一阶段常伴有精神、行为和人格异常。痴呆按病因可分为阿尔茨海默病（Alzheimer's disease，AD）、血管性痴呆（Vascular dementia，VaD）、额颞叶痴呆（Frontotemporal dementia，FTD）、路易体痴呆（Dementia with lewy body，DLB）、帕金森病性痴呆（Parkinson's disease dementia，PDD）、中毒代谢性疾病引起的痴呆及其他类型痴呆，其中阿尔茨海默病最为常见，约占所有痴呆类型的60%。

二、影响认知功能的因素

认知障碍不可逆转的危险因素包括遗传因素、先天性大脑发育迟缓等，而其他损伤脑组织、造成老年人认知障碍的因素如颅脑疾病（脑外伤、脑卒中、颅内感染等）、系统代谢性疾病（心血管疾病、2型糖尿病、甲状腺功能减退、慢性阻塞性肺疾病、肝肾功能衰竭等）、药物及CO中毒、长期吸烟饮酒、特殊病原体感染（梅毒、艾滋病）、维生素B_{12}缺乏、情感障碍如焦虑抑郁等是继发的、可预防的。这些因素可以造成老年人视觉、听觉、触觉及自身躯体、认知方面的障碍，进而导致对外界环境的感知和适应困难，从而使老年人发生生活和社会适应障碍。良好的生活方式、适度的休闲娱乐、有氧锻炼、力量训练以及血脂、血压、血糖的良好控制,有利于认知障碍的预防。

三、认知障碍的临床表现

(一) 轻度认知障碍的临床表现

轻度认知障碍在65岁以上老年人群中患病率为10%～20%,超过一半的轻度认知障碍患者在5年内会进展为痴呆,只有少部分轻度认知障碍患者认知功能可保持稳定,甚至恢复正常。轻度认知障碍的认知损害可以是记忆力损害,也可以是记忆力以外的损害,如执行、注意、语言等能力的损害。根据是否存在记忆力下降,轻度认知障碍可分为遗忘型(amnestic MCI, aMCI)和非遗忘型(non-amnestic MCI, naMCI);根据损害区域,可分为单区域型和多区域型。

(二) 痴呆的临床表现

痴呆是认知障碍的严重阶段,与轻度认知障碍的区别是已经明显影响到个体的社会功能、日常生活。按病情进展,痴呆可分为轻度痴呆、中度痴呆、重度痴呆。

1. 轻度痴呆

多数轻度痴呆老年人的主要症状是逐渐出现记忆力下降和认知功能减退。常见的主要表现为认知速度减慢、反应时间延长、短时记忆容量减少,如不能学习新东西,不能记忆新信息,才吃过饭却不记得吃过些什么,不记得刚看过的电视、读过的报纸的内容。多数老年人还有情绪问题,可以表现为焦虑甚至抑郁,他们在发现自己记忆力下降时可能担心被人瞧不起,所以故意隐藏掩饰,造成误会,明知道是记错了,却不承认。此阶段的特点是老年人的工作和社交能力下降,但是能独立生活和做出一定程度的合理判断。

2. 中度痴呆

老年人的记忆力进一步下降,其思维能力、语言能力和定向力方面的认知发生异常。此阶段可表现为吃过饭却记不得,在熟悉的地方迷路,部分老年人还会出现幻觉或妄想,如看见不存在的人或物品,坚信家人藏起了他的存折或家人被陌生人替代了。多数老年人的日常生活能力下降,伴有体重减轻,日常生活常常需要有人协助。

3. 重度痴呆

此阶段老年人的生活完全依赖他人,说一句完整的话都很困难甚至完全失语;生活完全不能自理,肢体僵硬,拖着脚走路甚至完全失去行走能力;大小便基本失禁;长期卧床可能导致压疮、肺部感染、皮肤感染、尿路感染等。

四、认知障碍的后果

一旦发生认知障碍,会给患者、家庭及社会造成不良影响,主要表现为:

(1) 患者记忆力减退、注意力不集中、思维不灵活、生活质量下降,严重者可以加重各种疾病的进程。

(2) 医疗费用因认知障碍而增加。

(3) 给家属等造成严重的精神负担。

五、认知功能评估的目的及意义

评估有助于了解患者认知功能是否存在异常,以及异常的类型、程度、性质和范围,为制订康复计划、判定康复疗效提供重要依据；在康复过程中，及时认清认知障碍可能对肢体功能训练产生的不利影响，并将其降到最低程度；可以对疾病早期的筛查、诊断、分期、预后起到一定的指导作用。

六、认知功能的评估工具及使用方法

近年来，很多国外学者创造和评价了用于门诊和一线医务工作人员筛查老年认知的各种量表，其中有代表性和应用较广的量表有简易智能评估量表［如简易精神状态检查表（Mini mental status examination，MMSE）］、画钟试验（CDT）、简明认知评估量表（Mini Cog）等。

（一）简易智能评估量表

1. 简易精神状态检查表（MMSE）

MMSE（表5-1）诞生于1975年，是应用非常久和广泛的痴呆筛查工具之一，也是评价其他量表时最常用的参照。

表5-1 简易精神状态检查表（MMSE）

项目	问题	评分（分）	
时间定向（5分）	今天星期几 今天几号 现在是几月份 现在是什么季节 今年是哪一年	1 1 1 1 1	0 0 0 0 0
地点定向（5分）	省（市） 县（区） 乡（镇、街道） 这是什么地方 第几层楼	1 1 1 1 1	0 0 0 0 0
记忆力（3分）	皮球 国旗 树木	1 1 1	0 0 0
注意力和计算力（5分）	100－7＝ 93－7＝ 86－7＝ 79－7＝ 72－7＝	1 1 1 1 1	0 0 0 0 0
回忆能力（3分）	皮球 国旗 树木	1 1 1	0 0 0
物体命名（2分）	铅笔 手表	1 1	0 0
语言复述（1分）	复述：瑞雪兆丰年	1	0
阅读能力（1分）	闭上您的眼睛（按卡片上的指令执行动作）	1	0
三步命令（3分）	用右手拿纸 将纸对折 放在左大腿上	1 1 1	0 0 0

续表

项目	问题	评分（分）	
书写能力（1分）	写一句完整的句子	1	0
结构能力（1分）	按样作图	1	0

2. MMSE 评定说明

（1）定向力（10分）：首先询问日期，之后再针对性地询问其他部分，如"您能告诉我现在是什么季节吗"，每答对 1 题得 1 分。日期和星期差一天可计正常。请依次提问，"您能告诉我您住在什么省（市）、县（区）、街道、第几层楼吗"，每答对 1 题得 1 分。

（2）记忆力（3分）：即刻记忆也称最初或一级记忆，告诉被测试者您将问几个问题来检查其记忆力，然后清楚、缓慢地说出 3 个相互无关的东西的名称（如皮球、国旗、树木，大约 1s 说一个）。说完 3 个名称之后，要求被测试者重复它们。被测试者的得分取决于他们首次重复的答案。（答对 1 个得 1 分，最多得 3 分）如果他们没能完全记住，您可以重复，但重复的次数不能超过 5 次。如果 5 次后他们仍未记住 3 个名称，那么对于回忆能力的检查就没有意义了（请跳过"回忆能力"部分的检查）。

（3）注意力和计算力（5分）：要求被测试者从 100 开始减 7，之后再减 7，一直减 5 次（即 93，86，79，72，65）。每答对 1 个得 1 分，如果前次错了，但在错误得数基础上减 7，正确者仍可得相应得分。

（4）回忆能力（3分）：如果前次被测试者完全记住了 3 个名称，现在就让他们再重复一遍。每正确重复 1 个得 1 分，最高 3 分。

（5）语言能力（9分）：①命名能力（2分），拿出手表卡片给被测试者看，要求他们说出这是什么，之后拿出铅笔问他们同样的问题。②复述能力（1分），要求被测试者注意您说的话并重复一次，注意只允许重复一次。这句话是"瑞雪兆丰年"，只有正确，咬字清楚的才记 1 分。③三步命令（3分），给被测试者一张白纸，要求其用右手把纸拿起来，双手把它对折起来，然后放在左大腿上。要求被测试者按您的命令去做，注意不要重复或示范。只有他们按正确顺序做的动作才算正确，每个正确动作记 1 分。④阅读能力（1分），拿出一张"闭上您的眼睛"卡片给被测试者看，要求被测试者读它并按要求去做，只有他们确实闭上眼睛才能得分。⑤书写能力（1分），给被测试者一张白纸，让他们自发地写出一句完整的句子。句子必须有主语、动词，并有意义，注意不能给予任何提示，语法和标点的错误可以忽略。⑥结构能力（1分），在一张白纸上画有交叉的两个五边形，要求被测试者照样准确地画出来。评分标准：五边形需画出 5 个清楚的角和 5 个边。同时，两个五边形交叉处形成菱形，线条的抖动和图形的旋转可以忽略。

3. MMSE 的评分标准与结果判断

MMSE 的评分采用 0、1 两级，答对 1 题记 1 分，答错及拒绝回答记 0 分，满分 30 分。结果判定如下。

（1）认知障碍：最高得分为 30 分，分数在 27~30 分为正常，分数在 27 分以下为认知障碍。

（2）痴呆划分标准：文盲≤17 分，小学程度≤20 分，中学程度（包括中专）≤22 分，中学以上程度（包括大专）≤24分。

4. MMSE的缺点

(1) 文化教育程度的影响：MMSE容易受到被测试者受教育程度的影响，对文化程度较高的老年人有可能出现假阴性，即忽视了轻度认知障碍（如Strain报道，MMSE识别轻度认知障碍的敏感性仅为0.52），而对低教育及语言沟通障碍者有可能出现假阳性。

(2) MMSE内容不全：①MMSE强调语言功能，非言语项目偏少，对右半球功能失调和额叶功能障碍不够敏感。②记忆检查缺乏再认项目，命名项目过于简单。③注意（心算）、记忆、结构模仿等项目得分并不足以反映相应的认知领域表现，不能有效地绘制个体认知廓图。

(3) 敏感度不高：MMSE不能用于痴呆的鉴别诊断，作为认知功能减退的随访工具亦不够敏感（如Clark对82例阿尔茨海默病患者随访4年，发现16%的患者MMSE得分没有显著下降），故深入研究认知损害往往搭配使用多个更特异的测验工具。MMSE对皮质性功能紊乱比对皮质下功能紊乱更敏感。

(二) 画钟试验（CDT）

CDT可以鉴别轻度痴呆老年人和正常老年人。CDT虽有多种评定方法，但"0~4分法"简单、敏感和易行，其痴呆确诊率可达75%。

1. 方法

要求患者画一钟表盘面，并把表示时间的数字写在正确的位置，待患者画一圆并添完数字后，再让患者画上分针、时针，把时间指到11点10分或8点20分。

2. 记分

(1) 画一封闭的圆得1分。

(2) 表盘的12个数字正确得1分。

(3) 将数字安置在表盘的正确位置得1分。

(4) 将指针安置在正确的位置得1分。

3. 结果判定

4分为认知功能正常；3分、2分、0~1分分别为轻度、中度和重度的认知障碍。CDT记分和MMSE记分一致性好，如CDT 0分＝MMSE 3~5分，CDT 1分＝MMSE 14分，CDT 2分＝MMSE 19~20分，CDT 3分＝MMSE 23~24分。

徒手画钟表是一项复杂的行为活动，除需空间构造技巧外，尚需很多功能参与，涉及记忆、注意、抽象思维、设计、布局安排、运用、数字、计算、时间和空间定向概念、运作的顺序等多种认知功能。CDT操作更简单、省时，也更易被患者接受。而MMSE中测验年、月、日和简单计算的粗浅内容，常让学识和社会地位较高的患者感到受侮辱，从而拒绝回答和合作。

(三) 简明认知评估量表（Mini Cog）

简明认知评估量表由CDT和3个回忆条目组合而成，用于弥补CDT在筛查认知障碍时敏感性和预测稳定性的不足，用于区分痴呆和非痴呆人群，见表5-2。

表5-2 简明认知评估量表（Mini Cog）

序号	评估内容	评估标准	得分（分）
1	请被测试者仔细听和记住3个不相关的词，然后重复	画钟试验正确：能正确标明时钟数字位置和顺序，正确显示所给定的时间。能记住1个词给1分	
2	请被测试者在一张空白纸上画出钟的外形，标好时钟数，给被测试者一个时间让其在时钟上标出来		
3	请被测试者说出先前所给的3个词		

评估建议：
0分，3个词一个也记不住，定为痴呆。
1～2分，能记住3个词中的1～2个，画钟试验正确，定为认知功能正常；画钟试验不正确，定为认知受损。
3分，能记住3个词，不定为痴呆

七、认知功能评估的结果及临床应用

根据老年人评估结果综合判定老年人认知功能状况和病因，予以相应的干预措施。对于轻度认知障碍者，重点进行健康指导；对于轻、中度痴呆患者，重点进行行为干预；对于重度痴呆或晚期痴呆或伴有行为异常者，重点加强照护，防治并发症，必要时多学科团队共同会诊处理。

（一）认知功能评估的结果

MMSE：结合文化程度，并以得分高低进行认知障碍程度分度。

1. 轻度认知障碍

依据不同文化程度，轻度认知障碍评分在18～26分。

2. 痴呆

不同文化程度MMSE评分痴呆分度见表5-3。

表5-3 不同文化程度MMSE评分痴呆分度

文化程度	轻度痴呆	中度痴呆	重度痴呆
文盲	14～17分	5～13分	≤4分
小学文化	16～20分	8～15分	≤7分
中学文化	20～22分	11～19分	≤10分
中学文化以上	20～24分	11～19分	≤10分

（1）轻度痴呆：MMSE评分见表5-3，CDT 3分。
（2）中度痴呆：MMSE评分见表5-3，CDT 2分。
（3）重度痴呆：MMSE评分见表5-3，CDT 0～1分。

（二）认知障碍的干预措施

1. 轻度认知障碍老年人的护理

对轻度认知障碍老年人，帮助制订好作息时间，定期规律地参加康复训练、娱乐活动、健康教育，让老年人养成良好的生活习惯，加上药物治疗，可以减慢大脑衰老的进程。对于伴有原发疾病的老年人，要积极治疗原发疾病。

2. 痴呆老年人的护理

（1）轻度痴呆老年人的护理：对于轻度痴呆的老年人，帮助制订好作息时间，除适当予以生活照顾外，重点着力于增进其智能和改善其记忆力。如患者经常忘记家庭住址，可以写字条贴在墙上，让其时常读读；一些日常生活用品放在固定的地方，反复让其去认识；鼓励其适当地参加一些娱乐活动等。

（2）中度痴呆老年人的护理：对于中度痴呆的老年人，同样帮助制订好作息时间，定时规律地进食和排泄，同时照顾好个人卫生；对于夜间不睡觉的老年人，白天集中管理，可以做手操、看电视、听音乐，分散其注意力，同时配合药物治疗。

（3）重度痴呆或晚期痴呆老年人的护理：对于重度痴呆或晚期痴呆的老年人，护理其生活起居更为重要。老年人可能卧床不起，应定期翻身拍背，防止褥疮发生；对于言语困难或含糊的老年人，需通过眼神或手势交流；对于进食慢或费力的老年人，要慢慢喂食，尽量避免呛咳或噎食，实在无法进食的，最好通过鼻饲管注食。

3. 认知障碍伴行为异常老年人的护理

对认知障碍伴行为异常的老年人，给予特殊照顾，在取得其充分的信任后，采取针对性功能训练和疾病晚期的照护，此期老年人注意并发症的预防和控制。

4. 加强智能康复训练

（1）理解力、注意力、判断力训练：老年患者智力损害后恢复很慢，重点是促进其多用脑、勤用脑，刺激大脑的思维活动，可采用缅怀治疗及多重刺激疗法，如图片记忆训练、各种物质分类训练、数字训练、计算训练等。另外要有计划、有组织地安排他们玩麻将、打扑克、下象棋等，这样既能稳定患者的情绪，使患者的理解力、判断力得到提升，又能分散其注意力，避免整天沉迷在幻觉、妄想的病态中，使其住院生活丰富而充实。

（2）记忆力训练：强化记忆力锻炼，增加信息的刺激量。老年人通过对往日的追忆激发大脑的残存功能，以此来减慢认知障碍的发展速度，甚至在一定程度上能使认知障碍的症状逐渐减轻，如可根据老年人的日常表现，通过其亲属了解的患者过去的喜好、熟悉的事物等展开沟通，以帮助老年人唤醒对过去生活的回忆。

【案例】

黄某，女性，75岁。4年前无明显诱因而逐渐发生丢三落四的情况，东西放下即忘，睡眠少，近3年忘事更加严重，出门常迷路，回不了家。近2年开始忘记原来很熟练的扎扫帚的手艺。一年来病情加重，不认识女儿，指着自己的家说是别人的。有时外出见到地上的废物如铁条、废纸等均装入衣袋中。不会穿衣，常将双手插入一个衣袖中，或将衣服反穿。不知主动进食，或只吃饭，或只吃菜，有时饭吃完了不知去盛。常呆立呆望，不言不语，待人冷淡。入院前3天无目的外出走失，被家人找回送入院。发病以来，无易怒或欣快表现，无大小便失禁。既往身体健康，家族中无精神病史。

【思考题】

1. 该患者的主要问题是什么？
2. 根据该患者的表现，应采取哪些护理措施？

3. 如何判定 MMSE 分值评定结果？

（李华梅　刘　俊）

第二节　老年抑郁症的评估及管理

一、老年抑郁症概述

抑郁（Depression）是一种负性、不愉快的情绪体验，以情绪低落、哭泣、悲伤、失望、活动能力减退，以及思维认知功能迟缓为主要特征。抑郁症是一种以持久（至少 2 周）的情绪低落或抑郁心境为主要临床表现的精神障碍，又称情感障碍。老年抑郁症（Depression in the elderly）泛指存在于老年期（≥60 岁）这一特定人群的抑郁相关症候群，是由各种原因引起的一种心理障碍，包括原发性抑郁和继发性抑郁。原发性抑郁（含青年或成年期发病，老年期复发）以持久的抑郁心境为主要临床特征，主要表现为情绪低落、焦虑、迟滞和躯体不适等，且不能归于躯体疾病和脑器质性病变；继发性抑郁（老年期）具有缓解和复发的倾向，缓解期间精神活动保持良好，一般不残留人格缺损，也无精神衰退指征，部分患者预后不良，可发展为难治性抑郁。临床上常见为轻度抑郁，但其危害性不容忽视，如不及时诊治，会造成老年人的生活质量下降、心身疾病（如心脑血管病）的患病风险和死亡风险增加等严重的后果。

老年抑郁症是老年人常见的精神疾病之一，65 岁以上人群发病率为 9.7%～10.0%，老年门诊为 15%～36%；脑卒中后发病率为 30%～62%，血管性痴呆为 40%～50%，癌症可达 24%；澳大利亚社区统计为 10%～20%，1%～4% 为严重抑郁，急诊和一般医院为 25%，护理院为 17%～35%。

二、老年抑郁症的诱发因素

多种因素可以导致老年抑郁症的发生，主要包括病理生理因素、社会心理因素、遗传背景与人格因素等。

（一）病理生理因素

老年人易患多种躯体疾病，其会导致老年人体内发生相应的病理生理变化，同时老年人使用的药物及患病所产生的心理影响可能成为老年抑郁症的发病原因。常见疾病如高血压病、冠心病、糖尿病及癌症等，都可能继发抑郁症。还有许多患慢病的老年人，由于长期服用某些药物，也易出现抑郁症。

（二）社会心理因素

抑郁症的出现与老年期的各种丧失有较大的关系，这些丧失包括工作的丧失、收入的减少、亲友的离世、人际交往的缺乏等。

1. 角色转变

老年人退休后由于角色转变而在心理上常常出现不适应，如职业生涯结束、生活节奏放慢、经济收入减少等会造成巨大的心理落差，会使有些老年人产生失落感，进而导致情绪低落。

2. 交际障碍

老年人退休后交往圈子变窄，人际互动减少，缺乏情感支持，也会导致老年抑郁症的发生。

3. 亲友离世

亲友离世也是导致老年人抑郁症发生的重要原因，特别是配偶的去世往往对老年人造成较大的精神创伤，容易诱发抑郁症。

（三）遗传背景与人格因素

现在研究普遍认为，老年抑郁症是在一定遗传背景下，由外部刺激诱发神经环路改变或导致失调引起的，但最终机制并未完全清楚。抑郁症患者家庭成员的患病率远远高于一般人群，说明此病与遗传因素也有一定关系。

老年抑郁症的发生与个人的人格因素也有很大关系。一般来说，素来性格比较开朗、直爽、热情的人，患病率较低，而性格过于内向或平时过于好强的人易患抑郁症。

三、老年抑郁症的临床表现

老年抑郁症早期主要表现为神经衰弱，后期则主要因抑郁心境而表现出情绪低落、思维迟缓、意志消沉等症状。

（一）抑郁心境

情绪低落、兴趣缺乏、乐趣丧失是抑郁发作的核心症状。重度抑郁的老年人，其突出表现为晨重夜轻。

（二）思维迟缓和妄想

老年抑郁症主要表现为主动言语减少，语速减慢，反应迟钝，部分患者可出现妄想症状，大约有15%的患者抑郁比较严重，可以出现妄想或幻觉。激越性抑郁症最常见于老年人，表现为焦虑、恐惧，终日担心自己和家庭将遭遇不幸，即将大祸临头，常常搓手顿足，坐卧不安，惶惶不可终日，严重者还表现为夜晚失眠。

（三）抑郁性木僵

老年抑郁症患者常表现为行为阻滞，通常以随意运动缺乏和缓慢为特点，主要表现为肢体活动减少、面部表情减少、思维迟缓、内容贫乏、言语阻滞等。

（四）躯体症状

老年抑郁症患者大多数以躯体症状作为主要表现形式。常见的躯体症状有睡眠障碍、食欲下降、胃肠道不适、心血管症状等。隐匿性抑郁症常见于老年人，躯体症状较突出，查不出相应的阳性体征，服用抗抑郁药可缓解、消失。

（五）自杀观念和行为

自杀是抑郁症最危险的发展趋势。抑郁症患者由于情绪低落、悲观厌世，严重时很容易产生自杀观念和行为。

（六）认知功能损害

认知功能损害常常与老年抑郁症共存。认知功能损害可能是脑功能不全的体现，是抑郁症的易感和促发因素。抑郁发作时认知功能损害的表现是多维度的，涉及注意、记忆和执行功能等。

四、老年抑郁症的后果

对老年抑郁症患者，目前尚缺乏权威的关于精神、心理方面的研究，加之表现不典型或碍于面子，老年抑郁症患者很少主动就医，极容易被忽视，多数老年人被发现时已经是中晚期。

老年抑郁症常伴发较多躯体症状，如严重失眠、便秘、食欲大减甚至完全不思饮食，有的还出现腹胀、血压升高、心率加快等症状。患有心血管疾病的老年人一旦合并抑郁症，原有心血管疾病的治疗效果会减弱，表现不典型和心律失常加重，使生活质量下降，医疗费用支出大幅增加。同时，患有抑郁症的老年人自杀倾向较普通老年人明显增加，给家庭及社会带来较大压力。

五、老年抑郁症评估的目的及意义

老年抑郁症通常表现不典型，与躯体疾病容易相混淆。借助量表可对老年抑郁症进行筛查、评估和监测，从而有助于早期发现老年抑郁症，及早进行干预和积极治疗，降低风险，提高老年人的生活质量，也可以为亚健康人群提供疾病预警，预防或减少老年抑郁症的发生，提高其生活质量。

六、老年抑郁症的评估工具及使用方法

抑郁评估量表可作为患者心理和行为的评估工具，分为他评量表和自评量表。他评量表一般由医护工作者完成，自评量表由患者完成。他评量表中最为常用、最经典的是汉密尔顿抑郁评估量表（HAMD或HDRS）。其最适用于了解患者的生理症状，一般由医生进行评估。

Brink等在1982年创制老年抑郁评估量表（GDS），作为老年人专用的抑郁筛查表。老年人躯体主诉多，许多老年人的躯体主诉在这个年龄阶段属于正常范围，却被误诊为抑郁症。设计老年抑郁评估量表是为了更灵敏地检查老年抑郁症患者所特有的躯体症状。另外，其"是"与"否"的定式回答较其他分级量表也更容易掌握。早期老年抑郁评估量表（GDS-30）的30个条目代表了老年抑郁症评估的核心，之后为了简化及方便使用，陆续出现了15个条目的老年抑郁评估量表（GDS-15）和5个条目的老年抑郁评估量表（GDS-5）。评估方法是使用以下表格，让患者选择最切合其最近一周来的感受的答案，在每题后答"是"或"否"。

（一）老年抑郁评估量表（GDS-30）

（1）老年抑郁评估量表（GDS-30）的内容见表5-4。

表 5-4　**老年抑郁评估量表**（GDS-30）

姓名（　　　）　性别（　　　）　出生日期（　　　）　职业（　　　）　文化程度（　　　）

序号	选择最切合您最近一周来的感受的答案	是	否
1	您对生活基本上满意吗？	0	1
2	您是否已经放弃了许多活动和兴趣？	1	0
3	您是否觉得生活空虚？	1	0
4	您是否常感到厌倦？	1	0
5	您觉得未来有希望吗？	0	1
6	您是否因为脑子里有一些想法摆脱不掉而烦恼？	1	0
7	您是否大部分时间精力充沛？	0	1
8	您是否害怕会有不幸的事落到您头上？	1	0
9	您是否大部分时间感到幸福？	0	1
10	您是否常感到孤立无援？	1	0
11	您是否经常坐立不安，心烦意乱？	1	0
12	您是否希望待在家里而不愿意去做些新鲜事？	1	0
13	您是否常常担心将来？	1	0
14	您是否觉得记忆力比以前差？	1	0
15	您是否觉得现在生活很惬意？	0	1
16	您是否常感到心情沉重、郁闷？	1	0
17	您是否觉得像现在这样生活毫无意义？	1	0
18	您是否常为过去的事忧愁？	1	0
19	您觉得生活很令人兴奋吗？	0	1
20	您开始一件新的工作困难吗？	1	0
21	您觉得生活充满活力吗？	0	1
22	您是否觉得您的处境毫无希望？	1	0
23	您是否觉得大多数人比您强得多？	1	0
24	您是否常为些小事伤心？	1	0
25	您是否常觉得想哭？	1	0
26	您集中精力困难吗？	1	0
27	您早晨起来很快活吗？	0	1
28	您希望避开聚会吗？	1	0
29	您做决定很容易吗？	0	1
30	您的头脑像往常一样清晰吗？	0	1

（2）老年抑郁评估量表（GDS-30）的结果评定。

①30个条目中的10条(1,5,7,9,15,19,21,27,29,30)用反序计分(回答"否"表示抑郁存在),20条(2,3,4,6,8,10,11,12,13,14,16,17,18,20,22,23,24,25,26,28)用正序计分(回答"是"表示抑郁存在)。

②每项表示抑郁的回答得1分。Brink等建议按不同的研究目的(要求灵敏度还是特异性)用9~14分作为存在抑郁的界限分。

③一般地讲,在最高分30分中得0~9分可视为正常范围,即无抑郁症,10~20分为轻度抑郁,而21~30分为中重度抑郁。

(二)老年抑郁评估量表(GDS-15)

(1)老年抑郁评估量表(GDS-15)的内容见表5-5。

表5-5 老年抑郁评估量表(GDS-15)

姓名(　　) 性别(　　) 出生日期(　　) 职业(　　) 文化程度(　　)

序号	选择最切合您最近一周来的感受的答案	是	否
1	您对生活基本上满意吗?	0	1
2	您是否常常感到厌烦?	1	0
3	您是否常常感到无论做什么都没有用?	1	0
4	您是否比较喜欢在家里而较不喜欢外出及不喜欢做新的事情?	1	0
5	您是否感到您现在生活得没有价值?	1	0
6	您是否减少很多活动和嗜好?	1	0
7	您是否觉得您的生活很空虚?	1	0
8	您是否大部分时间精神都很好?	0	1
9	您是否害怕将有不幸的事情发生在您身上?	1	0
10	您是否大部分时间都感到快乐?	0	1
11	您是否觉得您比大多数人有较多记忆的问题?	1	0
12	您是否觉得"现在还能活着"是很好的事情?	0	1
13	您是否觉得精力充沛?	0	1
14	您是否觉得您现在的情况是没有希望?	1	0
15	您是否觉得大部分人都比您幸福?	1	0

(2)老年抑郁评估量表(GDS-15)的结果评定。

①15个条目中的5条(1,8,10,12,13)用反序计分(回答"否"表示抑郁存在),10条(2,3,4,5,6,7,9,11,14,15)用正序计分(回答"是"表示抑郁存在)。

②每项表示抑郁的回答得1分。Brink等建议按不同的研究目的(要求灵敏度还是特异性)用5~9分作为存在抑郁的界限分。

③一般地讲,在最高分15分中得1~4分可视为正常范围,即无抑郁症,5~9分为可能患有抑郁症,≥10分为抑郁症,结合临床表现及进一步检测,用汉密尔顿抑郁评估量

表指导评估。另一简便判定方法为1~5条中得分≥2分为异常，可进一步检测。

(三) 老年抑郁评估量表 (GDS-5)

(1) 老年抑郁评估量表 (GDS-5) 的内容见表5-6。

表5-6 老年抑郁评估量表 (GDS-5)

姓名（　　） 性别（　　） 出生日期（　　） 职业（　　） 文化程度（　　）

序号	选择最切合您最近一周来的感受的答案	是	否
1	您对生活基本上满意吗？	0	1
2	您是否常常感到厌烦？	1	0
3	您是否常常感到无论做什么，都没有用？	1	0
4	您是否比较喜欢在家里而较不喜欢外出及不喜欢做新的事情？	1	0
5	您是否感到您现在生活得没有价值？	1	0

(2) 老年抑郁评估量表 (GDS-5) 的结果评定。

结果评定：≤1分，正常；≥2分，抑郁情形。

七、老年抑郁症评估结果及临床应用

(一) 老年抑郁症评估结果

以老年抑郁评估量表 (GDS-30) 的评估结果为例，主要分为正常状态、轻度抑郁、中重度抑郁三种情形。

(1) 正常状态：对评估结果正常的老年人主要是随访，定期评估。

(2) 轻度抑郁：对评估结果为轻度抑郁的老年人要结合临床表现进行不同的处置。多数轻度抑郁老年人以头痛、失眠、食欲减退为主要表现。需要进一步用汉密尔顿抑郁评估量表指导评估。

(3) 中重度抑郁：中度表现为情绪低落、心境恶劣、缺乏兴趣和精力减退、精神运动性阻滞、明显的焦虑和激越、记忆力下降。如老年人有悲观厌世、绝望、幻觉妄想、食欲不振、功能减退，并伴有严重的自杀企图，甚至自杀行为，属于重度抑郁，此时应积极进行专科治疗。中重度抑郁都应进一步用汉密尔顿抑郁评估量表指导评估。中度抑郁每半年重新评估一次，重度抑郁每季度评估一次。

(二) 老年抑郁症的干预措施

1. 积极的心理干预

对抑郁老年人，要加强家属、工作人员、患者之间的信息交流，注意了解患者的社会心理状况并给予适当干预，如安慰、鼓励、劝解、疏导。对老年人家属，要鼓励子女与父母同住，引导子女对父母既要在生活上多照顾，又要在精神上多关心，提倡精神赡养。

2. 高度的安全意识

对抑郁老年人，要密切观察病情变化，对有自杀动机和行为的患者，应深入了解患者的心理状况，耐心倾听，诱导患者诉说心中的矛盾，说出自杀的意图，以宣泄情绪，防患于未然。对暴露出轻生念头的患者要有的放矢地进行调节，同时对家属强调安全，避免患者独处，挪走或藏好危险物品（如刀、剪、绳索、腰带、长鞋带、玻璃制品、药品）；对拒绝进食的患者，可适当静脉补充液体，以保证能量供给。保护和给予患者关爱，消除患者悲观厌世情绪，唤起患者对生活的信心和勇气，珍惜生命。

3. 关注老年人药物应用状况

老年人常常多病共存，使用多种药物，对抑郁老年人要注意药物的合理应用。对使用抑郁药物的老年人，要注意观察药效和不良反应。

4. 鼓励老年人加强社会互动

对老年人群，尤其是退休后不再工作的有抑郁倾向的老年人，要鼓励其不脱离社会，培养兴趣爱好。同时要引导老年人面对现实，合理安排生活，与社会保持密切联系，坚持学习，积极参加力所能及的身体锻炼和劳动（如老年舞蹈团、老年大学、旅游团、下棋等）。

【案例】

患者，男性，64岁，4个月前老伴因病去世，儿女均已结婚，自己独居，平时对老伴依赖性较强，性格孤僻、内向，交往差。近3个月来渐出现失眠、食欲下降、周身不适，有时表现为腰痛、后背痛，有时前胸或后背出现发冷或发热的感觉，有时感觉腹胀、胃区不适，曾先后到多家综合性医院反复检查，均未发现明显异常，经人介绍来我院就诊。患者来我院就诊时情绪非常低落，自诉："得了怪病，看了这么多家医院也看不好，打一针让我死了算了。""儿女都那么忙，自己不但帮不了他们，还连累了他们……"

【思考题】

1. 该患者的主要问题是什么？
2. 老年抑郁症的评估目的是什么？
3. 老年抑郁症的临床表现有哪些？

（鄢　臻　李华梅）

第三节　老年谵妄的评估及管理

一、老年谵妄概述

谵妄（Delirium）是指一种综合征，又称为急性脑综合征，是由多种器质性原因引起的急性、暂时性脑功能紊乱。美国《精神疾病诊断与统计手册（第四版）》（*The Diagnostic and Statistical Manual of Mental Disorders*－Ⅳ，DSM－Ⅳ）定义：谵妄是急性发作的意识混乱，伴注意力不集中，思维混乱、不连贯，以及感知功能异常。以定向力障碍、幻觉、焦虑、言语散乱、烦躁不安及妄想为主要临床表现；有日轻夜重的波动特点，常称为"日落现象"。谵妄并不是一种疾病，而是由多种原因导致的、需要临床紧急处理的一种综合征。有资料显示，在综合医院中，有20%~36%的老年患者发生过谵妄。而在精神医院，有40%~60%的住院老年人发生过谵妄。老年患者中，谵妄是一种十分常见的症状，但是大部分的谵妄并没有被识别出来。谵妄常发生的临床科室，除精神科外，还有ICU、手术性科室和内科病房。据统计，入住医院的老年谵妄患者中有18%发生死亡。

二、老年谵妄的病因及危险因素

涉及全身各系统疾病的因素都可能导致谵妄，谵妄是最能体现老年患者病情复杂的一种老年综合征。躯体疾病、精神因素、医疗因素和社会心理因素是谵妄常见的四大类病因，其中最常见的危险因素是患者存在认知障碍。

（一）躯体疾病

躯体疾病是谵妄发作的必要条件，而几乎所有的躯体疾病都可能引起谵妄。在老年人中，常见的原因有：

1. 颅内病变和神经精神疾病

如颅内出血或梗死、肿瘤、脑血管瘤、颅内感染、颅脑外伤、正常压力脑积水、癫痫、帕金森病等。

2. 全身性疾病

感染，缺氧，水、电解质紊乱，酸碱失衡，心脏疾病，肺部疾病，肝脏疾病，内分泌疾病，代谢疾病，尿潴留，便秘等都可能与谵妄有关。此外，维生素B_1、维生素B_{12}缺乏，骨折（尤其是髋骨和长骨骨折）也可以诱发谵妄。

3. 感官受损

一定量的感觉刺激对于保持机体的定向及对环境刺激的反应是必要的，如果环境信息的数量及质量削弱，亦会引起谵妄。听力、视力的下降，房间光线不足也可能诱发谵妄。

（二）精神因素

睡眠剥夺和认知障碍（如痴呆）与谵妄关系密切。对ICU的谵妄患者的研究发现，情绪紧张、焦虑也是谵妄的危险因素。此外，丧偶寡居、环境改变（如搬家、住院）、家庭破裂也是易使老年人发生谵妄的因素。

（三）医疗因素

1. 手术

随着人口老龄化，老年手术患者数量不断增加，手术相关性谵妄是一种特殊类型的谵妄，关于这方面的研究较多。

（1）术前危险因素：术前的各种躯体疾病，尤其是高血压和糖尿病是术后谵妄的危险因素。既往有精神、心理病史和美国麻醉医师协会（ASA）评级不佳者，以及术前长期使用苯二氮䓬类药物者，术后意识障碍的发生率增加。

（2）术中危险因素：常见术中危险因素有：①麻醉方式；②手术类型；③手术时间。

（3）术后危险因素：常见术后危险因素有：①疼痛；②低氧血症；③其他因素，如术后并发症、术后尿潴留等。术后尿潴留的发生率在1%~50%，尿潴留以及排尿障碍、便秘也易诱发谵妄。

2. 药物

与多病共存相对应的，很多老年人存在多药共用的情况。这样使得患者出现药物不良反应，包括谵妄的可能性增加。可能诱发谵妄的药物和物质有以下几类：①苯二氮䓬类药物；②巴比妥类药物；③酒精；④抗抑郁药物；⑤抗胆碱能药物；⑥阿片类药物；⑦抗精神类药物，如氯氮平；⑧抗惊厥药物；⑨治疗帕金森病的药物；⑩其他药物，如H2受体阻滞剂、其他水合氯醛、利尿剂、激素等。

（四）社会心理因素

社会心理因素的应激也会导致谵妄出现，在老年人中更为多见，比如亲人伤亡，迁移到新的家庭环境，或者是遇到了自然灾害等。谵妄有很多的病因和诱发因素，但很难说清哪一个原因直接导致了患者出现谵妄，更多的是综合性因素。有资料显示，谵妄患者出现谵妄的原因大概为平均一个患者有10~14种，所以有时会看到患者的各项指标都是正常的，但是都处于正常值下限。另外有一些应激因素，综合起来可出现"1+1大于2"的效果，会导致患者出现谵妄。所以，谵妄的病因其实更多的是综合性因素。

一项研究对60岁及以上ICU患者的谵妄因素进行了调查。多因素分析发现认知障碍（$OR=6.3$；$CI=2.89\sim13.74$）、苯二氮䓬类药物的使用（$OR=3.4$；$95\%CI=1.6\sim7.0$）、视力障碍（$OR=1.7$；$CI=1.01\sim2.85$）、血清肌酐升高（$OR=2.1$；$95\%CI=1.1\sim4.0$）、血pH值降低（$OR=2.1$；$95\%CI=1.1\sim3.9$）都与谵妄的发生有关。

三、老年谵妄的临床表现

老年谵妄起病急（数分钟之内突然出现意识障碍），症状反复波动，大多病程短暂，发病率高（15%~70%）。依据临床心理动力学表现，谵妄可以分为4种类型，见表5-7。

表5-7 谵妄的临床表现类型

临床类型	所占比例	临床表现
亢进型	25%	过度警觉或兴奋，易激惹
抑制型	25%	警觉度下降或嗜睡
混合型	35%	亢进与抑制交替
正常型	15%	心理动力学正常

老年谵妄主要表现为以下几方面。

（一）程度不同的意识障碍和注意力受损

谵妄的基本症状之一是意识改变。谵妄的意识混乱常表现为激越、兴奋、冲动、伤人、毁物、自伤等攻击性意识状态过度增强，也可表现为嗜睡、淡漠、浅昏迷等意识状态降低。另一个基本症状是患者出现思维混乱、对话不切题。注意力不集中是谵妄的核心症状，与患者沟通时需要多次重复同一问题。

（二）全面的认知损害

谵妄发生时伴有认知功能的下降，主要包括：①错觉或幻觉（多为幻视）；②思维不连贯或抽象思维和理解力受损，可有妄想；③即刻记忆和近记忆受损，远记忆相对完整；④时间定向障碍，严重时也有地点和人物定向障碍。以上损害中至少有3项。

（三）精神运动性障碍

谵妄发生时常常伴有精神运动性障碍，主要表现为：①不可预测地从活动减少迅速转到活动过多；②反应时间延长；③语速增快或减慢；④惊跳反应增强。以上损害中至少有1项。

（四）情感障碍

谵妄发生时常常伴有抑郁、焦虑、易激惹、恐惧、欣快、淡漠、困惑等情感障碍。

（五）睡眠-觉醒周期紊乱

部分谵妄患者有睡眠-觉醒周期紊乱，表现为昼轻夜重、意识障碍、白天昏睡、夜间兴奋等。

四、老年谵妄的后果

谵妄是老年人群常见且严重的问题。临床医护人员对谵妄的认知率和诊断率低，尤其轻度谵妄患者漏诊率在65%～80%，甚至更高。谵妄会延长老年人住院时间，增加再入院率和死亡率。国外一项报告显示，谵妄组的老年人入住护理院是对照组的3倍，认知障碍发生率是对照组的7倍，且死亡率明显增加。谵妄还会给家庭及社会带来巨大的经济负担。

五、老年谵妄评估的目的及意义

谵妄作为一种复杂的急性脑功能异常，诊断标准比较复杂。老年谵妄评估的目的是明确老年人是否存在谵妄、确定可能病因以及排除危及生命的情况，依据评估结果针对谵妄的病因、诱因、症状进行及时处置，以利于积极进行救治，挽救生命，避免伤害，减少并发症。

六、老年谵妄的评估工具及使用方法

为了快速识别谵妄，提高谵妄诊断的及时性和准确性，在临床工作中，常常使用一些量表进行筛查及评估，以协助明确是否存在谵妄，或者评价谵妄严重程度和疗效。常用评估量表有MMSE、SPMSQ、CDT、Mini Cog、国际通用的谵妄评定方法（The confusion assessment method，CAM）和谵妄评定方法中文修订版（CAM Chinese reversion，CAM-CR）、谵妄评定分级量表（DRS-R-98）等。

（一）认知功能的评估

常用认知功能评估量表有MMSE、CDT、Mini Cog等，详见老年认知功能的评估及管理部分。

（二）谵妄评定方法（CAM）

CAM是目前使用最广泛、最有效的筛查工具，调查前，必须对患者进行认知功能和注意力评估。CAM快速筛查量表包括4点，见表5-8。

表5-8　CAM快速筛查量表

特征1：精神状态的急性改变。 患者的精神状态是否较基础水平发生急性变化？
特征2：注意力不集中。 患者的注意力是否不易集中，例如易转移注意力或很难与他进行交流？ 这种异常在一天中是否有波动？
特征3：思维混乱。 患者的思维是否混乱或不连贯（对话不切题、意思不明确、语无伦次或突然转移话题）？ 这种异常在一天中是否有波动？
特征4：意识状态的改变。 患者的神智是否正常？分为清晰、过分警觉、嗜睡（易叫醒）、昏睡（不易叫醒）、昏迷（不能叫醒）。 这种异常在一天中是否有波动？

以上4条标准用于筛查是否存在谵妄，诊断要求必须满足急性改变、注意力不集中这两条，并且至少满足思维混乱、意识状态改变中的1条。

对注意力的检测，可采用表5-9所示测试方法。

表5-9　常用的注意力测试方法

数字广度——顺背或倒背数字，正背5个或倒背4个为正常
正数以及倒数星期一到星期天，1月到12月
听到某个字母举手
给患者看图片，要求患者记忆并且回忆
100减7

（三）谵妄评定方法中文修订版（CAM-CR）

CAM-CR（表5-10）是根据我国临床实际特点和情况，在CAM基础上，设立详细的评分定义，建立等级评定方法，设置详细定量评分标准。

表5-10　谵妄评定方法中文修订版（CAM-CR）

科室：　　床号：　　姓名：　　性别：　　住院号：

评估内容	评分	评估日期	分值（分）
1. 急性起病：（判断从前驱期到疾病发展期的时间）患者的精神状况有急性变化的证据吗？	□1分=不存在 □2分=较轻：3天至1周 □3分=中度：1天至3天 □4分=严重：1天之内		
2. 注意障碍：（请患者按顺序说出21到1之间的所有单数）患者的注意力难以集中吗？例如，容易注意力涣散或难以交流吗？	□1分=不存在 □2分=轻度：1~2个错误 □3分=中度：3~4个错误 □4分=严重：5个或以上的错误		

续表

评估内容	评分	评估日期	分值（分）
3. 思维混乱：患者的思维是凌乱或不连贯的吗？例如，谈话主题散漫或不中肯，思维不清晰或不合逻辑，或从一个话题突然转到另一个话题？	□1分＝不存在 □2分＝轻度：偶尔短暂的言语模糊或不可理解，但尚能顺利交谈 □3分＝中度：经常短暂的言语不可理解，对交谈有明显的影响 □4分＝严重：大多数的时间言语不可理解，难以进行有效的交谈		
4. 意识水平的改变：总体上看，您是如何评估该患者的意识水平的？	□1分＝不存在：机敏（正常） □2分＝轻度：警觉（对环境刺激高度警惕、过度敏感） □3分＝中度：嗜睡（瞌睡，但易于唤醒）或昏睡（难以唤醒） □4分＝严重：昏迷（不能唤醒）		
5. 定向障碍：在会面的任何时间患者存在定向障碍吗？例如，他认为自己是在其他地方而不是在医院，使用错的床位，或错误地判断一天的时间，或错误地判断以MMSE为基础的有关时间或空间定向？	□1分＝不存在 □2分＝轻度：偶尔短暂地存在时间或地点的定向错误（接近正确），但可自行纠正 □3分＝中度：经常存在时间或地点的定向错误，但自我定向好 □4分＝严重：时间、地点及自我定向均差		
6. 记忆力减退：（以回忆MMSE中的3个词为主）在面谈时患者表现出记忆方面的问题吗？例如，不能回忆医院里发生的事情，或难以回忆指令（包括回忆MMSE中的3个词）？	□1分＝不存在 □2分＝轻度：有1个词不能回忆或回忆错误 □3分＝中度：有2个词不能回忆或回忆错误 □4分＝严重：有3个词不能回忆或回忆错误		
7. 知觉障碍：患者有知觉障碍的证据吗？例如，幻觉、错觉或对事物的曲解（如某一东西未移动，而患者认为它在移动）。	□1分＝不存在 □2分＝轻度：只存在幻听 □3分＝中度：存在幻视，有或没有幻听 □4分＝严重：存在幻触、幻嗅或幻味，有或没有幻听		
8. 精神运动性兴奋：面谈时，患者有行为活动不正常地增加吗？例如坐立不安，轻敲手指或突然变换位置。	□1分＝不存在 □2分＝轻度：偶有坐立不安、焦虑、轻敲手指及抖动 □3分＝中度：反复无目的地走动、激越明显 □4分＝严重：行为杂乱无章，需要约束		

续表

评估内容	评分	评估日期	分值（分）
9. 精神运动性迟缓：面谈时，患者有运动行为水平的异常减少吗？例如，常懒散，缓慢进入某一空间，停留在某一位置时间过长或移动很慢。	□1分＝不存在 □2分＝轻度：偶尔地比先前的活动、行为及动作缓慢 □3分＝中度：经常保持一种姿势 □4分＝严重：木僵状态		
10. 波动性：患者的精神状况（注意力、思维、定向、记忆力）在面谈前或面谈中有波动吗？	□1分＝不存在 □2分＝轻度：一天之中偶尔地波动 □3分＝中度：症状在夜间加重 □4分＝严重：症状在一天中剧烈波动		
11. 睡眠－觉醒周期紊乱：（患者日间过度睡眠而夜间失眠）患者有睡眠－觉醒周期紊乱的证据吗？例如日间过度睡眠而夜间失眠。	□1分＝不存在 □2分＝轻度：日间偶有瞌睡，且夜间时睡时醒 □3分＝中度：日间经常瞌睡，且夜间时睡时醒或不能入睡 □4分＝严重：日间经常昏睡而影响交谈，且夜间不能入睡		
总分：44分；得分：	判定程度：		
评估者签名：	护士长签名：		

注：1. 19分及以下提示该患者没有谵妄；

2. 20～22分提示该患者有可疑谵妄；

3. 22分以上提示该患者有谵妄。

（四）谵妄评定分级量表－98修订版（DRS－R－98）

DRS－R－98（表5－11）是谵妄评定分级量表的修订版，该表不仅可用于谵妄的诊断和鉴别诊断，还可用于动态观察和评价谵妄的严重程度，可用于初次评定和再次评定。总分代表谵妄症状的严重程度。该表共有15个条目，敏感性、特异性均高，但稍显复杂。

表5－11 DRS－R－98评分表

症状严重程度项目	项目得分	选择信息
1. 睡眠－觉醒周期紊乱	0 1 2 3	打盹　仅有夜间睡眠障碍　日夜颠倒
2. 感知障碍（幻觉）	0 1 2 3	错觉和幻觉的类型： 听觉　视觉　嗅觉　触觉 错觉和幻觉的形式： 简单　复杂
3. 妄想	0 1 2 3	妄想的形式：被害　其他 性质：结构松散　系统
4. 情绪不稳定	0 1 2 3	类型：愤怒　焦虑　烦躁　情绪高涨　易激惹
5. 言语功能异常	0 1 2 3	因插管、缄默或其他无法检查　是　否

续表

症状严重程度项目	项目得分	选择信息
6. 思维过程异常	0　1　2　3	因插管、缄默或其他无法检查　是　否
7. 精神运动性激越	0　1　2　3	因受到限制无法检查　是　否 限制类型：
8. 精神运动性迟滞	0　1　2　3	因受到限制无法检查　是　否 限制类型：
9. 定向障碍	0　1　2　3	时间： 地点： 人物：
10. 注意力缺陷	0　1　2　3	
11. 短时记忆缺陷	0　1　2　3	测定的编号： 提示的类型：
12. 长时记忆缺陷	0　1　2　3	提示的类型：
13. 视觉空间能力受损	0　1　2　3	无法运用双手
14. 症状的发生时间	0　1　2　3	症状是否出现在其他精神疾病上　是　否
15. 症状严重程度的波动性	0　1　2	症状是否只出现在夜晚　是　否

注：计分，无，0分；轻度，1分；中度，2分；重度，3分。

七、老年谵妄的评估结果及临床应用

老年谵妄评估的最终目的是治疗及避免谵妄复发。对谵妄的预防要求是纠正危险因素，并强调多学科团队干预的非药物性预防方法。依据评估结果，采取相应的预防措施。这里主要以CAM-CR来阐述谵妄的评估结果及临床应用。

(一) CAM-CR的评估结果

CAM-CR的评估结果有以下三种情况：

1. 无谵妄

CAM-CR评估结果在19分及以下，提示患者没有谵妄。

2. 可疑谵妄

CAM-CR评估结果在20~22分，提示患者有可疑谵妄。

3. 谵妄

CAM-CR评估结果在22分以上，提示患者有谵妄。

(二) CAM-CR评估结果的临床应用

1. 无谵妄

对没有谵妄的老年人，采取常规护理措施，寻找潜在导致谵妄的危险因素进行干预，避免谵妄的发生。

2. 可疑谵妄

对可疑谵妄老年人，应每天进行谵妄的评估或复测，及时了解老年人是否发生谵妄，同时加强医疗及护理。积极治疗原发疾病，并及时纠正可能导致谵妄发生的潜在危险因素，避免谵妄的发生。

3. 谵妄

对谵妄老年人的护理目标是使谵妄症状减轻或消失，恢复受损功能；生活基本需要得到满足；有效沟通；不发生自伤、伤人。因此，对谵妄老年人的护理是临床应用的重点。要做好谵妄老年人的护理，需要从以下几方面着手。

（1）做好护理评估及护理诊断：护理评估主要包括既往脑器质性病变、躯体疾病、用药情况，了解意识障碍的程度、自我照顾能力以及辅助检查脑电图、谵妄量表评估结果等。谵妄老年人的护理诊断主要包括思维过程紊乱、自理缺陷、语言沟通障碍以及潜在性暴力行为。

（2）谵妄老年人的护理要点：①生活与安全护理，做好谵妄老年人的环境、睡眠、大小便、个人卫生、安全管理；②心理护理，加强心理护理，稳定老年人情绪、减少噪声、建立治疗性支持关系、促进认知功能恢复；③病情观察，对谵妄老年人要重点观察意识、认知、精神运动、睡眠及用药情况。

（3）具体护理措施。

①减轻疼痛：疼痛可致谵妄发生。正确评估疼痛程度，减少或消除疼痛刺激源，合理应用镇痛药物，运用暗示疗法、音乐疗法、交谈及给予舒适体位等非药物镇痛法。

②加强心理护理及减少应激：与老年人沟通交流时语言清晰简短，态度温和，保持适当的目光接触，耐心倾听，适当运用非语言沟通的方式，不要探寻老年人的隐私。指导老年人家属给予老年人情感上的关心和支持。在沟通中，注意掌握沟通技巧；建立与老年人相互信任的护患关系；操作前做好充分的解释工作，取得配合；减轻患者的焦虑和恐惧。

③环境舒适：保持室内合适的温度和湿度；为患者提供舒适的卧位；保持呼吸道通畅；及时拔除尿管、胃管，减少对患者的刺激；合理使用约束带，保证患者安全。

④加强基础护理：做好口腔护理，保证患者每天一定的饮水量，并经常予以温开水棉球做口腔护理，保持患者口腔清洁、舒适，避免口腔感染；做好预防泌尿道感染的护理，鼓励患者多饮水，对大小便失禁者及时予以擦洗，保持外阴清洁、干燥。对有导尿管者，应注意以下几点：避免导尿管受压、扭曲；保持尿道口清洁，每天外阴护理至少2次，每日更换集尿袋；集尿袋及引流位置应低于耻骨联合，以防逆行感染；保证睡眠（有计划地关上所有的门；最大限度地降低各种监护仪的报警声音；夜间尽量协调和减少护理操作；做到"四轻"；减少电话、对讲机、电视和收音机的使用；夜间不用直接灯光照射；夜间合理使用镇静药物，改善睡眠）。

⑤促进感知：白天保持室内足够的光线，夜间关灯；病房内放置钟表，使患者有时间观念；对于有视听缺损的患者，指导患者使用辅助器材（如眼镜、助听器）；对于气管插管或气管切开的患者，可使用写字、图片等方法，了解患者的需要。

⑥用药及药物监测：观察老年人药物不良反应及病情是否得到缓解。苯二氮䓬类药物本身可以引起患者出现躁动等精神症状，肝肾功能低下者慎用；氟哌啶醇（对呼吸没有抑制作用）大量使用可引起低血压、恶性心律失常等不良反应。

⑦弹性探视：提高家属对医院的满意度；促进患者、家属、医护人员的和谐；满足患者情感和精神上的需要，促进患者身心两方面康复，体现优质化服务理念。

⑧积极支持及预防并发症：积极配合医生治疗原发疾病。遵医嘱进行静脉输液及药物等治疗，以补充液体，维持水电解质、酸碱平衡及减轻症状。在治疗中要注意患者的安全，防止自行拔除气管插管、中心静脉导管、引流管等；加用床档，采取适当的约束，预防患者坠床和脱管；加强基础护理，预防压疮、深静脉血栓等并发症的发生。

⑨生活护理。

A. 谵妄患者要做好饮食护理，严重时应进流质、易消化、富含维生素的饮食，并少食多餐。进食的时间不必严格限制，以满足每日所需营养量为准，对不能自行进食者，要耐心喂食。保持大便通畅。

B. 部分谵妄患者会表现出异常兴奋，常常大汗淋漓。此时，要及时为患者擦身，更换干净的衣裤与床单位，保持床单位清洁、干燥、平整。加强晨晚间护理，每天开窗通风至少2次，减少空气中细菌浓度，保持室内空气新鲜，但要注意保暖，预防呼吸道感染。

C. 对睡眠规律改变、昼夜颠倒者，应详细记录睡眠时间。对昼睡夜醒者，白天唤醒与之交谈，重建正常睡眠习惯。

D. 如患者病情允许，可适当进行娱乐活动，如听故事、画画及做手工，以吸引其注意力和激发其兴趣。其亦能产生一定的安抚作用。

【案例】

史某，男性，70岁，一个月前突发脑梗死，因发生肺部感染来我院治疗，来院时卧床不起，右侧肢体功能丧失，留置导尿管。该患者时常胡言乱语，夜间尤甚，例如说自己便秘，并指着天花板说因为下水道堵塞了，所以自己解不出大便，实际当日上午已经解过3次大便，告知劝解无效。

【思考题】

1. 什么是谵妄？
2. 谵妄的诱因有几大类？
3. 案例中诱发该患者发生谵妄的原因是什么？
4. 该患者的护理重点有哪些？

（黄　倩　黄昶荃）

第六章　常见老年综合征的评估及管理

第一节　跌倒的评估及管理

跌倒（Fall）是老年人常见不良事件，可导致死亡率随年龄增加急剧上升。跌倒严重威胁着老年人的身心健康，也增加了家庭和社会的负担。老年人跌倒事件因为存在可预知的潜在危险因素，是可以通过评估和干预进行预防和控制的。

一、跌倒概述

跌倒是一种不能自我控制的意外事件，指个体突发的、不自主的、非故意的体位改变，脚底以外的部位停留在地上或者更低的平面上。按照国际疾病分类（ICD-10），跌倒分为两类：从一个平面至另一个（更低）平面的跌落；同一个平面的跌倒。

老年人跌倒发生率高，跌倒是老年人伤残和死亡的重要原因之一。世界卫生组织指出，跌倒是老年人慢性致残的第三大原因。每年大约有30%的65岁以上的老年人发生过跌倒，15%发生2次以上，并伴有骨折、软组织损伤和脑部外伤等，其可导致老年人活动受限、医院就诊或死亡。在美国，老年人意外事故中有2/3由跌倒所致，每年跌倒造成的医疗总费用超过200亿美元。在我国，跌倒是65岁以上老年人首位意外伤害，按30%的发生率估算每年将有4000多万老年人至少发生一次跌倒。

二、跌倒的危险因素

跌倒作为一种症状，不仅反映了老年人机体功能的改变，如出现神经、肌肉、认知的问题，还反映了可能存在的药物反应、心理-社会以及环境问题等。因此，对引起老年人跌倒的危险因素进行评估时，应注意从内在因素（主体因素）、外在因素（环境因素）以及医源性因素（与医疗有关的因素）进行系统的综合分析与评估。

（一）内在危险因素及医源性因素

内在危险因素主要来源于患者本身，通常不易察觉且不可逆转，需仔细询问方可获知。医源性因素常因个体内在不一致而各有差异，可通过仔细询问而减轻或避免。

1. 生理因素

（1）中枢神经系统：老年人的智力、肌力、肌张力、感觉功能、反应能力、平衡能力、步态及协同运动能力等降低，使跌倒的危险增加。

（2）感觉系统：老年人的视力、视觉分辨率、视觉的空间/深度觉及视敏度下降；老年性传导性听力损失、老年性耳聋甚至耳垢堆积影响听力;由于社会对跌倒的认识不足,所以老年人很难听到有关跌倒危险的警告声音;老年人触觉下降,步态的稳定性、前庭功能和本体感觉退行性下降,导致老年人平衡能力下降,从而增加跌倒的危险。

(3) 步态的稳定性:步态的稳定性下降也是引发老年人跌倒的主要原因。老年人缓慢踱步行走,造成步幅变短、行走不连续、脚不能抬到一个合适的高度,加之中枢控制能力下降,导致跌倒危险增加。

(4) 骨骼肌肉系统:老年人骨骼、关节、韧带及肌肉的结构、功能损害和退化是引发跌倒的常见原因。老年人骨质疏松会导致与跌倒相关的骨折发生率增加,尤其是跌倒导致的髋部骨折。

2. 病理因素

造成老年人跌倒的常见病理因素包括:①神经系统疾病,如脑卒中、帕金森病、脊椎病、小脑疾病、前庭疾病、外周神经系统病变;②心脑血管疾病,如直立性低血压、心律失常、小血管缺血性病变等;③影响视力的眼部疾病,如白内障、偏盲、青光眼、黄斑变性;④心理及认知疾病,如痴呆、抑郁症;⑤感染、肺炎及其他呼吸道疾病、血氧不足、贫血、脱水以及电解质平衡紊乱会导致机体的稳定能力受损;⑥老年人泌尿系统疾病或其他伴随尿频、尿急、尿失禁等症状的疾病常使老年人如厕次数增加或发生排尿性晕厥;⑦昏厥、眩晕、惊厥、偏瘫、足部疾病及足或脚趾的畸形等都会导致神经反射时间延长和步态紊乱等,从而导致跌倒的危险增加。

3. 药物因素

一些药物通过影响人的神志、精神、视觉、步态、平衡等而容易引起跌倒。可能引起跌倒的药物有:①精神类药物,如抗抑郁药、抗焦虑药、催眠药、抗惊厥药等;②心血管药物,如抗高血压药、利尿剂、血管扩张药等;③其他,如降糖药、非甾体抗炎药、镇痛药、多巴胺类药物、抗帕金森病药物等。药物因素与老年人跌倒的关联强度见表6-1。

表6-1 药物因素与老年人跌倒的关联强度

因素	关联强度
精神类药物	强
抗高血压药	弱
降糖药	弱
使用4种以上的药物	强

注:资料来源,《老年人跌倒干预技术指南》。

4. 心理因素

沮丧、抑郁、焦虑、情绪不佳及其导致的社会隔离均可增加跌倒的危险。沮丧可能会削弱老年人的注意力,潜在的心理状态混乱也与沮丧相关,其都会导致老年人对环境危险因素的感知和反应能力下降。另外,害怕跌倒也会使行为能力降低、活动受限,影响步态和平衡能力,从而增加跌倒的危险。

(二) 外在危险因素

外在危险因素与内在危险因素相比,更容易被控制。

1. 环境因素

（1）室内环境因素：室内环境因素如昏暗的灯光，湿滑、不平坦的地面，障碍物，不合适的家具高度和摆放位置，楼梯台阶，卫生间没有扶栏、把手等都可能增加跌倒的危险。

（2）户外环境因素：户外环境因素如台阶和人行道缺乏修缮、雨雪天气、气温过高、拥挤等都可能导致老年人跌倒。

（3）个人环境因素：常见的个人环境因素主要是指居住环境和生活细节，例如居住环境发生改变，宽大的衣服，过长的裤子，不合适的鞋子，不适宜的行走辅助工具，家务劳动（如照顾小孩），居住环境的安全设施，交通损伤等。

2. 社会因素

老年人的教育和收入水平、卫生保健水平、享受社会服务和卫生服务的途径、室外环境的安全设计，以及老年人是否独居、与社会的交往和联系程度等都会影响跌倒的发生。

三、老年人跌倒的临床表现

老年人跌倒后常见的临床表现有骨折、关节脱位、出血、疼痛、扭伤及软组织损伤等。常见的骨折有髋部、肱骨外髁颈及桡骨远端的骨折，以及脊柱压缩性骨折等。因骨折断端损伤周围的血管，会出现出血及血肿，疼痛严重的可出现休克等临床表现。

四、老年人跌倒的后果

老年人跌倒除直接导致意外伤害外，常常伴有心理、生理方面的障碍，具体表现如下。

（一）躯体器质性伤害

据有关资料显示，有22%~60%的老年人因跌倒而受伤，其中引起躯体严重器质性损伤的占10%~15%，重度软组织损伤占5%，常见关节积血、脱位、扭伤及血肿；骨折占5%，严重的髋部骨折等已成为老年人伤害的首位死因。另外跌倒所致的颅脑损伤可直接导致死亡。老年跌倒严重威胁着老年人的身心健康、日常生活活动能力及独立生活能力，给社会及家庭带来沉重的负担。

（二）功能减退

老年人跌倒后因卧床或伤残肢体制动等导致肌肉萎缩、骨质疏松，甚至关节挛缩等，严重影响老年人的活动能力，甚至导致过早死亡。

（三）心理障碍

跌倒给老年人带来极大的心理创伤。约有50%跌倒者对再次跌倒产生惧怕心理。惧怕跌倒是老年人常见的心理问题，跌倒过和从未跌倒过的老年人中都可能存在。惧怕跌倒会造成老年人活动减少，肢体功能减退，从而增加跌倒风险。因恐惧而避免活动者占跌倒者的25%。惧怕跌倒可造成老年人"跌倒—丧失信心—不敢活动—衰弱—跌倒"的恶性循环，甚至导致卧床不起，使老年人生活质量、生存质量进行性下降。由此可见，做好评估，帮助老年人消除恐惧心理也是预防跌倒的重要措施。

（四）继发损害

老年人跌倒后由于疾病的影响、长期卧床、肌肉萎缩、骨质疏松、肢体功能障碍等因素可出现多种继发损害。常见的有压疮、吸入性肺炎、泌尿道感染、血栓性静脉炎和栓塞、便秘等，严重的可导致死亡。有统计资料显示，髋部骨折后3个月病死率可达20%，很多患者即使渡过难关也将终身残疾。有统计分析表明跌倒老年人的总病死率比无跌倒老年人高5倍。

（五）经济影响

随着老年人口比例的增加，跌倒对医疗服务体系造成了严重的医疗费用压力。

五、老年跌倒评估的目的及意义

（一）评估的目的

1. 获得患者的相关信息

通过评估掌握患者既往疾病状况，目前的症状、体征、功能损害程度、跌倒的危险因素，同时明确患者的功能和预后相关的生活环境。

2. 制订相关计划

依据评估结果，针对不同老年人制订相应的治疗、康复和护理计划。

（二）评估的意义

通过专业人员对跌倒进行评估，找出高危人群并干预危险因素，达到减少跌倒发生的目的，帮助医生、护理人员、照护者及老年人清楚地了解跌倒的风险级别，制订治疗、康复、护理计划。老年人可以根据评估结果，纠正不健康的生活方式和行为，规避或消除环境中的危险因素，防止跌倒的发生。多学科团队的干预，可提高老年人生活质量及生存质量，减轻家庭及社会的负担。

六、老年跌倒的评估工具及使用方法

跌倒评估工具用于评估老年人有无跌倒风险。评估工具需由专业人员来使用，既可用于社区老年跌倒的风险筛查，也可用于医疗机构中老年跌倒的评估。

Morse跌倒评定量表是由美国宾夕法尼亚大学Morse教授等于1989年研制的，在多个国家及地区医院使用。该量表是一个专门用于预测跌倒可能性的量表，通过观察多种功能活动来评价评定对象重心主动转移的能力，对评定对象动态、静态、平衡等方面进行全面检查，是一个标准化的评定方法。该量表临床应用广泛，具有较好的信度、效度和敏感度。

（一）Morse跌倒评定量表评定内容

Morse跌倒评定量表包括有无跌倒史、医学诊断个数、使用助行器具、静脉输液/置管/使用药物治疗、步态/移动和精神状态6个方面内容。

（二）Morse跌倒评定量表评定方法及评定标准

Morse跌倒评定量表（表6-2）包含6个项目，将每一评定项目分为不同的分值予以记分，最高分为30分，最低分为0分。总分为125分。

表 6-2 Morse 跌倒评定量表

评定内容	评分（分）	日期	日期	日期
近 3 个月有无跌倒史	□0＝无　□25＝有			
超过 1 个医学诊断	□0＝无　□15＝有			
使用助行器具	□0＝否，没有需要 □0＝完全卧床 □0＝护士扶持 □15＝使用拐杖、手杖、学步车 □30＝扶家具行走			
静脉输液/置管/使用药物治疗	□0＝无　□20＝有，药物治疗（镇静剂、降压药等药物）			
步态/移动	□0＝正常、卧床、轮椅代步 □10＝乏力/≥65 岁/直立性低血压 □20＝失调及不平衡			
精神状态	□0＝了解自己能力 □15＝忘记自己限制/意识障碍/躁动不安/沟通障碍/睡眠障碍			
总分：125 分	得分			
评定者签名				
护士长签名				

具体评分细则：

（1）有无跌倒史。0 分：指 3 个月内无跌倒。25 分：患者以跌倒入院或入院后发生过跌倒。

（2）医学诊断个数。0 分：1 个医学诊断；15 分：超过 1 个医学诊断。

（3）使用助行器具。0 分：否，没有需要；完全卧床；护士扶持。15 分：使用助行器具（拐杖、手杖、学步车等）行走。30 分：扶家具行走。

（4）静脉输液/置管/使用药物治疗。0 分：无；20 分：有，药物治疗（镇静剂、降压药等药物）。

（5）步态/移动。0 分：正常、卧床、轮椅代步；10 分：乏力/≥65 岁/直立性低血压；20 分：失调及不平衡（双下肢残疾或功能障碍）。

（6）精神状态。0 分：了解自己能力；15 分：忘记自己限制/意识障碍/躁动不安/沟通障碍/睡眠障碍。

（三）Morse 跌倒评定量表评分结果分析

Morse 跌倒评定量表评分结果小于 25 分为低危跌倒风险；25~45 分为中危跌倒风险；大于 45 分为高危跌倒风险，高危跌倒风险患者每月评估 1 次。除此之外，病情变化或使用易致跌倒药物时需重新评估；老年人转科后需要重新评估。

七、老年跌倒评估的结果及临床应用

目前,国际公认的伤害预防策略包括教育预防策略、环境改善策略、工程策略、强化执法策略和评估策略(即"5E"伤害预防综合策略)5个方面,评估策略的有效性在很多国家的应用实践中都已得到证明。它确实在减少与控制伤害发生与死亡方面发挥了重要作用。

(一)老年跌倒风险分级及干预

根据评估结果,跌倒风险分为低危跌倒风险、中危跌倒风险、高危跌倒风险三级,根据不同的跌倒风险级别制定相应的干预措施(表6-3)。

表6-3 跌倒风险分级干预表(高级别干预包括低级别干预措施)

跌倒风险级别	干预措施
低危	提供足够的灯光,清除病房、床旁及通道障碍物,调整常用药物; 保持地面清洁干燥,告知卫生间防滑措施(淋浴时有人陪伴); 降低病床的高度,增加床间距:1.0~1.5m,晨间护理时检查床脚刹车; 必要时配备紧急呼叫器,并指导正确使用方法; 指导患者渐进坐起、渐进下床的方法,指导进行适当的抗阻锻炼; 将手杖等辅助设施放在触手可及的位置; 需要PT评估是否需要使用助行设施; 穿具有防滑功能的鞋具,不穿袜子,穿合适的衣裤; 养成良好的排便习惯; 使用镇静剂,指导睡前排尿,上好床栏,加强巡视; 教患者如何安全跌倒; 家属与照护者、患者等接受预防跌倒的教育
中危	教育患者及照护者,任何活动都需要旁人帮助; 患者所有需要的物品必须放在触手可及的地方; 提高对患者的监护级别; 加强巡视,指导或协助进行主动或被动的肢体活动
高危	夜间有辅助照明设施; 对患者生活环境进行更高要求的改善; 必要时使用助行设施; 在患者活动时提供必要的帮助,强调防跌倒的重要性; 家属、照护者等必须就患者跌倒危险因素进行讨论; 不要让患者坐在没有保护措施的椅子上面以及单独停留在浴室; 必须随时有人照看患者; 必要时给予行为限制/束缚

(二)老年人跌倒后的护理措施

1. 紧急处理措施

老年人跌倒后不要急于扶起,要进行个体化跌倒后现场处理。

(1)确认伤情:询问老年人跌倒时的情况及对跌倒过程的记忆,如老年人不能记起跌倒过程,提示可能为晕厥或脑血管意外等,需进行CT、MRI等检查确诊;询问老年人跌倒时或跌倒后有无剧烈头痛或口角歪斜、言语不清、四肢无力等,如有,提示可能为脑卒中,处置过程中注意避免加重脑出血或脑缺血;检查有无骨折,如有无肢体疼痛、畸形、关节异常及大小便失禁等,以确认骨折情形,给予适当处置。

(2) 正确搬运：老年人跌倒后如需搬运应保证平稳，保持平卧姿势，防止二次损伤，有骨折者，先固定骨折部位。

(3) 外伤、出血者：对伴有外伤、出血者要立即止血包扎，密切观察生命体征，发现异常立即处理。

(4) 体位：如果老年人试图自行站起，救助者可协助其缓慢起立，坐位或者卧位休息，确认无碍后方可放手，并继续观察老年人的情况。

(5) 查找危险因素：查找导致老年人跌倒的危险因素，制订防治措施及护理方案。

(6) 密切观察病情变化：对跌倒后意识不清的老年人，严密监测生命体征的变化，有呕吐者，应将其头偏向一侧，并及时清理口腔、鼻腔中的呕吐物，保持呼吸道通畅；抽搐者，应将其移至平整的地面并在其身体下垫软物，防止碰伤、擦伤，必要时使用牙间垫等，防止舌咬伤；如发生呼吸、心跳停止，应立即进行胸外心脏按压、口对口人工呼吸等急救措施。

2. 一般护理

(1) 病情观察：立即观察老年人神志、脉搏、呼吸、血压的变化，警惕内出血及休克征象。严密观察生命体征、神志、瞳孔大小及对光反射，跌倒后排泄情况，警惕有无颅脑损伤等。

(2) 跌倒后的长期护理：大多数老年人跌倒后伴有不同程度的躯体损伤，从而导致长期卧床。对于这类老年人，需要提供长期护理。根据老年人的日常生活活动能力，提供相应的基础护理，满足老年人日常生活需求；做好心理护理，消除老年人因跌倒产生的恐惧心理；指导并协助老年人进行相应的功能锻炼、康复训练；预防压疮、肺部感染、尿路感染等并发症的发生；促进老年人身心功能的恢复，使其回归健康生活。

3. 心理调适

老年人跌倒后大多会产生恐惧心理，害怕再次出现跌倒而卧床不起，故应做好跌倒后老年人的心理护理。帮助老年人分析跌倒的原因，怎样预防跌倒，从而减轻或消除老年人的恐惧心理，使其积极配合康复治疗，避免失用性综合征的发生。

4. 健康指导

跌倒的健康指导，重点在于如何预防再次发生跌倒。帮助老年人识别跌倒的危险因素，增强预防跌倒的意识，并给予积极的指导和干预措施，减少老年人跌倒的发生，减轻老年人跌倒所致伤害的严重程度。

(1) 增强预防跌倒意识：加强预防跌倒知识和技能的宣教，帮助老年人及其家属正确地认识自身，增强预防跌倒的意识；告知老年人及其家属老年人发生跌倒时不同情况的应急处理措施、紧急情况发生时应如何寻求帮助等，做到有备无患。

(2) 合理用药：指导老年人按医嘱正确服药，不要随意加药或减药，更要避免自行同时服用多种药物，并且尽可能减少用药的剂量，了解药物的副作用，注意用药后的反应。使用易导致跌倒的药物后动作宜缓慢，预防跌倒的发生。

(3) 合理运动：坚持参加适宜的、规律的体育锻炼，如打太极拳、散步、慢跑等运动，以增强肌肉力量、柔韧性、协调性、平衡能力及灵活性，从而减少跌倒的发生。

(4) 选择适当的辅助工具：指导老年人选择适宜的助行器（手杖、步行器等），老年人经常使用的物品应固定放置，并放在老年人触手可及的位置；有视觉、听觉障碍的老年人应佩戴眼镜、助听器等其他补偿设备。

（5）创造安全环境：保持室内灯光明亮，通风良好，地面干燥、平坦、整洁；将经常使用的物品放在触手可及的位置，不要登高取物；保持家具高度适宜，边缘钝性，防止对老年人产生伤害；对道路、厕所、路灯等予以明确标志，并告知老年人；走廊、洗手间装扶手；衣着舒适、合身、长短适宜，避免过于紧身或过于宽松的服饰，避免行走时绊倒；鞋子要合适，鞋底防滑，不穿袜子，避免穿拖鞋；设置跌倒警示牌于病床床头；佩戴醒目的标识，提醒老年人、家属、医护人员及其照护者，共同维护老年人的安全。

（6）调整生活方式：指导老年人在日常生活中注意避免走过陡的楼梯或台阶，上下楼梯、如厕时尽可能使用扶手；转身、转头时动作一定要缓慢；走路保持步态平稳，尽量慢走，避免携带过重物品；避免去人多及湿滑的地方；避免过急过快的体位改变，起床三部曲；睡前饮水不要过多，避免夜间多次起床如厕，夜间床旁放置小便器避免独自如厕；避免在他人看不到的地方独自活动。

（7）防治骨质疏松：指导老年人加强膳食营养，保持饮食均衡，适当补充维生素 D 和钙剂；适当增强体育锻炼，增强骨骼强度，降低跌倒的发生风险。

（三）老年人跌倒后护理效果的评价

老年人跌倒后护理效果评价主要包括以下内容：①老年人跌倒后得到正确有效的处理和护理；②老年人日常生活需求得到满足；③老年人和（或）照护者理解跌倒的危险因素，能主动进行自我防护/他护；④老年人对跌倒的恐惧心理降低或消除。

【案例】

女性，88 岁，有高血压病史 15 年，长期服用 2~3 种抗高血压药物治疗，近 1 年记忆力明显下降，曾有在外活动时找不到自己的家的情况。于入院 1 个月前在家中跌倒，家人及时发现，无明显的外伤。2014 年 1 月 18 日 01：30 出现找不到洗手间，回答问题答非所问的情况，于上午 10 时突然再次跌倒，右下肢疼痛明显。体检：体温 36.8℃，脉搏 75 次/分，呼吸 18 次/分，血压 150/95mmHg，头颅检查未见异常，右下肢不能站立，髋部明显触痛，呈屈髋屈膝右旋位，右下肢比左下肢短 2cm。

【思考题】

1. 试分析引起患者跌倒的原因。
2. 试分析患者跌倒风险的级别。
3. 请你为患者制订预防再次跌倒的措施。

（王然明　陈建平）

第二节　疼痛的评估及管理

一、疼痛概述

疼痛是患者的主观感受，是临床上常见的症状之一，是一组复杂的病理、生理改变的临床表现。疼痛可以是局部的,也可以是全身性疾病的反映。

(一)疼痛流行病学

据不完全统计,目前世界上疼痛的发病率为35%~45%,老年人疼痛的发病率较高,为75%~90%。在一项对慢性疼痛的调查中发现:35%的美国人患有慢性疼痛,超过5000万的美国人由于慢性疼痛有部分或严重的功能障碍,每年有5000人无法正常工作,每年由于慢性疼痛导致的生产总值损失为650亿美元,医疗花费为750亿美元。在对中国六大城市的慢性疼痛调查中发现:成人慢性疼痛的发病率为40%,就诊率为35%;老年人慢性疼痛的发病率为65%~80%,就诊率为85%。近年来,用于止痛的医疗费用逐年上升;因丧失工作、家庭、尊严而造成抑郁、焦虑、自杀、永久性残废的患者群体在逐渐扩大;癌痛患者的生活质量在降低。因此,疼痛不仅是一个世界范畴的医学问题,也是目前我国主要的健康问题之一。

(二)疼痛定义

1979年国际疼痛学会(IASP)对疼痛的定义:疼痛是一种令人不快的感觉和情绪上的感受,伴随着现有的或潜在的组织损伤。1980年,国际疼痛学会对疼痛所下的定义:"疼痛是一种与组织损伤或潜在损伤相关的不愉快的主观感觉和情感体验",是机体对有害刺激的一种保护性防御反应。

二、疼痛的危险因素

疼痛的危险因素有物理因素、化学因素、机械损伤、生物活性物质刺激等,同时还包括年龄、性别、心理、疲劳等其他因素。

(一)物理因素

温度刺激是引起疼痛的常见物理因素,过高或过低的温度,接触体表后均会损伤组织,使受伤的组织释放组胺等致痛物质,刺激神经末梢,导致疼痛,如高温引起的灼伤或低温导致的冻伤。

(二)化学因素

强酸、强碱、毒素等化学性刺激,不仅直接刺激游离的神经末梢,造成疼痛,同时导致受损的组织释放组胺、5-羟色胺、缓激肽等致痛物质,再次作用于痛觉感受器,使疼痛加剧。

(三)机械损伤

刀割、针刺、碰撞、挤压、手术、身体组织受牵拉、肌肉受压等,均可使局部组织受损,刺激痛觉神经末梢引起疼痛。大部分物理性损伤引起的组织缺血、缺氧、淤血都可促使组织释放致痛物质,从而加剧疼痛并使疼痛的时间延长。

(四)生物活性物质刺激

组织细胞发炎或损伤时释放入细胞外液的钾离子、5-羟色胺、乙酰胆碱、缓激肽、组胺等生物活性物质刺激会引起疼痛。

（五）其他因素

1. 年龄

大脑随年龄增长而不断衰退，因此老年人的疼痛阈限更低，疼痛问题也就更多。

2. 性别

研究显示，女性比男性对于疼痛更为敏感。这可能是因为与性别相关的基因特征和激素变化会触发疼痛知觉系统。

3. 心理

男性通常不愿随便表露出疼痛感。

4. 疲劳

身体因为缺乏睡眠而倍感压力时，疼痛感通常会更加强烈。

三、老年疼痛的临床表现及特点

疼痛是老年人常见的症状之一。常见的疼痛反应有生理的变化，如面色苍白、出汗、肌肉紧张、血压升高、呼吸心跳加快、恶心呕吐、休克等；行为的变化，如烦躁不安、皱眉、咬唇、握拳、身体蜷曲、呻吟、哭闹、击打等；情绪的变化，如紧张、恐惧、焦虑等。这些反应表明痛觉的存在。老年人常常因多病共存，任何一种疾病都可以解释疼痛的症状，使疼痛容易被忽略；老年人反应不敏感，不能诉说疼痛主观感觉和引起疼痛的原因，容易耽误病情，增加痛苦；因有些疾病的隐匿性而延误诊治，如不典型的心绞痛等；老年人的不少疼痛由不可治愈的疾病引起，如晚期癌症。

四、老年疼痛的后果

疼痛具有保护性和防御性的功能，能警告机体正在遭受某种伤害性刺激，提醒机体摆脱伤害。长期疼痛会影响老年人的活动能力和情绪，导致自理能力下降和社会交往减少，易导致孤独感和抑郁情绪，甚至增加自杀的风险；长期疼痛还可造成食欲减退和营养缺乏，使机体免疫力下降而出现各种并发症；长期疼痛还会造成老年人认知和感觉的功能减退，生活自理能力受损，活动障碍，有受伤的风险；有的老年人认为疼痛是老年人必须忍受的痛苦，不愿主动告诉别人，特别是认知受损的老年人，其主诉疼痛往往也不被重视，因此造成老年人被疼痛折磨而未得到及时治疗的后果；长期疼痛使老年人生活质量下降，照护难度增加，医疗费用增加，给家庭和社会带来负担。

五、老年疼痛评估的目的及意义

由于老年人的一些并发性疾病和多种健康问题，疼痛评估和治疗更加困难，对所有老年患者进行例行检查和仔细评估尤为重要。疼痛评估是疼痛治疗的第一步，准确及时地进行疼痛评估可以给临床治疗提供必要的指导和帮助，是疼痛治疗必不可少的一步。通过对疼痛的评估，能够确定疼痛的程度和性质，采取恰当的干预措施，制订康复目标；疼痛评估贯穿治疗全过程，在治疗的各个阶段，通过对疼痛的评估，可以了解治疗后疼痛缓解程度和变化特点，为及时调整治疗方案提供科学依据。

六、老年疼痛的评估工具及使用方法

（一）老年疼痛评估的要点

老年疼痛评估的要点包括了解老年人的基本信息：性别、年龄、职业、精神状况及心理社会因素、诊断及治疗过程、既往止痛效果；了解疼痛的诱发因素、疼痛的部位、疼痛的性质、疼痛的时间、疼痛的程度及伴随症状；了解疼痛的表达方式、与疼痛相关的因素，以及疼痛对老年人的影响等。

（二）选择适合老年人疼痛程度的评估量表

疼痛是人的主观感觉，每个人对疼痛的表述方法不尽相同，为了使评估者和被评估者对疼痛的程度有比较一致的理解，可以采用评估工具对疼痛的程度进行评估。常用的评估方法如下：

1. 视觉模拟评估尺（VAS）

视觉模拟评估尺（图6-1）可用于疼痛的评估，在我国临床使用较为广泛。基本方法是在纸上画一条10cm的横线，横线的一端为0，表示无痛；另一端为10，表示剧痛；中间部分表示不同程度的疼痛。让患者在线上最能反映自己疼痛程度之处画一交叉线，由评估者根据患者画叉的位置测算其疼痛程度。判定方法：

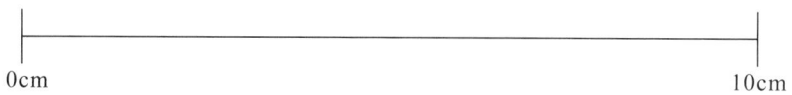

图6-1　视觉模拟评估尺

0cm：0分，无痛，无任何疼痛感觉；
1~3cm：1~3分，轻度疼痛，不影响工作、生活；
4~6cm：4~6分，中度疼痛，影响工作，不影响生活；
7~10cm：7~10分，重度疼痛，疼痛剧烈，影响工作及生活。
此方法简单且易行，相对比较客观而且敏感。

2. 数字疼痛评定量表（NRS）

数字疼痛评定量表（图6-2）将疼痛程度用0~10个数字依次表示，0表示无疼痛，10表示最剧烈的疼痛。让患者自己选择一个最能代表自身疼痛程度的数字，或由医护人员询问患者："您的疼痛有多严重？"由医护人员根据患者对疼痛的描述选择相应的数字。按照疼痛对应的数字，疼痛分为轻度疼痛（1~3）、中度疼痛（4~6）、重度疼痛（7~10）。

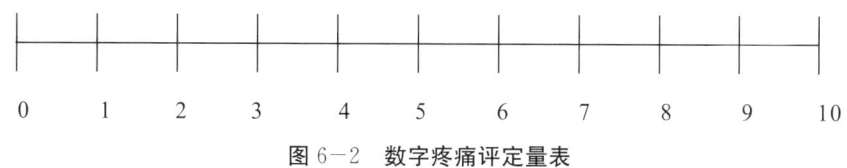

图6-2　数字疼痛评定量表

3. 词语描述量表（VDS）

用"无痛、轻度痛、中度痛、重度痛、极度痛"等一系列词语来代表不同强度的疼痛，患者在这些词语中选出最能代表其疼痛强度的词。该方法的词语易于理解，可随时口头表达，沟通方便，可满足患者的心理需求，但不适合语言表达障碍的患者。

4. 主诉疼痛分级法（VRS）

主诉疼痛分级法是让患者根据自身感受说出疼痛程度，即语言描述评分法，这种方法患者容易理解，但不够精确。具体方法是将疼痛划分为4级：①无痛；②轻微疼痛；④中度疼痛；④剧烈疼痛。

0级：无疼痛。

Ⅰ级（轻度）：有疼痛但可忍受，生活正常，睡眠无干扰。

Ⅱ级（中度）：疼痛明显，不能忍受，要求服用镇痛药，睡眠受干扰。

Ⅲ级（重度）：疼痛剧烈，不能忍受，需用镇痛药，睡眠受严重干扰，可伴自主神经紊乱或被动体位。

5. 脸谱法

脸谱法（图6-3）使用 Wong-Baker 脸谱评估。评估时要向患者解释每一张面孔表情代表不同的疼痛程度，要求患者选择能够代表自己疼痛程度的表情。其简单直观，适用于3岁及以上的儿童、老年人以及存在语言、文化差异或其他交流障碍的患者。

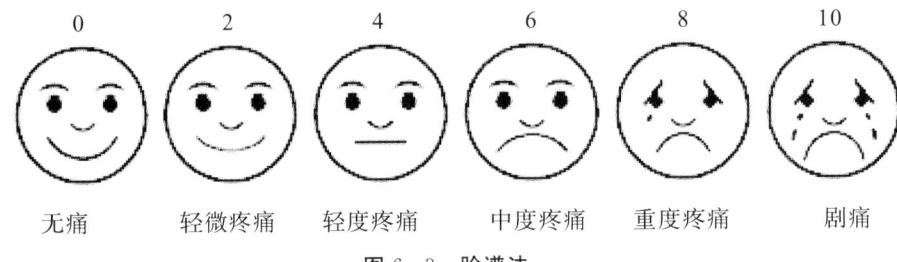

图6-3 脸谱法

6. 认知受损老年人的疼痛评估

认知受损老年人由于认知障碍、感知障碍、记忆力下降、交流障碍，很难对疼痛进行准确的自我报告。医护人员需采用行为疼痛评估工具，通过观察患者的行为表现对其进行疼痛评估。自20世纪90年代以来，国外先后开发了多种适用于认知受损患者的行为疼痛评估工具。在我国得到汉化及信效度测定的工具中最常见的是晚期老年性痴呆疼痛评估（Pain assessment in advanced dementia，PAINAD）量表（表6-4）。

表6-4 中文版晚期老年性痴呆疼痛评估量表

项目	0分	1分	2分	评分（分）
1. 呼吸	正常	偶尔呼吸困难/短时期的换气过度	呼吸困难兼发出吵闹声响/长时期的换气过度/谦恩史妥克士二氏呼吸（Cheyne-Stokes respirations）	
2. 负面的声音表达	没有	偶尔呻吟/低沉的声音，带有负面的语气	重复性的叫嚷/大声呻吟/哭泣	
3. 面部表情	微笑，或无表情	难过/恐惧/皱眉头	愁眉苦脸	

续表

项目	0分	1分	2分	评分（分）
4. 身体语言	轻松	绷紧/紧张步伐/坐立不安	僵硬/紧握拳头/膝盖提起/拉扯或推开/推撞	
5. 可安抚程度	无需安抚	通过分散注意力或触摸、安慰，可安抚患者	通过分散注意力或触摸、安慰，也不可安抚患者	
观察时间约为5min。 总分：				

此外，由于老年人认知受损，不能主观描述疼痛，可依据认知障碍老年人疼痛相关行为评估，了解认知受损老年人的疼痛状况。

（1）面部表情：皱眉、前额起皱纹；痛苦的表情，闭上或紧闭眼睛；任何面部表情扭曲；快速眨眼。

（2）用词语表达或发声：叹气，呻吟；发出哼哼声，发出单调的声音，大声叫喊；谩骂；大声呼吸；请求帮助。

（3）身体表达：紧张、活动受限；坐立不安，辗转反侧；僵硬，紧张的身体姿势，肌肉紧张；步速加快，来回摇摆。

（4）行为异常：好斗，攻击性行为；拒绝进食或照顾，骂人；社会活动减少；行为混乱；退缩。

（5）精神状态：突然流泪，意识模糊加重，痛苦表情等。

七、疼痛评估结果及管理

医疗机构认证联合委员会（JCAHO）规定自2001年1月1日起，疼痛被确认为继体温、脉搏、呼吸和血压之后的"人类第五生命体征"。

（一）疼痛管理

在疼痛筛查和评估中，若发现首次主诉疼痛，或疼痛评分≥3分的患者，临床医生应筛选出需进行疼痛治疗的患者，制订可行的疼痛治疗方案，并记录在门急诊病历或住院病程中。

疼痛治疗方案包括：治疗目标，治疗方案，治疗药物名称、剂量、给药时间、可能发生的不良反应及处理，持续的疼痛评估指标，评估时间（频率）等。

制订疼痛治疗方案依据的原则：有效消除疼痛，最大限度地减少药物不良反应，把疼痛及治疗带来的心理负担降到最低，全面提高患者的生活质量。

（二）疼痛评估分值与评估频次

评分频次依上一次疼痛评分来定。0分，暂不评；1~3分（轻度），每日评估1次；4~6分（中度），每日评估2次；7~10分（重度），每日评估3次；暴发性疼痛，立即评估；使用镇痛泵，每日至少评估1次。

（三）用药后评估

静脉注射止痛药15min后评估1次，皮下、肌肉注射止痛药30min后评估1次，口服止痛药 60min 后评估 1 次，特殊使用止痛药按照说明书进行评估。

【案例】

男性，71 岁，60kg，工人，癌症晚期转移，无法言语，通过"交流"得知：患者常常皱眉，晚间睡眠持续 1~3h，醒来后经过一段时间才能再次入睡，有时伴有下肢蹬床，经过家人对肢体的抚摸后可以安静些，翻身时经常发出呻吟声。

【思考题】

1. 该患者疼痛评估应选用什么评估量表？
2. 请应用合适量表评估该患者目前的疼痛程度。

（徐一方　徐善英）

第三节　压疮的评估及管理

一、压疮概述

压疮（Pressure ulcer）又叫压力性损伤（Pressure injury，PI），是指压力或压力结合剪切力，造成的皮肤和（或）下层组织局部损伤坏死。压疮通常发生在骨头隆起上方，但也可能与医疗设备或其他物体的接触有关（图 6-4）。

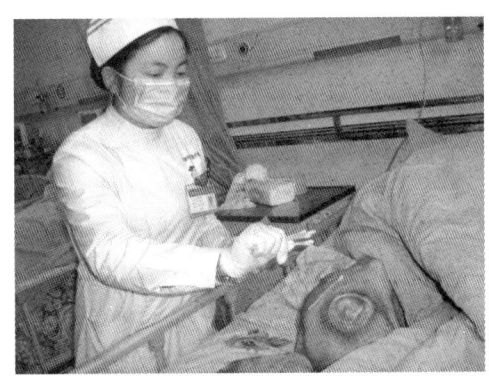

图 6-4　护理压疮

国内有文献报道：一般医院患者压疮的发生率为 2.5%~8.8%，高的可达 11.6%，脊髓损伤患者的发生率在 25%~85%，且 8% 与死亡有关。51% 的器械相关压疮发生在面部及颈部，其中耳部（29%）是最常累及的解剖部位。

压疮发生率的控制一直是基础护理工作的重中之重，也是评价护理工作质量的重要指标，又是护理领域的难题。目前，认为压疮完全可以预防的观点在我国仍占统治地位，林菊英在《医院护理管理学》中提出发生压疮的标准为 0 时，尚有附加说明：除特殊患者不许翻身外一律不得发生压疮，带压疮入院者不准扩大。

国外护理专家认为：压疮绝大多数是可以预防的，但并非全部，若入院局部组织已有不可逆损伤，24~48h 就可以发生压疮。严重负氮平衡的恶病质患者，软组织损耗，失去了保护作用，自身修复亦困难。神经内科患者丧失感觉的部位的营养及循环不良，也难以防止压疮的发生。在美国、加拿大及一些欧洲国家，压疮的患病率为 14%~25%，发病率为 7%~9%。美国有关数据统计显示：使用压疮风险评估量表以及采取相应的预防护理措施可以使压疮发病率下降 50%~60%，为国家节约医疗开支 4 亿美元左右。发生压疮所需费用是预防压疮的 3~4 倍，故预防压疮更具重要的意义。预防压疮的重点人群当然是高龄老年人。美国调查数据显示：老年患者压疮的发病率为 10%~25%，71% 的压疮出现在 70 岁以上老年人中。

二、压疮发生的危险因素

有很多因素与压疮有关，但这些因素对压疮发生的重要性仍有待探索。

（一）局部因素

1. 压力

压力是导致压疮发生的主要因素，它通过扭曲毛细血管、限制血液供应而造成损伤。肌肉与皮下组织比表皮更容易受到压力的伤害，因此压疮可以发展至深部组织而表皮却基本完好。短时间强压力、长时间弱压力都有损伤组织的作用。

2. 剪切力

剪切力发生在两层皮肤相向滑动的时候，剪切力作用进一步增强毛细血管扭曲，这种状况下，较小的压力便可以将毛细血管阻塞，会切断局部血液供应，从而引发深部坏死。

3. 摩擦力

摩擦作用发生在皮肤表面彼此相互摩擦的时候，搬动患者时的拖拉动作、床单皱褶或有渣屑等是临床常见的摩擦来源。

4. 潮湿

大小便失禁、大汗或多汗、伤口大量渗出液等均是造成皮肤潮湿的原因。正常皮肤偏酸性，小便和大便均为碱性，潮湿造成皮肤酸碱度改变，会降低皮肤角质层的屏障防护功能，导致表皮损伤、细菌增殖。

（二）全身因素

1. 活动或移动受限

临床上脊髓损伤、老年体弱、骨折因石膏或绷带固定制动、外科手术和麻醉等均可引起患者活动或移动受限，常见于长期卧床或坐轮椅患者，这类患者常不能自主变换体位，从而发生压疮。

2. 营养不良

营养不足时，皮下脂肪减少、肌肉萎缩。营养过剩时，组织血液供应相对较少，蛋白质合成减少，皮肤松弛、干燥，修复能力降低，肌肉脂肪萎缩，局部血液循环减少，加之活动困难，床上翻身容易受拖拉，导致压疮的发生。

3. 感觉受损

有些患者对伤害性刺激无反应，如瘫痪、神经功能受损患者，面对可能造成伤害的危险因素无法感知或感觉迟钝等，容易形成压疮。

4. 高龄

老年患者心脏血管功能减弱，末梢血管功能减退，皮肤老化、变薄，弹性变差，血运减少，对温度和疼痛感觉反应迟钝。

5. 体温升高

体温升高时机体的新陈代谢率增高，引起组织高代谢需求，组织细胞对氧的需求增加，故压疮发生的风险随之增加。

6. 吸烟

尼古丁可使末梢血管痉挛、硬化、脆性增加，从而增加组织对压疮的易感性。

7. 应激

应激多见于急性损伤早期，缺乏疾病相关知识或对刚发生的情况还没来得及引起足够重视的时候，皮肤往往已经发生了不可逆的改变。

8. 疾病

糖尿病、帕金森病、神经系统疾病或者残障、认知功能改变、大小便失禁、骨折、多种疾病共存等导致压疮风险增加和发生后愈合难度增加。

9. 精神心理因素

精神心理因素主要包括精神压抑、情绪打击、精神抑郁等。有些患者认为自己很严重没办法翻身、不愿翻身、不愿配合翻身甚至对翻身带有很强的抵触情绪，从而长期保持一种姿势、体位，导致压疮的发生。

综上所述，压疮的发生原因中，活动或移动受限和高龄是两个主要的原因，大部分压疮都发生在老年人群中，特别是70岁以上的老年人群中；制动因素增加了压疮发生的概率；其他可能的危险因素包括泌尿系统疾病、缺乏维生素C或锌、糖尿病、末梢血管疾病和老年性痴呆、水肿、过度肥胖或消瘦、大小便失禁等。

三、压疮的临床表现

发生压疮局部一般表现为发红、发紫或是水疱，有些甚至出现皮肤破损、坏死，或者大量脓性分泌物渗出；大多数患者会出现不同程度的疼痛、瘙痒。不同时期、不同部位的压疮的临床表现不同。

（一）压疮的好发部位

临床上压疮多发于无肌肉包裹或肌肉层较薄、缺乏脂肪组织保护又经常受压的骨突处，其好发部位随受损后被压迫的体位不同而有相应的变化。

1. 仰卧位

仰卧位时压疮好发于枕骨粗隆、肩胛部以及肘、脊椎体隆突、骶尾部和足跟等处。

2. 侧卧位

侧卧位时压疮好发于耳、肩峰、肘、肋骨、髋部、膝关节的内外侧及内外踝等处。

3. 俯卧位

俯卧位时压疮好发于耳、颊部、肩部、女性乳房、男性生殖器、髂嵴、膝部、足趾等处。

（二）压疮的好发人群

压疮好发于老年患者，尤其是病情危重、长期卧床、营养失调或代谢障碍、大小便失禁的老年患者。

（三）压疮的分期

1.《2019版预防和治疗压力性损伤：快速参考指南》（2019-NPUAP）（表6-5）

表6-5 2019-NPUAP压疮分期及其临床表现

分期	临床表现
1期	◇ 指压时红斑不会消失，局部组织表皮完整，出现非苍白发红。局部呈现的红斑、感觉、温度和硬度变化可能会先于视觉的变化。 ◇ 颜色变化不包括紫色或褐红色变色，若出现这些颜色变化则表明可能存在深部组织损伤
2期	◇ 部分真皮层缺损，伤口床有活力，基底面呈粉红色或红色，潮湿，可能呈现完整或破裂的血清性水疱，暴露脂肪层和更深的组织，不存在肉芽组织、腐肉和焦痂。 ◇ 在不良的环境中，骶尾骨、足跟等处受剪切力的影响通常会导致2期压疮。 ◇ 应与潮湿相关性皮肤损伤如尿失禁性皮炎、擦伤性皮炎、医用胶粘剂相关的皮肤损伤或创伤性伤口（皮肤撕裂、烧伤、擦伤）鉴别
3期	◇ 皮肤全层缺损，溃疡面可呈现皮下脂肪组织和肉芽组织伤口边缘卷边（上皮内卷）现象。 ◇ 可能存在腐肉和（或）焦痂；深度按解剖位置不同而异。 ◇ 皮下脂肪较多的部位可能呈现较深的创面，在无皮下脂肪组织的部位（包括鼻梁、耳廓、枕部和踝部）则呈现为表浅的创面。 ◇ 潜行和窦道也可能存在，但不暴露筋膜、肌肉、肌腱、韧带、软骨和骨。 ◇ 如果腐肉或坏死组织掩盖了组织缺损的程度，即出现不明确分期的压疮
4期	◇ 全层组织缺失，伴有骨、肌腱或肌肉外露，伤口的某些部位有腐肉或焦痂；常有潜行或窦道。 ◇ 有可能造成骨髓炎；可以直接看见或触及骨头/肌腱。 ◇ 因解剖部位不同，深浅表现也不同：如鼻梁、耳朵、枕骨处、踝部因无皮下组织，可能是表浅溃疡；而脂肪较多的部位此阶段压疮可能形成非常深的溃疡
不明确分期	◇ 全层皮肤和组织缺损，其表面的腐肉或焦痂掩盖了组织损伤的程度，一旦腐肉和坏死组织去除后，将会呈现3期或4期压疮。 ◇ 在缺血性肢体或足跟存在不明确分期的压疮，当焦痂干燥、附着（贴壁）、完整、无红斑或波动感时不应将其去除
深部组织损伤期	◇ 皮肤局部出现持久性非苍白性发红、褐红色或紫色，或表皮分离后出现暗红色伤口床或充血性水疱，颜色发生改变前往往会有疼痛和温度变化。 ◇ 在骨隆突处强烈的压力和（或）持续的压力和剪切力会致使该损伤的出现。伤口可能会迅速发展，呈现真正的组织损伤，经过处理后或可能无组织损伤。 ◇ 如果可见坏死组织、皮下组织、肉芽组织、筋膜、肌肉或其他潜在结构，表明是全皮层组织损伤（不明确分期，3期或4期压疮）

2. 压疮分期示意图（图6-5）

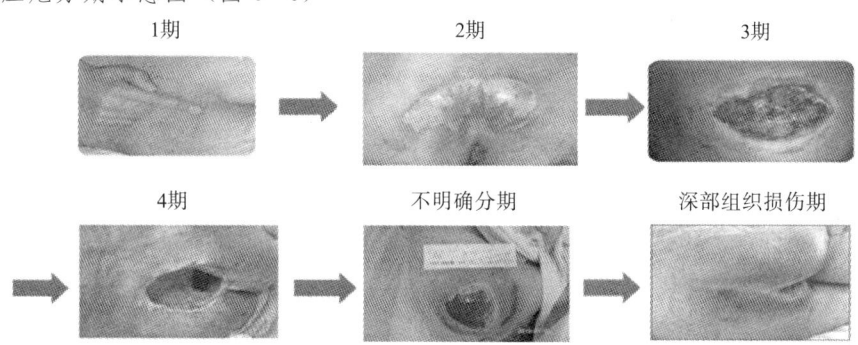

图6-5 2019-NPUAP压疮分期

四、压疮的后果

压疮是临床常见的护理并发症，美国每年有近100万患者发生压疮，治疗费用达到16亿美金。美国近10年的调查显示，压疮的患病率在综合性医院为10%～18%，在长期护理机构为2.3%～28.0%，家庭护理中为9%～29%。我国徐玲等于2011年联合全国12所大型医院进行了住院患者压疮调查，结果显示各类医院压疮患病率为1.114%～1.720%。压疮一旦发生，不但会给患者带来痛苦，降低生活质量，还会增加家庭、社会的经济负担，同时给治疗和护理带来极大的困难。

发生压疮以后不同患者会有不同的表现，轻者皮肤完整，只是出现局部红斑，严重者会使皮肤的完整性遭到破坏，甚至深达肌肉层、骨骼、筋膜暴露。患者发生压疮后，伤口会迁延不愈，增加细菌感染的机会，严重者会发生败血症、骨髓炎、盆腔感染，不仅增加痛苦，甚至会危及生命。发生压疮的老年人较没有发生压疮的老年人，死亡率增加4倍，如压疮不愈合，其死亡率增加6倍。

压疮是临床护理三大并发症之一，一旦发生压疮，不仅影响疾病的治疗效果，降低患者的生活质量，增加患者痛苦，而且增加住院费用，延长住院天数，增加护理难度，还带来很大的经济压力，增加国家医疗开支，给家庭及社会带来沉重的负担。

五、压疮评估的目的及意义

压疮发病率高，危害大，及时了解老年患者的危险因素及对已发生压疮的老年人进行压疮评估，针对性地采取相应的干预措施，积极地预防老年患者压疮的发生和及时治疗老年患者压疮具有重要意义。

（一）压疮评估的目的

通过对压疮进行评估，可以获取伤口的基本资料，制订治疗和护理计划，评估治疗和护理的效果，促进沟通和连续护理，制订沟通计划，判断治疗费用和愈合时间。

（二）压疮评估的意义

通过对患者全身基本状况、系统性危险因素、伤口局部性因素以及心理、社会环境的评估以及对性别、年龄、生命体征、发育体型、营养状态的全面评估来制订护理方案，合理使用护理资源，增强治疗效果及护理质量。

六、压疮评估工具及使用方法

（一）压疮危险因素评估常用工具

1. Braden量表

Braden量表来自美国，美国临床研究显示，使用此表对高危患者采取措施后，压疮的发生率下降了50%～60%。国内谢小燕等人在内外科、老人院、ICU中对Braden量表进行了广泛的信度与效度检验，认为该量表是信度和效度较好的压疮评估量表。

2. Norton量表

Norton量表由一项针对老年患者的研究发展而来。第1代Norton量表有5个条目，分别是身体状况、精神状态、活动度、移动度和失禁，分数最大值为20分，使用临界值

<14 分（1979 年）和<16 分（1987 年）预测患者发生压疮的危险性。20 世纪 80 年代晚期，Norton 重新审视了评分为 15 分、16 分的患者，经过 2 次修正，形成了改良版 Norton 量表。其在前面所述的 5 个条目基础上，增加了食物摄入和液体摄入这 2 个条目，总分 28 分，<21 分的患者被认为有发生压疮的危险。

3. Waterlow 量表

1984 年，在英国一家医院进行的研究衍生出了 Waterlow 量表，其在 Norton 量表的基础上更进一步，被认为比 Norton 量表更加全面。Waterlow 量表有 8 个条目，分别是体质指数、肉眼评估、性别和年龄、节制力、移动度、食欲、用药情况和特殊危险因素。分数在 10~14 分，说明患者有发生压疮的危险，15~19 分是高度危险，≥20 分是极高危险。

4. Braden Q 量表

Braden Q 量表是针对儿科患者而在 Braden 量表基础之上改进而来的，有 7 个条目，除了 Braden 量表中提到的 6 个条目外还有"组织灌注和氧合"，总分 28 分，<23 分被认为有发生压疮的危险。

此外，还有 Cubbin 和 Jackson 量表、Douglas 量表等。Jun Seongsook 的研究证实：Cubbin 和 Jackson 量表最适用于 ICU 患者，特别是神经科 ICU 患者。Bergquist 的研究证明：利用结局与评估数据集（Outcome and assessment information set，OASIS）收集的入院数据有助于确定老年患者发生压疮的危险。

需要强调的是，无论使用哪一种量表，都应明确量表的两点功能：鉴别患者发生压疮的危险性以及指导压疮的预防。在临床实践中，应有这样一个意识：评估信息应该和有效预防措施紧密联系起来，否则整个评估活动对于患者和医院没有实质的作用。

（二）压疮危险因素评估量表

下面是结合老年患者的实际情况进行修订的评估量表，着重介绍压疮评估经常使用的 Braden 量表（表 6-6，表 6-7）。

表 6-6 Braden 量表（正面）

科室：　　床号：　　姓名：　　性别：　　住院号：

项目		评分（分）	评估时间	评估时间	评估时间	评估时间	评估时间
感觉	完全丧失	1					
	部分丧失	2					
	轻度丧失	3					
	没有改变	4					
湿度	总是潮湿	1					
	经常潮湿	2					
	偶尔潮湿	3					
	很少潮湿	4					

项目		评分（分）	评估时间	评估时间	评估时间	评估时间	评估时间
活动	卧床不起	1					
	局限于轮椅	2					
	偶尔行走	3					
	经常行走	4					
移动	完全受限	1					
	中度受限	2					
	轻微受限	3					
	不受限	4					
营养	严重营养摄入不足	1					
	可能营养摄入不足	2					
	营养摄入适当	3					
	营养摄入良好	4					
摩擦力和剪切力	有明显问题	1					
	有潜在问题	2					
	无明显问题	3					
总分：23分		得分（分）					
评估者签名							
护士长签名							

注：(1) 评分15~18分，提示轻度危险；(2) 评分13~14分，提示中度危险；(3) 评分10~12分，提示高度危险；(4) 评分≤9分，提示极度危险。

表6-7 Braden量表（背面）

分项	评分			
感觉：机体对压力所引起的不适感的反应能力	1. 完全丧失 对疼痛刺激没有反应（没有呻吟、退缩或紧握）或者绝大部分机体对疼痛的感觉受限。	2. 部分丧失 只对疼痛刺激有反应，能通过呻吟或烦躁的方式表达机体不适。或者机体一半以上的部位对疼痛或不适感感觉障碍。	3. 轻度丧失 对其讲话有反应，但不是所有时间都能用语言表达不适感。或者机体的一到两个肢体对疼痛或不适感感觉障碍。	4. 没有改变 对其讲话有反应，机体没有对疼痛或不适感感觉障碍。

续表

分项	评分			
潮湿：皮肤处于潮湿状态的程度	1. 总是潮湿 由于出汗、小便等原因皮肤一直处于潮湿状态，每当移动患者或给患者翻身时就可发现患者皮肤是湿的。	2. 经常潮湿 皮肤经常但不总是处于潮湿状态。床单每天至少换一次。	3. 偶尔潮湿 每天大概需要额外换一次床单。	4. 很少潮湿 皮肤通常是干燥的，只需按常规换床单即可。
活动能力：躯体活动的能力	1. 卧床不起 限制在床上。	2. 局限于轮椅 行动能力严重受限或没有行走能力。	3. 偶尔行走 白天在帮助或无须帮助的情况下偶尔可以走一段路。每天大部分时间在床上或椅子上度过。	4. 经常行走 每天至少2次室外行走，白天醒着的时候至少每2h行走一次。
移动能力：改变/控制躯体位置的能力	1. 完全受限 没有帮助的情况下不能完成轻微的躯体或四肢的位置变动。	2. 中度受限 偶尔能轻微地移动躯体或四肢，但不能独立完成经常的或显著的躯体位置变动。	3. 轻微受限 能经常独立地改变躯体或四肢的位置，但变动幅度不大。	4. 不受限 独立完成经常性的大幅度体位改变。
营养：食物摄入模式	1. 严重营养摄入不足 从来不能吃完一餐饭，很少能摄入所给食物量的1/3。每天能摄入2份或以下的蛋白量（肉或者乳制品），很少摄入液体，没有摄入流质饮食。或者禁食和（或）清流摄入或静脉输入大于5天。	2. 可能营养摄入不足 很少吃完一餐饭，通常只能摄入所给食物量的1/2。每天蛋白摄入量是3份肉或乳制品。偶尔能摄入规定食物量。或者可摄入略低于理想量的流质或者管饲。	3. 营养摄入适当 可摄入供给量的1/2以上。每天4份蛋白量（肉或者乳制品），偶尔拒绝肉类，如果供给食物通常会吃掉。或者管饲或全肠外营养（TPN）能达到绝大部分的营养所需。	4. 营养摄入良好 每餐能摄入绝大部分食物，从来不拒绝食物，通常吃4份或更多的肉和乳制品，两餐间偶尔进食。不需其他补充食物。
摩擦力和剪切力	1. 有明显问题 移动时需要中到大量的帮助，不可能做到完全抬空而不碰到床单，在床上或椅子上时经常滑落。需要大力帮助重新摆体位。痉挛、挛缩或躁动不安通常导致摩擦。	2. 有潜在问题 躯体移动乏力，或者需要一些帮助，在移动过程中，皮肤在一定程度上会碰到床单、椅子、约束带或其他设施。在床上或椅子上可保持相对好的位置，偶尔会滑落下来。	3. 无明显问题 能独立在床上或椅子上移动，并且有足够的肌肉力量在移动时完全抬空躯体。在床上和椅子上总是保持良好的位置。	

注：15~18分，低危；13~14分，中危；10~12分，高危；≤9分，极高危；≤12分时需上报。

七、压疮的评估结果及临床应用

（一）压疮的评估结果及干预

临床上应该立足于评估，根据危险因素的不同程度，采取相应的护理干预措施，这样才能有效预防压疮。

1. 低危者

重点是加强患者与家属预防压疮教育，指导常用预防压疮方法，如翻身技巧、皮肤清洁护理、鼓励患者下床活动等。有研究表明，采用30°倾斜的体位有利于某些解剖部位的压力分散和血液流动。因此，将患者受压部位放软枕支撑或抬高床头30°，可以较好地分散压力，并根据受压皮肤状况制定翻身的时间。此外，对于呼吸困难需要长期处于半卧位或强迫体位者，定期放低床头，尽量减少皮肤受压的程度。

2. 中危者

除以上措施外，根据患者病情，增加翻身次数。对被动体位者，每日进行全范围关节运动2~3次，促进肢体血液循环，2h翻身1次；对于受压发红的皮肤，可以局部涂抹润肤液，并用手轻拍1min，这样可以加速皮肤吸收，形成一层保护膜，也可贴一些减压贴，保护受压部位皮肤，增强皮肤抵抗力。重视加强患者营养，促进摄取高蛋白、高维生素食物，改善皮肤营养状况。

3. 高危者

将高危者压疮护理纳入护理质控管理，填写压疮高危者报告表，24h内汇报护理部；每隔0.5~1h翻身1次，采用Braden量表评分并评估皮肤完整性和受压情况；严格执行每班床边交接皮肤情况；给予相应的营养支持，针对皮肤状况实施预防措施，护理人员要能够对高危人群存在的压疮危险因素做出正确评估，增强对压疮风险的预见性。对压疮发生的可能性进行数据化评估，使护理人员具备较强的预防压疮和管理的意识与知识，提高责任心和重视程度，使预防压疮护理工作更具预见性和科学性。

(二) 压疮的预防

将护理工作重点从事后处理转移到事前预防，提高预防压疮的有效性。对低危者和无危者，重点是加强预防教育，教会患者及其家属自理/自护技巧，特别是在卧床期间，要加强翻身和皮肤清洁护理，同时加强预防性监测。

1. 风险评估

对移动、活动受限，以及存在高潜在摩擦力和剪切力的人群，应考虑潜在压疮的风险。同时还要考虑糖尿病、局部灌注和循环缺陷、皮肤成熟度、灌注和氧合，以及医疗设备的存在对压疮风险的影响。

2. 体位改变和早期活动

除了临床禁忌情况，应对所有存在压疮或有压疮风险的个体按照个性化时间表定时变换体位，根据个人的活动水平、灵活性和独立改变体位的能力来决定体位改变的频率。

摆放体位时避免使有指压不变白红斑的骨隆突处受压。当为患者选择一个特定体位时，要评估一下这样做是否确实使压力解除或使其再分布。对长期卧床老年人，要避免长期局部受压，定时更换卧位，保护骨隆突处，使用石膏甲板绷带固定时注意保护皮肤，松紧适宜。对特殊体位老年人，要避免摩擦力和剪切力，防止患者滑动，不能自主翻身者一般采取2人协助翻身，坚持安全人为操作原则，确保患者及医护人员双方的安全，切忌1个人翻身蛮干，强行拖、拉、拽等不良行为。推荐在适合的椅子或轮椅上适当进行离床活动，但注意限制静坐时间。

3. 皮肤评估及护理

检查有压疮风险患者的皮肤，确定是否出现红斑。用指压法或透明圆盘法鉴别可消退红斑与不可消退红斑,并评估红斑的严重程度,评估皮肤和软组织的温度。指压法:将一根手指在红斑区域按压3s,移开手指后,评估皮肤变白情况。透明圆盘法:使用一个透明圆盘,按压红斑区域,观察皮肤变白情况。对肤色较深的患者进行皮肤评估时,要优先评估皮温、水肿、受检组织相对于周围组织硬度的改变。

护理时,对卧床老年人要避免潮湿、摩擦及排泄物的刺激,当有大小便排泄时要及时清理和擦洗,可涂擦一些润肤露保持皮肤的清洁光滑,受压部位可使用一些减压贴预防压疮,床单若潮湿要及时更换。

4. 营养评估及支持

对有压疮风险的个体进行营养筛查。对经筛查有营养不良和压疮风险,以及已经出现压疮的成人进行全面的营养评估。对有营养不良或有营养不良风险的压疮个体,提供每日每千克体重1.25~1.5克蛋白质。对于营养不良或有营养不良风险的压疮成年个体,如果不能通过正常的饮食摄入来满足营养需求,除通常的饮食外,还应提供高热量、高蛋白的营养剂作为补充。

5. 健康教育

由营养科、外科、康复科的医护人员组成多学科团队,共同关注,让患者及其家属了解皮肤护理与压疮的关系,以及压疮的发生、发展、治疗和护理的相关知识,让其积极参与压疮的预防。

(三)压疮的治疗

持续存在的危险因素是影响压疮愈合的最主要因素,此外,还要结合压疮发生的部位、大小、数目、深度,有无坏死组织、分泌物,以及创面颜色、基底、边缘及周围组织情况等进行综合判断。一般发生在易受压的部位、深部骨组织,创面色暗、坏死分泌物多的压疮不易愈合。

1. 湿性愈合

压疮的治疗方法因人们对压疮认识的改变而存在差异。过去普遍认为创面干爽清洁有利于愈合,目前则认为无菌、湿润条件有利于创面上皮细胞形成,可促进肉芽组织生长和创面愈合,因而出现了伤口湿润环境愈合理论。

保持创面湿润对促进压疮愈合有许多优势,如调节创面氧张力,促进毛细血管形成,有利于坏死组织和纤维蛋白溶解,促进多种生长因子释放并保持创面恒温,利于组织生长;创面无结痂,可避免新生肉芽组织的再次机械性损伤,保护创面的神经末梢,减轻疼痛。

保持创面湿润的方法是使用亲水性纤维材料,通常使用爱康肤银离子敷料,如德湿银、爱康肤银等岛状敷料、油纱敷料。创口愈合的过程中需要选择性地使用敷料,不同时期的伤口需要选择不同的敷料。

2. 不同时期压疮的处理

(1)1期:局部充分减压,以水胶体敷料覆盖(如溃疡贴、减压贴、透明贴)还可吸收渗液。

(2)2期:非感染类2期压疮推荐使用水胶体敷料、水凝胶敷料或聚合敷料。中等或较高渗出量的2期或更高分期压疮,推荐使用泡沫敷料(包括亲水性聚合物敷料)。伤口边缘至周围2cm处用聚维酮碘溶液(艾利克)消毒,待干后用水凝胶敷料封闭伤口,超过边缘 2cm。最初 1 周隔天更换一次，1 周后，3~5 天更换一次。红色期伤口且肉芽新鲜的，要注意保护，促进肉芽生长。

（3）3 期、4 期：较低渗出量的无感染 3 期和 4 期压疮，推荐使用水凝胶敷料。中等渗出量的 3 期和 4 期压疮，推荐使用藻酸盐敷料。盐水纱布湿敷，根据渗液选择藻酸盐或溃疡糊填充创面，加纱布或封闭敷料覆盖。

（4）不明确分期：有坏死组织、腐肉、硬痂，清创，去除坏死组织，减少感染。伤口清创是基本的处理原则，没有红、肿、浮动或渗出的可保留干痂，一旦出现红、肿、浮动或渗出，必须清创。

（5）深部组织损伤期：临床上如出现可疑深部组织损伤，务必谨慎处理。应在取得患者及其家属的同意后探明可能存在的深部损害，进而改善局部供血、供氧，减少摩擦，减轻局部压力，促进皮肤分泌物吸收，保持皮肤的 pH 值，维持适宜温度。

3. 新型辅料及治疗方法

较高渗出量的压疮，推荐使用高吸水性，高吸收量的创面敷料。常见的新型辅料有水胶体类、水凝胶类、藻酸盐类、银离子类、泡沫类及生物敷料等，不同种类敷料适合不同创面。新型治疗方法有生物物理疗法和创面负压治疗等。

4. 手术治疗

以下情况，应考虑手术介入：压疮伴有进行性蜂窝织炎或可以引起脓毒症；存在潜行、窦道、瘘管，和（或）存在通过保守清创不易去除的广泛坏死组织；通过保守治疗未封闭的 3 期或 4 期压疮。

5. 其他治疗方案

如果伤口在 2~4 周内没有明显改善、出现感染加重迹象或治疗方案执行有困难，则需要更换治疗方案，但要避免双氧水（过氧化氢）、络合碘的刺激，用生理盐水或林格氏液清洗干净创面，也可采取高压氧、手术等进行治疗。若细菌及毒素侵入血液循环，可造成脓毒血症或败血症，危及患者的生命。遇到这种情况，一方面在医生的指导下，合理用药，另一方面要配合其他综合治疗等进行专业治疗。湿润烧伤膏对各种伤口、溃疡、糖尿病足、冻疮等的治疗有积极的作用，湿润烧伤膏联合中西医结合内外兼治在各期压疮的治疗中都有非常明显的临床效果。

总之，压疮是全身、局部因素综合作用所引起的皮肤组织变性、坏死的病理过程，应积极预防，采取局部治疗为主、全身治疗为辅的综合防治措施。护理人员只有认识到压疮的危害性，了解其病因和发生发展规律，掌握其防治技术，才能自觉而有创造性地做好压疮的防治工作。压疮管理，重在预防，早评估、早预防、早发现、早处理；更应针对不同时期采取相应的预防和治疗措施，以取得事半功倍的效果。

【案例】

李大爷，89 岁，因失语、卧床不起、大小便失禁 20 天收入住院。入院前半年步态不稳。头颅 CT 检查显示：双侧基底核区多发性腔隙性脑梗死，经治疗后生活能自理。入院前 20 天，出现四肢无力，卧床不起，吞咽呛咳，不能进食，大小便失禁。体格检查：体温 37.8℃，脉搏 98 次/分，呼吸 22 次/分，消瘦，嗜睡，口角歪斜，不能翻身。右髋部有一大小约 8cm×10cm×2cm 的皮肤坏死，肌肉外露，有大量脓性分泌物。

【思考题】
1. 临床护理工作中需思考该患者存在哪些情况？
2. 如何评估患者发生压疮的程度？
3. 作为该患者的责任护士，下一步该如何处理？

（陈华双　吴仕英）

第四节　营养不良的评估及管理

一、老年营养概述

随着人口老龄化进程的加速，老年人群已成为备受关注的人群。良好的营养状况有助于改善老年人的健康状况，预防慢病，增强免疫力，降低疾病并发症发生率和死亡率，延缓老龄化进程，提高生活质量。

伴随临床营养学科的发展，住院患者的营养筛查与评估已纳入大多数医院入院常规筛查项目，而在老年人群的营养筛查与评估中，不同机构的老年人存在不同程度的营养不良风险。据国内外研究报道：社区及居家老年人营养不良发生率为15%，老年住院患者营养不良发生率为62%，养老院老年人营养不良发生率为85%。关于营养不良的说法很多，其中国际共识指南委员会对营养不良做出的定义是：指营养物质摄入不足、过量或比例异常，与机体的营养需求不协调，从而对机体细胞、形态、组成与功能造成不良影响的一种综合征。

二、影响老年人营养不良的因素

老年人营养状况除受年龄增长等生理因素影响外，还受到疾病、药物等多种因素影响。

（一）老年人的生理退行性改变

随着年龄的增长，老年人通常会出现腿脚不利，行动迟缓，视力模糊，牙齿松动，咀嚼功能减弱，吞咽功能困难等，使得食物选择和摄入受到影响；老年人胃肠蠕动能力减弱、胃酸分泌减少、胃肠道菌群失调等均可影响营养物质的吸收和利用。因此，老年人群成了营养不良的高危人群之一。

（二）老年人对营养需求的改变

正常衰老过程中，随着食欲减退及食物摄入的生理性减少，老年人的能量消耗量也相应降低，对碳水化合物的耐受力下降，蛋白质摄入减少，尤其是优质蛋白质的摄入受限，脂肪的摄入比例增加，长此以往会导致营养素摄入比例不合理及蛋白质-能量营养不良。另外，随着年龄增长，老年人渴觉功能减退，主动喝水的意识减弱，容易引起机体脱水。

（三）疾病及药物的影响

急性或慢病的演变过程通常是影响老年人营养不良的常见因素。据调查，平均每个多病共存的老年人每日不同的时间需服用3种或更多的不同药物。这些药物常常影响食欲、味觉和嗅觉及营养吸收、代谢和分泌，从而影响机体营养状况，导致营养不良。

（四）社会心理的改变

随着身体机能的下降，大多数老年人对社会的贡献减少，由于其固定收入降低，社会交际圈狭窄，性格逐渐孤僻、固执，认知功能减退等，在饮食保健方面易受广告宣传和时尚保健食物的影响，从而在营养物质的选择上存在主观片面的认识，存在较大的发生营养不良的风险。

三、老年营养不良的临床表现

老年营养不良最主要的临床表现是老年营养不足、营养过剩或营养失衡。

（一）营养不足

营养不足主要是由于老年人咀嚼功能差，消化、吸收功能减退及进食量少等导致能量、蛋白质及其他营养素摄入不足。研究证明，蛋白质-能量营养不良及微量元素（多种维生素和矿物质）缺乏在老年人群中尤其多见。其中蛋白质-能量营养不良是最常见的营养不良表现形式。

1. 消瘦型营养不良

消瘦型营养不良由长期能量供给不足引起，表现为消瘦、皮下脂肪消失、皮肤无弹性、头发干燥易脱落、体弱乏力、萎靡不振等；临床上多见于肿瘤、神经性厌食、食欲减退、结核、慢性肠炎等患者。

2. 浮肿型营养不良

浮肿型营养不良由长期蛋白质供给不足引起，表现为周身水肿，眼睑和身体低垂部水肿，皮肤干燥萎缩、角化脱屑或有色素沉着，头发脆弱易断和脱落，指甲脆弱有横沟，无食欲，肝大，常有腹泻和水样便等；临床上多见于食管癌、肝癌、严重神经性厌食、重度感染、肠营养吸收不良、肾病综合征、饥饿等患者。

3. 混合型营养不良

混合型营养不良由长期的蛋白质、能量供给不足引起，主要表现为以上两类营养不良相兼的共同特征，并可伴有其他营养素缺乏的表现；临床上多见于慢性营养不良被急性的事件激发恶化的患者及多病共存的老年人。因此，混合型营养不良是老年人最常见的营养不良表现形式。

（二）营养过剩

营养过剩一般由长期摄入过多的能量和脂肪所致，一般表现为超重和肥胖。营养过剩与很多疾病有关，如高血压、心脏病、2型糖尿病、脑卒中、胆囊疾病、睡眠呼吸暂停综合征及某些肿瘤。

营养过剩也可能由于过度摄入脂溶性维生素和一些矿物质导致机体功能改变或受损，如维生素A过量摄入会引起肝脏损害。

(三) 营养失衡

营养失衡介于营养不足和营养过剩之间，主要是由各种营养素摄入比例不均衡所致，其表现多伴随疾病出现。临床上较为多见，如不均衡的肥胖、2型糖尿病、痛风等。

另外，水液代谢失衡也是老年人营养不良比较重要的临床表现。老年人脱水引起的水液代谢失衡比水分过多引起的水肿在临床上更多见。脱水被认为是营养不良的一种形式，由液体摄入不足造成，在老年人中最为常见。

四、老年营养不良的后果

老年营养不良发病率高，并常与各种慢病并存，影响预后，增加医疗成本，最终造成不可逆的严重后果。

(一) 老年营养不良对患者本人的影响

研究发现，老年营养不良的严重程度与机体结构和精神生理功能损害相对应。老年人如果长期出现严重的营养不良会影响骨骼肌、心肌、呼吸肌、胃肠道、体温调节及其他器官功能，导致肌肉萎缩、跌倒、骨折、压疮、心力衰竭、腹泻、免疫功能下降乃至死亡等。另外，老年人长期的特定微量营养素缺乏会导致焦虑和抑郁。

(二) 老年营养不良对患者家庭的影响

据报道，有营养不良老年人的家庭，其用于改善营养状况的花费比一般家庭高出1倍甚至更多。伴随长期的营养不良及危险因素的增加，家庭照料的时间和精力都会相应增加，家人的心理负担也会随之加大。

(三) 老年营养不良对社会的影响

由于我国对老年营养问题的研究起步晚，发展缓慢，以及临床营养学科不太完善，临床医生及临床营养师对老年营养问题的知晓率低，对营养筛查、营养评估及营养计划的制订等显得经验不足，导致老年营养不良患者住院时间延长、医疗费用增加、生活质量下降、死亡率增加。

五、老年营养评估的目的及意义

随着老年人生理机能的退行性改变，老年人营养不良的发生率偏高，给患者本人、家庭及社会造成了沉重负担，因此，及早地对老年人群进行营养筛查与评估显得尤为重要。运用老年人营养筛查和评估方法，及时发现老年人有无营养不良风险、评估营养不良的危险程度，可为医护人员对老年营养不良进行医疗及营养干预提供依据。根据营养风险进行定时监测、做好营养宣教，对存在营养不良的老年人进行科学有效的营养干预，从而可以提高老年人的生活质量，降低老年营养不良的发生率。

六、老年营养评估工具及使用方法

我国标准化临床营养工作流程提到，患者入院进行营养筛查与评估是临床营养诊疗、营养干预的首要前提。营养评估的关键就是正确地使用各种营养评估方法及各类营养评估量表。

(一) 常用的营养评估方法

在营养筛查量表和评估量表提出并运用以前,我国主要通过人体测量、生化及实验室检查、临床检查及膳食调查等多种方法来判定人体的营养状况,确定营养不良的类型及程度,估计营养不良所致后果的危险性,监测营养支持的疗效。

1. 临床检查

运用临床检查来评估老年人的营养状况是多方面的,通常通过病史采集和体格检查来发现患者是否存在营养不良。其中病史采集包含疾病史、用药史、精神史及生理功能评估等;体格检查则通过判断老年人体内脂肪、肌肉萎缩程度、皮肤弹性情况及有无水肿等营养不良的特征性表现来判别营养不良的程度。

2. 人体测量

人体测量是一种较容易获得,能反映老年人营养状况的方法。其通过无创性操作来了解机体的脂肪、肌肉储备情况,从而更好地判断营养不良、监测营养治疗及提示临床预后。人体测量的指标包括身高、体重、体质指数(Body mass index,BMI)、皮褶厚度、各种围度及人体成分等。值得注意的是,由于老年人机体组成发生改变,这些指标在老年人营养状况评估中存在一定的局限性。

(1) 身高的测量方法。

①直接测量法:测定时患者赤足,足底与地板平行,足跟靠紧,足尖外展60°,背伸直,上臂自然下垂。测量者将标示与颅顶点接触,读数记录,以"cm"为单位。

②间接测量法:当老年人存在驼背、肌肉萎缩或其他疾病因素而影响身高的测量时,可采用膝高测量:屈膝90°,测量从髌骨中点(pc)至地面的垂距,用下述公式计算出身高。国内推荐公式如下:

男性身高(cm)= 62.59 + [0.01×年龄(岁)] + [2.09×膝高(cm)]

女性身高(cm)= 69.28 + [0.02×年龄(岁)] + [1.50×膝高(cm)]

(2) 体重的称量方法:测量前应用标准砝码检验和校对电子体重计的准确度和灵敏度。被测者清晨空腹,排空大小便,穿单衣裤立于体重秤中心,读数记录,以"kg"为单位。如需称量长期卧床不起的老年人,可采取卧床患者专用秤、轮椅体重秤、主观估量等方法进行。

(3) 体质指数及其计算方法:体质指数被公认为反映蛋白质-能量营养不良及肥胖的可靠指标。其计算公式为:BMI = [体重(kg)] / [身高^2(m^2)]。世界卫生组织和我国的BMI评定标准见表6-8。

表6-8 体质指数评定标准

世界卫生组织标准		中国标准	
等级	BMI	等级	BMI
肥胖Ⅲ级	>40.0	肥胖	≥28.0
肥胖Ⅱ级	30.0~40.0	超重	24.0~27.9
肥胖Ⅰ级(超重)	25.0~29.9	正常值	18.5~23.9
正常值	18.5~24.9	体重过低	<18.4

续表

世界卫生组织标准		中国标准
蛋白质-能量营养不良Ⅰ级	17.0~18.4	
蛋白质-能量营养不良Ⅱ级	16.0~16.9	
蛋白质-能量营养不良Ⅲ级	<16.0	

由于老年人脊柱生理性弯曲加大，无法测量出准确的身高，因此在老年人群中使用BMI的敏感度不佳。

(4) 各种围度测量法：三头肌皮褶厚度（Triceps skinfold thickness，TSF）测量、上臂围（Mid-upper arm circumference，MAC）测量、腰围（Waist circumference，WC）测量、臀围（Hip circumference，HC）测量和小腿围（Calf circumference，CC）测量等。其中，在卧床老年人中，测量上臂围和小腿围被认为能有效评估老年人的营养状况。

3. 生化及实验室检查

生化及实验室检查是通过测定血清中的蛋白、氮平衡、肌酐身高指数等来评估老年人是否存在营养不良风险。其中血清白蛋白、前白蛋白、淋巴细胞总数、转铁蛋白和视黄醇结合蛋白是公认的营养评定的实验室指标。其中血清白蛋白能有效反映疾病的严重程度和预测手术的风险，但由于其半衰期较长，一般为2~3周，因此反映营养状态的敏感性差。而由于前白蛋白半衰期约为2天，在蛋白质的急性改变方面较白蛋白更为敏感，目前其已成为评价营养状况和监测营养支持效果的一个重要参考指标。

4. 膳食调查

膳食调查方法是通过称重法、24h回顾法、食物频率问卷法和记账法等来了解老年人的饮食结构。几种方法各有特点，食物频率问卷法可以反映群体及个体的食物摄入情况，比较适用于研究膳食与健康的关系；而要评估个体和群体的食物和营养素的摄入量则以24h回顾法和记账法为好，如果条件允许可以采用称重法。

（二）老年营养不良评估量表

常用的营养量表一般分为两种类型，即营养筛查量表和营养评估量表。其中营养筛查量表的用途是对患者营养状况进行初筛，进而根据筛查结果，确定是否需要进行营养评估或营养干预。营养评估量表的用途是对患者营养状况进行全面评估，结合患者病情记录、人体测量、生化及实验室指标、膳食调查来评估患者是否存在营养不良或营养不良风险，再根据营养评估结果为临床医生和营养师提供是否给予营养支持的依据。

结合老年人的特殊情况，常用的老年营养筛查与评估量表有微型营养评价量表（Mini nutritional assessment，MNA）、简易微型营养评价量表（MNA short form，MNA-SF）、营养风险筛查量表（Nutritional risk screening 2002，NRS 2002）、主动营养筛查量表（Nutrition screening initiative，NSI）、主观全面营养评定量表等。

1. 微型营养评价量表

微型营养评价量表包括营养筛查和营养评估两部分，由人体测量、整体评定、膳食问卷和主观评定等18个问题构成，共30分。营养筛查部分设有6个问题，共14分，当筛查分数≤11分时，需继续完成营养评估部分。营养评估部分共有12个问题，共16分，当评估部分分数加上筛查部分分数后，总分<17分为营养不良；17分～23.5分为存在营养不良风险。2003年微型营养评价量表被欧洲肠外肠内营养学会（ESPEN）推荐用于老年人的营养评估。

由于微型营养评价量表内容较多，实际操作费时，为节省时间，美国UCLA的Rubenstein LZ等在微型营养评价量表的基础上设计了简易微型营养评价量表，筛选了6条最重要的项目进行评价，于2001年报告了这一研究结果的可行性。但由于老年人的特殊性，在运用微型营养评价量表评估时，老年人的身高和体重的测量有时难以完成，从而使BMI数据无法获取。鉴于此，国际微型营养评价量表小组的Kaiser等又对美国UCLA设计简易微型营养评价量表进行了改进，在简易微型营养评价量表的6条项目上增加了可选择的条目：小腿围，形成了新版的简易微型营养评价量表（表6-9），于2009年报告这一修订结果，使不能站立或不能称得体重的老年人更方便使用。

表6-9 简易微型营养评价量表

	项目	标准
A	过去3个月内有没有因为食欲不振、消化不良、咀嚼或吞咽困难而减少食量？ 0分=食量严重减少； 1分=食量部分减少； 2分=食量没有减少	● 在过去3个月，您吃的比正常少吗？ √ 如果"不是"，记2分。 ● 如果"是"，继续询问： 是因为食欲不振、消化不良、无法咀嚼或吞咽困难吗？ ● 如果"是"，继续询问：您比以前吃的只少一点还是远远少于以前？ √ 如果"只少一点"，记1分。 √ 如果"远远少于"，记0分
B	过去3个月体重下降的情况如何？ 0分=体重下降大于3kg； 1分=不知道； 2分=体重下降1～3kg； 3分=体重没有下降	● 您有没有在过去3个月努力减肥？ ● 您的裤腰变得宽松了吗？ ● 您认为您已经失去了多少重量？ ● 多于或少于3kg？ 虽然超重的老年人减肥可能是适当的，但体重降低也可能是由于营养不良。 当删除体重降低的问题时，该量表会失去其敏感性，因此，即使是对因为超重必须减肥的患者也必须询问此问题
C	活动能力如何？ 0分=需长期卧床或坐轮椅； 1分=可以下床或离开轮椅，但不能外出； 2分=可以外出	● 如何描述您的活动能力？ ● 是否需要别人的协助才能从床或椅子离开，或坐在轮椅上？ √ 如果"需要"，记0分。 ● 是否能够离开床或椅子，但不能离家外出？ √ 如果"是"，记1分。 ● 是否能够离家外出？ √ 如果"能"，记2分
D	过去3个月内有没有受到心理创伤或患急性疾病？ 0分=有； 2分=没有	● 您最近觉得压力大吗？ ● 您最近得了严重的疾病吗？
E	精神心理问题如何？ 0分=严重痴呆或抑郁； 1分=轻度痴呆； 2分=没有精神心理问题	● 您有过长期或严重悲伤的情绪吗？ 患者的护理人员或医疗记录可以提供有关（痴呆）患者精神心理问题的信息

续表

	项目	标准
F1	体质指数（BMI）是多少？ 0 分＝BMI＜19； 1 分＝BMI 在 19～21； 2 分＝BMI 在 21～23； 3 分＝BMI≥23	● 在计算 BMI 之前，先记录身高和体重； ● 可使用微型营养评价量表工具中的 BMI 计算表查询； ● 如特殊情况，不能取得 BMI，可以用 F2 项目替代
F2	小腿围（CC, cm）是多少？ 0 分＝CC＜31cm； 3 分＝CC≥31cm	● 针对卧床昏迷的患者； ● 卷起裤腿，露出左侧小腿； ● 仰卧位，左膝弯曲 90°； ● 测量最宽的部位； ● 记录值需要精确到 0.1cm。 重复测量 3 次，取平均值，误差应在 0.5cm 内
结果判定：12～14 分，营养正常；8～11 分，有营养不良风险；0～7 分，营养不良。		

微型营养评价量表营养评估部分项目详细，概括面广，更适用于科学研究，而简易微型营养评价量表快速、简单、易操作，比较适合临床使用，尤其适合老年患者人群的营养评估。研究证明，微型营养评价量表还可用于预测健康结局、社会功能、病死率、就诊次数和住院费用等。

2. 主动营养筛查量表

主动营养筛查量表（表 6-10）是 20 世纪 90 年代美国膳食协会编制的，目标是提高老年人健康的营养成本-效益，促进老年人进行常规营养筛查。主动营养筛查量表主要关注的是有明确营养风险的老年人，有助于改善他们的营养状况，可用于提高老年人对自身营养状况的认识并促使其进行常规营养筛查。

表 6-10 主动营养筛查量表

阅读下面的内容，如果您或您熟悉的人存在下述问题，在"是"栏的分值上画圈。对每个"是"的答案记分，然后相加得出您的营养分数。

问题	分值（分）
○我有一种或以上的疾病使我的摄食种类和（或）数量发生改变	2
○我每天吃饭少于两餐	3
○我几乎不吃蔬菜、水果和奶制品	2
○我几乎每天喝 3 次或以上啤酒、烈酒和红酒	2
○我有牙齿或口腔问题导致我进食困难	2
○我不是总有足够的钱买我需要的食物	4
○我许多时候一个人吃饭（没有陪伴）	1
○我每天要吃 3 种或以上的处方或非处方药物	1
○近 6 个月我减少或增加 10 磅（1 磅＝453.6g）体重，而这并不是我想要的	2
○从身体上来说我不能总是自己购物、煮饭或自己吃饭	2
总分	
您的营养评分，如果是：	

续表

问题		分值（分）
0~2分	好！6个月后重新核对您的营养评分	
3~5分	您有中等程度的营养风险。看看可以通过什么措施改善您的饮食习惯和生活方式。可寻求老年支持办公室、老年营养项目、老年活动中心或健康部门的帮助。3个月后重新核对您的营养评分	
6分及以上	您存在高度的营养风险。请在看医生、营养师或其他专业的健康及社会服务人员时带上这份量表，与他们讨论您存在的问题，并寻求帮助，以改善您的营养健康状况	

主动营养筛查量表内容简短、容易记分，可准确识别社区老年人是否存在营养不良的危险状况，但它不是一个临床诊断工具，不能代替对营养状况的综合评估。

3. 营养风险筛查量表

营养风险筛查量表（NRS 2002）是欧洲肠外肠内营养学会提出并推荐使用的营养筛查工具，包括4个方面的评估内容，即人体测量、近期体重变化、膳食摄入情况和疾病的严重程度。NRS 2002评分由3个部分构成，包括营养状况评分、疾病严重程度评分和年龄调整评分，3部分评分之和为总评分（若70岁以上加1分）。总分为0~7分，若NRS 2002的评分≥3分，可确定患者存在营养不良风险。NRS 2002突出的优点为能预测营养不良的风险，并能前瞻性地动态判断患者的营养状态变化，便于及时反馈患者的营养状况，并为调整营养支持方案提供证据。因此，NRS 2002常被护理人员用于筛查社区和疗养院老年人营养危险状态。不过，在对大规模老年人群（包括体形改变的老年人、卧床老年人等）运用该量表时，BMI的获得方法（即如何准确获得老年人的身高和体重）需要根据实际情况调整。

4. 主观全面评定法（Subjective global assessment，SGA）

主观全面评定法是Detsky在1987年首先提出的，是一种主观的评估方法。最初主观全面评定法用于评估住院患者术后营养状况，但后来也用于评估老年人的营养状况，它不需生化分析，医务人员通过询问患者病史和简单的体检即可综合评估患者的营养状况。该量表无具体的评分标准，只是综合所评估内容的指标，将营养状况分成营养良好、轻中度营养不良和重度营养不良（表6-11）。

表6-11 主观全面评定法量表

指标	A级	B级	C级
1. 近2周体重改变	无/升高	减少<5%	减少>5%
2. 饮食改变	无	减少	不进食/低能量流食
3. 胃肠道症状（持续2周）	无/食欲不减	轻微恶心、呕吐	严重恶心、呕吐
4. 活动能力改变	无/减退	能下床走动	卧床
5. 应激反应	无/低度	中度	高度
6. 肌肉消耗	无	轻度	重度
7. 三头肌皮褶厚度	正常	轻度减少	重度减少
8. 踝部水肿	无	轻度	重度

主观全面评定法在很大程度上依赖评估者对有关指标的主观判断，如在体重减轻、肌

肉萎缩、饮食方式等项目中主观因素占主导地位，而无客观评估指标和标准，由此降低了它的特异性和准确性。

总之，以上常用的老年人营养不良评估方法及评估量表能有效地筛查和评估将要发生营养不良或已经处于营养不良危险状况的老年人，是辅助临床人员对老年人进行营养评估的有效工具，能有效地帮助医护人员和各医疗机构建立相应的营养支持治疗方案和干预方法。但由于老年人群的特殊性，如何更科学、更合理、更人性化地对老年人进行定期营养筛查与评估，还有待持续探索和研究。

七、老年营养评估结果及临床应用

医务人员或营养师在对医院或社区老年人进行营养筛查和评估后，对不同的评估结果进行汇总，可将评估结果分为三类：营养状况正常、存在营养不良风险、营养不良（轻度营养不良、中度营养不良、重度营养不良），然后根据不同的结果进行不同的营养干预。

（一）营养宣教

结合老年人的营养评估结果，进行相应的营养知识宣传和营养专题讲座。采取的形式可以是一对一的营养咨询，如各类疾病的饮食指导，膳食的食谱指导及健康计划书的编制等；也可以是专题讲座，针对不同人群进行相应的营养知识的讲授。

（二）营养支持

营养支持是营养干预中最有效的一种形式。它需要临床营养师对老年患者有全面了解，进行细致的营养评估，结合患者生理或病理特点，给予相适应的营养干预方案。老年营养支持需要遵循"先评估后应用""肠内营养优先""肠内营养联合肠外营养""发挥药理营养素的治疗作用"及"严密监测，预防并发症"等5个原则。

【案例】

患者王某，女，87岁，退休建筑工人，住院号：××××，主要诊断：冠状动脉粥样硬化性心脏病。入院后，请营养师进行营养评估，其内容如下。人体测量：身高159cm，体重47kg，上臂围25cm，小腿围30cm。临床检查：患者近3个月体重有下降，但具体不详；牙齿部分脱落，咀嚼功能差；全身皮肤完好，四肢肌肉轻度萎缩，腿脚不利，不能随意外出；有轻度的记忆力减退但精神尚可，近日病情稳定。膳食调查：患者平日饮食规律，一日三餐能独立完成。每日膳食内容：主食150g，鸡蛋1个，牛奶1杯，动物性食物80g，蔬菜200g，水果50g，油脂15g，其余饮水500mL。因牙齿咀嚼功能差而少食瘦肉类食物，因怕卡刺而忌食禽、鱼肉类，因此患者平日动物性食物以肥肉为主。另因疾病原因长期服用3种或以上药物。问卷调查：患者对自我的营养状态不能确定，但自我感觉比同龄人好一些。

【思考题】

1. 老年营养不良的临床表现有哪几种类型？
2. 请用简易微型营养评价量表对此患者进行营养评估。

（王利仙　毛水珍）

第五节　尿失禁的评估及管理

尿失禁是老年人常见疾病之一。据不完全统计，我国尿失禁发病率为18%~53%，50岁以上女性发病率高达60%，女性尿失禁发病率是男性的5倍。尿失禁能得到及时治疗的不到20%。80%以上的尿失禁患者，很多完全可以治愈并恢复正常生活，但因得不到及时治疗，延误了康复时机。尿失禁可以发生在任何年龄及性别的人群，尤其是女性及老年人。尿失禁除了让人身体不适，更重要的是它会长期影响患者的生活质量，严重影响患者的心理健康，因此尿失禁常被称为"比死亡还痛苦的社交癌"。

一、老年尿失禁的定义

尿失禁是不能自主控制排尿而引起的一种临床症状。老年尿失禁是老年人各种原因所致尿失禁的总称，发病率高，严重影响老年人的生活质量。由于老年人常常发生尿失禁，人们常常认为尿失禁是衰老过程中不可避免的自然结果，是随年龄增加自然而然发生的衰老表现。事实上，尿失禁不是衰老的正常表现，也不是不可逆的。

二、老年尿失禁常见的病因及分类

无论哪一个年龄段，控尿功能不但依赖于下泌尿道功能、神经支配的完整性，以及盆底肌，膀胱颈、后尿道周围筋膜和韧带对尿道的支持，同时也与泌尿系统外的因素如精神状态、四肢的活动能力有关。老年人常伴有活动不便、反应缓慢、年龄相关的下泌尿道解剖和功能改变，并易患一些影响神经生理完整性的疾病。以上原因是老年尿失禁的易发因素。尿失禁可以根据临床症状的持续时间、临床表现或生理上的异常进行分类。尿失禁根据临床表现特征可分为以下几类。

（一）充盈性尿失禁

充盈性尿失禁是由于下尿路有较严重的机械性（如前列腺增生）或功能性（直肠内粪块嵌塞）梗阻，膀胱内存尿过多使膀胱过度膨胀，不能自觉正常排尿，尿液被迫呈点滴状外溢。

（二）急迫性尿失禁

老年人泌尿系炎症可造成逼尿肌反射，使膀胱收缩而导致急迫性尿失禁，这种尿失禁是暂时性的，待炎症控制后尿失禁情况也会好转。此外，老年女性无菌性尿道炎合并萎缩性阴道炎时，也可引起急迫性尿失禁。

（三）神经性尿失禁

正常人的排尿是通过神经反射来完成的。当患有严重脑动脉硬化、脑卒中、脑肿瘤及颅内感染等疾病时，大脑皮层失去管制排尿的功能，则发生尿失禁。据统计，约80%的老年人尿失禁属此类。此外，存在位于骶椎以上的脊髓病变时，可导致排尿反射功能丧失，进而引起神经性尿失禁。

（四）应力性尿失禁

由于膀胱颈括约肌老化松弛，此时若有腹部压力增高，膀胱内压力超过膀胱出口及尿道阻力，即可使尿液外溢。如咳嗽、大哭、快步走等使腹部压力增加则易发生尿失禁，多见于膀胱膨出、子宫脱垂的老年经产妇女。

（五）无阻力性尿失禁

无阻力性尿失禁是由于尿道阻力完全丧失，膀胱内不能储存尿液，患者在站立时尿液由尿道流出。

三、老年尿失禁的危险因素及发生机制

正常的排尿随意控制与一系列复杂的生理反应有关。随着膀胱充盈，膀胱壁牵张感受器向骶尾部脊髓发出信号，膀胱容量达临界值时，脊髓反射（排尿反射）刺激膀胱排空。排空过程通过逼尿肌节律性收缩及尿道外括约肌松弛来完成。排尿随意控制通过大脑皮层的神经元回路抑制排尿反射来完成。随意控制需要个体注意膀胱排空阈值，避免在达到阈值前排尿，形成尿失禁，也就是说，要感觉膀胱充盈的程度，抑制反射性收缩，直到需排尿的程度。在无抑制的膀胱收缩或咳嗽、喷嚏引起压力骤增时还需闭合尿道以防止尿失禁。随意排空膀胱的能力在维持随意控制方面也具有重要意义。以上各环节在适当时候不能正常发挥作用，即可出现尿失禁。

（一）老年尿失禁的危险因素

很多因素可以导致或加重尿失禁，常见危险因素有绝经、超重与肥胖、疾病因素、社会心理因素、药物因素、不良习惯、认知障碍、活动受限等。

（二）老年尿失禁的发生机制

1. 逼尿肌反射减弱或无反射

老年人尿失禁时，由于逼尿肌反射减弱或无反射多见于脊髓损伤或脑部病变后的休克期，表现为无张力性膀胱，从而导致尿失禁。

2. 逼尿肌反射亢进

老年人尿失禁时，逼尿肌反射亢进是最常见的尿动力学异常，主要原因可能与休克期和休克期过后逼尿肌反射由减低或消失转变为亢进有关。

3. 尿道外括约肌无自主收缩

老年人尿失禁时，尿道外括约肌可无自主收缩，即在逼尿肌不自主收缩时，尿道外括约肌无相应的保护性收缩，而发生反射性的功能抑制，尿道括约肌松弛，肌电活动消失。

4. 逼尿肌－尿道外括约肌协同失调

老年人尿失禁时，逼尿肌－尿道外括约肌协同失调主要指在逼尿肌自主收缩时无相应的尿道外括约肌保护性收缩，导致尿失禁。

四、老年尿失禁的后果

尿失禁严重影响患者的身心健康及生活质量。

（一）老年尿失禁可导致心理障碍

严重的尿失禁导致老年人身上常常伴有尿臭味。身上难闻的异味使老年人羞于站在人

前,害怕与人交往,故而会尽量减少与他人的接触机会,长此以往会造成交往心理障碍,形成所谓"社交癌"。

(二) 老年尿失禁引发多种并发症

老年尿失禁常易引发阴部湿疹、溃疡、压疮、阴道炎、尿路感染、膀胱结石、肾脏受损等多种并发症。尿失禁患者往往排尿后会觉得尿道口刺痛不适,这是因为女性尿道离阴道很近,长期尿失禁会诱发阴道炎症。有些老年人为了防止尿失禁而少喝水,导致膀胱尿酸增高,非常容易造成膀胱结石。严重的尿失禁还可引发膀胱输尿管反流、肾积水合并感染、尿毒症等而危及生命。

五、老年尿失禁的评估目的及意义

(一) 老年尿失禁的评估目的

评估老年人尿失禁程度,判断其生活自理能力,依据评估结果制订治疗和护理计划,同时通过评估评定治疗效果。

(二) 老年尿失禁的评估意义

通过询问病史了解症状,评估引起患者尿失禁的各种原因,了解患者的排尿功能和预后相关的影响因素,指导医生、护士选择干预措施,最终使患者恢复健康或维持目前的健康状态,提高老年人的生活质量。

六、老年尿失禁的评估工具及使用方法

(一) 尿失禁的评估量表

常用的评估量表有国际尿失禁咨询委员会尿失禁问卷表简表和老年人失禁评估总表。

1. 国际尿失禁咨询委员会尿失禁问卷表简表 (ICI-Q-SF)

该表用于调查尿失禁的发生率和尿失禁对患者的影响程度。评估方法:请评估对象仔细回想近4周来的症状,尽可能回答表6-12中问题。

表6-12 国际尿失禁咨询委员会尿失禁问卷表简表 (ICI-Q-SF)

序号	评估项目	评估内容	评分(分)	得分(分)
1	你的出生日期	年　　月　　日		
2	性别	男　　女		
3	你遗尿的次数	从来不遗尿 一星期大约遗尿1次或经常不到1次 一星期遗尿2次或3次 每天大约遗尿1次 一天遗尿数次 一直遗尿	0 1 2 3 4 5	
4	在通常情况下你的遗尿量是多少(不管你是否使用了防护用品)	不遗尿 少量遗尿 中等量遗尿 大量遗尿	0 2 4 6	

续表

序号	评估项目	评估内容	评分（分）	得分（分）
5	总体上看，遗尿对你日常生活影响程度如何	请在0（表示没有影响）~10（表示有很大影响）之间的某个数字上画圈	0 1 2 3 4 5 6 7 8 9 10	
6	什么时候发生遗尿（请在与你情况吻合的空格内画勾）	从不遗尿 在睡着的时候遗尿 在活动或体育运动时遗尿 在没有明显理由的情况下遗尿 未能到达厕所就会有尿液漏出 在咳嗽或打喷嚏时遗尿 在排尿完和穿好衣服的时候遗尿 在所有时间内遗尿		

评价：把第3~5个问题的分数相加为总分。0分，无症状，不需要任何处理；1~7分，轻度尿失禁，不需要佩戴尿垫，在医生或康复师指导下进行自控训练。8~14分，中度尿失禁，需要佩戴尿垫，可进行物理治疗或手术治疗。15~21分，重度尿失禁，严重影响正常生活和社交活动，建议到专科医院或老年病医院进行系统治疗。

2. 老年人失禁评估总表（表6-13）

表6-13 老年人失禁评估总表

直接因素评估：评估老年人的失禁状况，并确定相应的护理措施			
项目	评估内容描述	级别	判定
排泄控制	自主排泄，并能保持清洁	A	
	有意识，偶尔小便失禁，但可自行如厕，或者经常小便失禁但使用纸尿裤	B	
	无意识，小便完全失禁或大小便失禁，完全依赖纸尿裤或使用导尿管	C	
间接因素评估：评估失禁相关的状况，情况越差，需要的协助越多，护理人员投入的工作量、时间及关注也越多			
项目	评估内容描述	分值（分）	得分（分）
修饰/灵巧性	自行完成穿脱衣服、擦拭、刷牙、剃须等动作	0	
	可自行完成以上动作，但不能整洁到位，需协助完成	10	
	完全需要帮助	20	
活动能力	独立行动，能自主如厕	0	
	使用安全保护或辅助用具协助完成，如厕时需要一定协助	10	
	不能行动或完全需要帮助，卧床	20	
液体摄入	适当的饮水量，每天总计≥1200mL，或每天饮水次数≥4次	0	
	饮水量，800mL≤每天总计<1200mL，或2次≤每天饮水次数<4次	10	
	确诊为脱水，饮水总计<800mL或每天饮水次数≤1次	20	

续表

项目	评估内容描述	分值（分）	得分（分）
与失禁有关的药物	没有服用影响尿控能力的药物	0	
	服用了恢复尿控能力的药物	−10	
	服用了可能影响尿控能力的药物，如利尿剂、镇静剂、α受体阻滞剂	10	
皮肤	皮肤健康完好	0	
	皮肤轻度敏感/有压疮/红肿/溃烂	10	
	皮肤严重敏感，有发炎、破损、溃烂等	20	
认知能力	反应灵敏并正常交谈	0	
	有一定沟通障碍，但是可以通过工具表达自己	10	
	严重沟通障碍，基本不能表达	20	
对尿控的关注	坦然接受、愿意接受帮助并希望改善	0	
	不太关心失禁问题，认为随便处理即可	10	
	对失禁无意识或完全不关注，或有自卑心理	20	
对如厕设施的使用	非常完善，如厕电铃、马桶旁扶手、防滑走道、如厕指示牌、如厕协助等齐全	0	
	比较完善，上述内容不太齐全，但是基本需求已经满足	10	
	不太完善，上述内容不齐全，不能满足老年人如厕的基本需求	20	
直接因素级别与间接因素得分结合	合计得分	结果判断	
		A 级，密切关注身体情况，保持现状，无须失禁护理； B 级，且得分≤30 分，失禁三级护理； B 级，且 30 分＜得分≤60 分，失禁二级护理； B 级，且得分＞60 分，失禁一级护理； C 级，且得分≤30 分，失禁二级护理； C 级，且得分＞30 分，失禁一级护理	
根据评估综合得分确定该老年人需要的失禁护理级别			

（二）尿失禁的临床评估

对于老年人尿失禁的评估，除使用国际尿失禁咨询委员会尿失禁问卷表简表、老年人失禁评估总表外，还应注意患者的泌尿外科症状，如尿失禁产生的诱因，尿失禁发生时有无尿频、尿急等伴随症状，有无反复泌尿系感染，有无膀胱刺激综合征的相关症状，有无持续漏尿，是否使用卫生垫等。根据情况选用相应的辅助检查，包括尿液检查、肾功能检查、膀胱逆行造影、测量残余尿量、压力诱发试验、饮水及排尿日记、尿垫试验、棉签试验等。

1. 排尿日记

老年人很难准确表述其排尿症状的特点，排尿日记能客观记录患者规定时间内的排尿情况，其中包括一天排尿的次数、每次排尿的时间、排尿量，每天饮水时间、饮水量、每次有没有尿失禁的情况。这个日记至少要记录 3 天以上。

常用的饮水及排尿日记记录表见表6-14。

表6-14 饮水及排尿日记记录表

时间	年　　月　　日					
	进水量	漏尿	自排	导尿	尿失禁及伴随症状	其他

说明：

1. 进水量包括水、汤、果汁、粥、其他饮品，每日总量不超过2000mL。
2. 临睡前3h不饮水。
3. 自主排尿量请在"自排"栏中填上容量。
4. "漏尿"：尿湿裤子、尿湿床单、尿湿尿片，请在"漏尿"栏上填上＋、＋＋、＋＋＋。
5. "其他"：如尿中带血（▼）、尿有臭味（※）、混浊（●）、有沉淀物（◆）、插尿管有困难（⊙）、发热（×）等，请在"其他"栏上填上症状符号。

2. 尿垫试验

推荐1h尿垫试验（国际尿控学会推荐方案），试验时膀胱要充盈，持续1h，从试验开始1h内不排尿，试验前预先放置称重的干燥尿垫。

试验初期15min内，喝500mL白开水，卧床休息。以后的30min，患者行走，上下一层楼的台阶。最后15min，患者应坐立10次，用力咳10次，原地跑步1min，拾起地面物体5次，再用自来水洗手1min。在试验60min结束时，将放置的尿垫称重，要求患者排尿并测尿量。

评估结果判断：尿垫增重≥2g为阳性。轻度：2g≤漏尿量<5g；中度：5g≤漏尿量<10g；重度：10g≤漏尿量<50g；极重度：漏尿量≥50g。尿垫增重<1g提示基本干燥或实验误差，称重时注意有无称重误差、出汗和阴道分泌物。

3. 棉签试验

棉签试验用于判断女性尿道下垂程度。试验时患者取截石位，消毒会阴部后于尿道插入一根4cm长的棉签。正常女性腹壁放松时，棉签与水平线的夹角为$-5°\sim+10°$。屏气后棉签保持原位置，表示尿道与膀胱解剖关系正常。静止和应力状态下棉签活动角度超过30°，则表示后尿道下垂。

七、老年尿失禁的评估结果及临床应用

分析评估资料评价患者尿失禁严重程度和病因。如果是疾病或药物因素导致尿失禁的发生，首先处理这些问题。轻、中度的尿失禁可以通过药物和盆底肌训练（Pelvic floor muscle training，PFMT）、膀胱训练等行为治疗得到完全的康复。对较严重的尿失禁，需要多学科团队共同会诊处理。

(一) 尿失禁评估结果判断

综合国际尿失禁咨询委员会尿失禁问卷表简表及老年人失禁评估总表得分情况，尿失禁分为轻度尿失禁、中度尿失禁、重度尿失禁三类。同时还要了解老年人尿失禁的直接因素和间接因素，综合老年人生活自理能力确定失禁护理级别。

1. 轻度尿失禁

轻度尿失禁，尿失禁问卷得分 1~7 分，失禁 B 级，失禁评估 30 分以下。此类老年人需密切关注身体情况，保持现状，无须失禁护理。此阶段不影响日常生活，只有在特殊情况时才会有尿失禁的困扰。譬如，做需加大腹压的剧烈运动、激烈运动时或大声笑时才出现尿失禁的问题，因此基本上不影响日常生活。

2. 中度尿失禁

中度尿失禁，尿失禁问卷得分 8~14 分，失禁 B 级，失禁评估 30~60 分，或失禁 C 级，失禁评估≤30 分，给予尿失禁三级至二级护理。此阶段会出现日常生活的某些不便，如咳嗽或腹部稍微用力就会出现尿失禁问题，可能需要使用护垫、卫生棉或尿失禁裤来保持会阴干爽和参加社交活动。

3. 重度尿失禁

重度尿失禁，尿失禁问卷得分 15~21 分，失禁 B 级，失禁评估 60 分以上，或失禁 C 级，失禁评估 30 分以上，给予尿失禁一级护理。患者日常生活会受到非常大的限制，心理也会受到影响。有的患者意识丧失或严重失能，有的患者小便完全失禁或大小便均失禁，完全依赖纸尿裤或使用导尿管，重度尿失禁大多需要手术治疗。

(二) 尿失禁护理

1. 健康教育

目前我国对尿失禁的预防、治疗的知识宣传远远不够，尤其是受教育水平较低的老年妇女对尿失禁的相关知识更为缺乏，就诊意识淡薄，因此采取各项措施改变人们对尿失禁的认识刻不容缓。护理人员一方面要进行疾病相关知识的宣教，指导患者养成良好的卫生习惯，另一方面要指导老年女性进行有效的功能锻炼，教授其改善尿失禁的技巧，提高她们的生活质量。

2. 心理护理

护理人员应该理解、尊重和关心老年人，注意保护其隐私。注意老年人的情绪变化，了解其心理状况，给予体贴的照顾和安慰。提醒家属不要嫌弃老年尿失禁者，应该理解、关心老年人，主动协助他们到户外参加力所能及的社交活动。

3. 饮食护理

尿失禁患者宜摄入高蛋白质、高热量、高维生素的饮食；不要过分限制饮水，白天足量饮水，每天 2000mL 左右，晚餐后限制饮水。注意不要一次大量饮水；不饮茶和刺激性饮料。

4. 皮肤护理

尿失禁最大的危害是皮肤溃烂、压疮、继发感染。因此做好皮肤护理对尿失禁及卧床患者尤为重要。皮肤护理最具成效的预防性措施仍是减轻受压、变换体位、加强营养，同时注意皮肤的清洁、滋润和保护等几个方面。

（三）尿失禁老年人的行为干预

（1）生活方式干预：减轻体重，尤其是体质指数大于 30 的患者，应避免负重及其他导致腹压增加的活动。老年患者随着年龄增长，表现为人体脂肪含量增加、肌肉含量减少，在减重时应进行抗阻训练，并摄入足够的优质蛋白质，以增加肌肉含量及力量。

（2）治疗便秘、前列腺增生等导致尿失禁的疾病。

（3）盆底肌训练又称凯格尔（Kegel）运动，适用于意识清楚、能理解指令的老年人。盆底肌训练的目的是重建和加强盆底控制排尿的肌肉组织——提肛肌群，从而加强尿道外括约肌的功能，使尿道关闭压升高，起到防治压力性尿失禁的作用。盆底肌训练应达到相当的训练量才可能有效，要让患者知道此项练习的重要性和长期性；要教会患者正确进行肌肉收缩。具体可参照如下方法实施：持续收缩盆底肌（即缩肛运动）不少于 3s，松弛休息 2~6s，连续做 15~30min，每天重复 3 遍；或每天做 150~200 次缩肛运动。持续 3 个月或更长时间。应在训练 3 个月后门诊随访，进行主客观训练效果评价。

在进行盆底肌训练的过程中要注意以下几点：运动前先排空膀胱；饭后 1h 较不适合执行此运动；在轻松、自然且没有压力的环境下练习；双腿、腹部与臀部的肌肉尽量不要收缩，运动的质比量更为重要，动作正确是成功的关键。每天喝水量至少在 1500mL 以上；有阴道或泌尿系统感染时要暂停练习；运动时有不适要立即停止练习。可采用生物反馈方法，疗效优于单纯医生口头指导。

（4）盆底电刺激治疗：通过增加盆底肌的力量，提高尿道闭合压来改善控尿能力，但不作为治疗尿失禁的常规方法。对于不能主动收缩盆底肌的患者可采用生物反馈和盆底电刺激的方法，可联合盆底肌训练应用。

（5）排尿习惯的训练：适用于对排尿有认知的患者。主要从以下几个方面进行训练：首先要制订有针对性的排尿计划；其次要训练患者无论有无尿意，应在规定时间内排空膀胱；最后须根据患者训练情况及时调整计划，对患者行为的改善及时给予反馈。

（6）间歇性导尿：适用于残余尿量过多或无法自行解出小便的尿失禁老年人。

（四）尿失禁临床干预的效果评价

对尿失禁老年人开展评估治疗与护理后，老年人能主动参与治疗活动，主诉尿失禁的次数减少，局部皮肤清洁干燥，愿意并参与社交活动，提示尿失禁干预取得预期效果。

【案例】

陈婆婆，女，75 岁，20 多年前开始在咳嗽、大笑、打喷嚏、奔跑时尿液不自主地溢出，并随着健康状况的好坏而时轻时重。去年年底开始症状加重，询问过去史，得知陈婆婆自这个冬春季以来持续咳嗽长达 4 个月，漏尿症状有所加重。询问生育史，育有一子一女，女儿为产钳助产。妇科检查见子宫Ⅰ度脱垂。泌尿系检查，膀胱内压正常，膀胱逼尿肌稳定。尿道压力测试：在膀胱充盈状态下，站立位可见随咳嗽尿液漏出，咳嗽停止后还见漏尿。

【思考题】

1. 根据上述资料，这位老年女性尿失禁的危险因素有哪些？
2. 这位老年女性患的是哪种类型的尿失禁？

3. 盆底肌训练如何进行？

（孙春丽　段小燕）

第六节　老年大便失禁的评估及管理

由于人口的老龄化，老年人机体功能的衰退，老年大便失禁（Fecal incontinence）的发病率越来越高。

一、老年大便失禁的定义

老年大便失禁也叫肛门失禁，是指每天至少2次或2次以上不随意控制的排便和排气，是各种原因引起的具有多种病理、生理基础的一种临床症状。老年大便失禁虽不直接威胁生命，但会造成患者身体和精神上的痛苦，严重地影响患者的生活质量。

二、大便失禁的分类

大便失禁的分类方法有多种，可按失禁的程度、性质、直肠感觉和病因等分类，也可以中医辨证分类，目前尚无统一的分类标准。

（一）按大便失禁程度分类

1. 不完全性大便失禁

不完全性大便失禁是指患者能随意控制干的大便，但对稀的大便及气体失去控制能力。

2. 完全性大便失禁

完全性大便失禁是指患者肛门失去对干大便、稀大便和气体的控制能力，而导致有粪便黏液外流，污染内裤，使肛门持续潮湿、瘙痒。

（二）按大便失禁性质分类

1. 感觉性大便失禁

感觉性大便失禁是指患者肛管括约肌的形态正常，但直肠下段感觉缺失，如脊髓或大脑中枢神经功能障碍所致的大便失禁；或因直肠顺应性过低、大便次数严重增多所致的大便失禁。

2. 运动性大便失禁

运动性大便失禁主要指肛管外括约肌的损伤破坏肛管直肠环，导致患者不能随意控制大便而致的大便失禁。

（三）按大便失禁病因分类

老年大便失禁按大便失禁病因可分为大便性状改变性大便失禁、肠容量或顺应性异常性大便失禁、直肠感觉异常性大便失禁、括约肌或盆底功能异常性大便失禁。

三、老年大便失禁的病因和发病机制

（一）老年大便失禁的病因

老年大便失禁可由粪块嵌塞、直肠感觉异常、肛门括约肌压力降低、神经肌肉功能紊乱、痴呆、药物等所致。

（二）老年大便失禁的发病机制

正常排便活动是在神经内分泌调节下条件反射的随意活动，是多系统参与的复杂生理过程。结肠内粪便或气体，随着结肠节律性收缩运动和胃结肠反射的不自主活动到达直肠下段后，刺激直肠壁压力感受器；当腔内压达到一定阈值时，交感神经兴奋，直肠扩张，内括约肌收缩，肛隐窝受到刺激而产生便意；这一冲动沿内脏传入神经骶副交感神经，再传入腰髓的排粪中枢，再传入大脑皮层感觉区和运动区；当大脑皮层解除排便的抑制时，外括约肌和耻骨直肠肌松弛，即可出现排便活动。正常大便的自控有赖于许多因素，如大脑的功能、粪便的容量和稠度、结肠的传输、直肠的膨胀性、肛门括约肌的功能、肛门直肠的敏感性和肛门直肠反射等。这些因素中任何一个或多个因素异常都可能导致大便失禁。

四、大便失禁的临床表现及后果

（一）大便失禁的临床表现

大便失禁可表现为不同程度的排便和排气失控。轻症患者对排气和液体性粪便的控制能力丧失，其内裤偶尔弄脏；重症患者对固体性粪便也无控制能力，表现为肛门频繁地排出粪便，如果患者能够迅速找到卫生间，则可以避免弄脏衣裤。大便失禁患者常因肛门、会阴部长期潮湿不洁，排泄物污染衣裤、床单等而影响生活质量和身心健康。体检可见肛门、会阴部潮湿不洁、湿疹、溃疡瘢痕、肛周皮肤瘢痕、肛门松弛，有时可见直肠脱垂。指检可触及坚硬的粪块或肿瘤等，可有肛门括约肌松弛和伸展，其收缩力减弱或消失。仔细检查能准确判断收缩无力的部位并可发现肛管反射消失。

（二）大便失禁的后果

大便失禁易造成多种并发症，最常见的并发症是会阴部、骶尾部皮肤炎症及压伤。大便失禁在老年人、危重患者及瘫痪卧床患者中的发生率达 46.0%～54.4%。由于粪便的刺激，会阴部皮肤经常处于潮湿和代谢产物的侵袭状态，易发生皮肤红肿、溃烂；皮肤破溃感染可深及肌层或破溃延伸至阴囊、阴唇、腹股沟等；污染尿道口、阴道口引起逆行感染，不仅加重了患者的痛苦，亦给临床护理工作带来困难。由于会阴经常受到粪水刺激，肛周皮肤可发生糜烂、瘙痒、溃疡及疼痛等，少数患者为使大便减少而节制饮食，出现消瘦、体重下降，影响患者的生活质量和身心健康。

五、大便失禁的评估目的及意义

（一）大便失禁的评估目的

大便失禁给护理工作带来一定难度，且容易导致皮肤损伤，引起皮肤或全身感染。大多数患者不会主动诉说有失禁症状，因此需要详细询问病史并进行周详的体检，从而了解大便失禁严重程度和其对生活质量的影响，为确定诊断和制订治疗方法提供可靠的依据。通过评估大便失禁，可以判定老年人的大便失禁程度，评估其生活自理能力，依据评估结果制订治疗和护理计划，同时通过评估评定治疗效果。

（二）大便失禁的评估意义

通过询问病史了解症状，评估引起患者大便失禁的病因，了解患者的功能和预后相关的影响因素，指导医生、护士选择干预措施，最终使患者恢复健康或维持目前的健康状态，提高患者的生活质量。

六、大便失禁的评估工具及使用方法

老年大便失禁评估多注重病史询问及临床表现，主要包括：

（一）一般医学评估

1. 询问病史

通过询问了解老年人有无手术史、产伤史、外伤史，病程及治疗经过等，了解既往疾病情况以便做出判断。

2. 询问症状

通过对大便失禁老年人的询问，了解排便的自控能力、有无便意、每天大便次数、自我护理条件，以便进一步了解肛肠外症状，如排尿异常、脊柱情况、智力和精神状况等。

3. 肛门检查

通过肛门检查注意有无粪便污染、溃疡、湿疹、皮肤瘢痕、黏膜脱出、肛门扩张等情况，还可通过指诊观察肛门括约肌收缩力、肛门直肠环张力等。对大便失禁老年人，必要时通过内镜观察直肠黏膜颜色，有无溃疡、炎症、出血、肿瘤、狭窄和肛瘘等。

4. 实验室检查

通过实验室检查评价盆底肌、耻骨直肠肌和肛门括约肌的功能，主要有肛管直肠测压、肌电图、排粪造影、生理盐水灌肠试验、肛管超声图等检查方法。

（二）大便失禁严重程度评估

根据患者能否随意控制大便及大便失禁发生的频次评估大便失禁的严重程度。大便失禁 Wexner 评分量表，评估过去 4 周内大便排出的性质（固体、液体、气体）、是否需要衬垫、对生活的影响，以及大便排出的频次（无、少、有时、经常、总是），为医护人员采取相应的医疗、护理措施提供依据。

大便失禁改良 Wexner 评分量表见表 6-15。

表 6-15 大便失禁改良 Wexner 评分量表

评分项目	从不	很少	有时	经常	总是
固体	0	1	2	3	4
液体	0	1	2	3	4
气体	0	1	2	3	4
衬垫	0	1	2	3	4
对生活的影响	0	1	2	3	4

评估时机：每周至少评估一次，遇病情变化则随时评估。

评分说明如下。

从不：在过去 4 周内没有发生；

很少：在过去 4 周内发生 1 次；

有时：在过去 4 周内发生次数>1 次，但在 1 周内发生次数<1 次；

经常（每周）：每周发生次数>1次，但每天发生次数<1次；
总是（每天）：1天发生次数>1次。
失禁评分判定：0分，大便能完全控制；1~3分，大便能良好控制；4~8分，大便轻度失禁；9~14分，大便中度失禁；15~18分，大便重度失禁；19~20分，大便完全失禁。

七、大便失禁的评估结果及管理

对老年人进行大便失禁的评估，目的是评估大便失禁原因、程度，最终对照评估结果进行失禁管理，提高老年人生活质量。

（一）评估结果

通过对老年人有无大便失禁、大便失禁程度和发生失禁原因进行评估，了解大便失禁的几种状况。大便评估结果如下：

1. 大便完全控制

大便失禁改良Wexner评分0分，患者能完全自主控制大便。

2. 大便良好控制

大便失禁改良Wexner评分1~3分，4周内大便失禁偶尔发生1次，不需衬垫。

3. 大便轻度失禁

大便失禁改良Wexner评分4~8分，4周内大便失禁发生大于1次，偶尔需衬垫，不影响生活。

4. 大便中度失禁

大便失禁改良Wexner评分9~14分，1周内大便失禁发生大于1次，需要衬垫，对生活有影响。

5. 大便重度失禁

大便失禁改良Wexner评分15~18分，1天内大便失禁发生大于1次，需要衬垫，影响生活。

6. 大便完全失禁

大便失禁改良Wexner评分19~20分，1天内大便失禁发生数次，使用衬垫或使用纸尿裤，严重影响生活。

（二）大便失禁的管理

如果因疾病或药物因素导致失禁的发生，应首先处理这些问题。对控制良好的失禁患者，每天有规律的作息包括定时饮水和排便，卧床患者定时坐轮椅等，养成良好的生活习惯，可预防和延缓大便失禁的发生。对较严重的大便失禁者，需要多学科团队共同会诊处理。

1. 大便失禁的治疗

大便失禁的治疗应根据不同发病原因来进行，如因脑或脊髓肿瘤而出现肛门失禁，应首先治疗脑或脊髓肿瘤；如因马尾神经损伤而出现大便失禁，则首先应恢复马尾神经的功能；如因肛门括约肌损伤而出现大便失禁，可经手术修复括约肌或重建括约肌来恢复肛门括约肌的功能。还要根据医嘱合理准确用药，加强药物应用的观察。

2. 大便失禁的一般护理

对大便失禁的老年人，要加强患者的日常生活护理，尤其是基础护理，如皮肤护理，还要注意大便失禁老年人的心理压力改变,及时予以疏导。

(1) 改善患者的排便习惯:对于大便失禁的一般护理,应立足于改善患者的排便习惯,使其做到固定时间排便,实现连续排便及其肠排空的满意目标。饭后去卫生间,设立通气良好、光线充足、卫生设施配备良好的有坐便器的卫生间。建议大便失禁的患者使用独立的卫生间,以保持其尊严和自立性。

(2) 皮肤护理:大便失禁患者最常见的并发症是会阴部、骶尾部、肛周皮肤炎性反应,部分患者还可有逆行性尿路感染或阴道炎及皮肤红肿、溃烂。因此,做好皮肤护理对于大便失禁患者来说非常重要。如发现臀部有发红现象,可涂凡士林油、四环素药膏或氧化锌软膏等,夏天可扑些爽身粉,臀部发红严重者可以用红外线照射局部,每天2次,每次30min,注意勿烫伤患者。

(3) 饮食护理:培养规律的饮食习惯,合理改善饮食结构。进食清淡食物,多喝水,多吃水果、蔬菜等以刺激肠蠕动,恢复排便的规律性。

(4) 心理支持:对老年人大便失禁的处理不应只从简单的卫生方面考虑。护理心理干预可以增强老年患者对病情和生活的再认识,而心理支持来自护理人员、家人、社会等各个方面,所以护理人员在面对患者时应尽量耐心、细心,站在患者的角度考虑问题,而且多鼓励患者与家属、医护人员沟通,增加交流,表达情感,为患者争取更多的社会支持。

(5) 社会支持:社会支持是个体通过正式或非正式的途径与他人或群体接触,并获得自我价值感及物质、信息和情感支持。社会支持具有缓解压力和直接改善患者身心健康和社会功能的作用。所得到的社会支持越多,心理障碍的症状就越少。

3. 排便功能训练

通过排便功能训练,患者可形成规律的排便习惯。排便训练要点及步骤如下。

(1) 评估有无影响排便的因素:患者年龄、饮食习惯、个人习惯、日常活动情况、心理因素、社会文化因素、疾病、药物、治疗和检查因素等。

(2) 评估患者是否适宜进行排便功能训练。腹部、肛门手术后3天内以及极度虚弱患者避免进行排便功能训练。心肌梗死、动脉瘤患者进行排便功能训练时禁止用力。

(3) 环境安静私密,避开进餐、查房及接受治疗护理期间。

(4) 告知患者/家属排便训练的目的、意义,指导患者配合。

(5) 床上排便姿势训练:患者取坐位或床头抬高45°,嘱患者深吸气,往下腹部用力,做排便动作。

(6) 指导患者进行盆底肌训练:患者平卧,双下肢并拢,双膝屈曲稍分开,轻抬臀部,缩肛、提肛10~20次,每天练习4~6次。

(7) 腹部按摩:训练患者排便时,操作者用单手或双手的食指、中指和无名指自右沿结肠解剖位置向左环行按摩。

(8) 观察排便训练效果并记录排便情况。

4. 刺激肛门括约肌收缩

对神经性肛门失禁者,可采用电刺激疗法和针灸疗法。电刺激疗法指将刺激电极置于外括约肌内,用电刺激肛门括约肌及肛提肌使之产生有规律的收缩。通过电刺激,部分肛门失禁患者症状可以得到改善。针灸疗法是祖国传统医学中的疗法,有的患者亦可取得很好的疗效,常用穴位是长强、百会、承山等。

【案例】

姜大爷,男性,72岁,3年前因心脏瓣膜疾病在某三级医院住院准备做手术。术前常规口服华法林,在服到第8天时,突然发现双下肢无力,站不起来,大小便自行流出,有排便意识,但是就是不能控制。患者心里很难受,曾出现绝食,拒绝各种治疗。随后转入我院行康复治疗。

【思考题】

1. 该患者大便失禁严重程度如何?
2. 如何帮助该患者接受康复治疗?

(熊秀红　徐善英)

第七节　多重用药的评估及管理

一、老年人多重用药概述

老年人多重用药(Polypharmacy)是指老年患者因共病同时使用5种及以上的药物。多重用药在老年人中较为普遍,可分为适当多重用药和不适当多重用药。很多老年人由于共病,一方面需要接受多种药物治疗;另一方面,多重用药不适当,可能导致老年人药源性疾病、药物不良反应、药物与药物的相互作用、食物与药物的相互作用、营养制剂与药物的相互作用,也增加了服药错误的概率。Borchelt统计分析显示多重用药会造成显著的潜在不良反应,有54.9%患者存在各种潜在不良反应,4.6%患者存在各种潜在药物相互作用的情况。Dhall等对45000名养老院老年人的不适当用药进行分析,发现不合理的处方率达33%。药物相互作用随着药物使用数目的增加而增加。

二、老年人多重用药及药物不良反应的常见原因

老年人多重用药及出现不良反应的常见原因如下:

(一) 多种疾病需要

多病共存,同时服用治疗每种疾病的药物,是老年人多重用药最主要的原因。

(二) 使用多种药物

因同一种疾病同时使用几种药物,不仅中西药合并使用,而且交叉使用多种来源(医生或药房)的药物。

(三) 自行增加或购买药物

老年人常常互相打听用药,或依据个人想法,看各种广告、报纸杂志、科普读物而自行购买药物或调整药物,或增加各种保健品等,从而导致家中或自己服用药物品种繁多。

(四) 药品使用方法错误

因为看不懂药袋上的用药指导而服错药物,或发生了药物不良反应也不告知医生,一

些患者门诊就医时常常主动或强烈要求输液治疗等。

（五）老年人药动学、药效学特点

随着年龄的增加，老年人与年龄相关的药动学特点（药物的吸收、分布、代谢和排泄）决定了老年人用药的特殊性。而与老年人年龄增加有关的老年人药效学特点（器官功能减退及调节能力下降）决定了老年人为药物不良反应的高危人群。这就要求医生在开处方时充分考虑老年人特点，适当调整药物的剂量、给药间隔时间，避免不恰当处方，并密切监测容易出现中毒反应的药物浓度变化，依据器官功能的特点调整药物。

三、老年人多重用药的临床表现及后果

目前，多重用药现象十分普遍。有资料显示，美国65岁及以上老年人口占全国人口的12%，但其消费处方药的数量却占总处方药量的32%。其中，每个老年人使用处方药2~6种，使用非处方药1.0~3.4种，用药剂量过高、疗程过长，部分用药时间在1年以上，甚至5~10年。在我国，多重用药现象更严重。有报道显示，5734名平均年龄为79岁的住院患者中，837名（14.6%）服用多种药物，其中至少有一种药物是不合适的，而更为严重的问题是许多适宜的药物未被充分应用。

多重用药的不良后果主要有：

（一）产生药物不良反应或发生药物中毒

老年人由于自身生理、病理改变，药动学及药效学特点，对药物的耐受力下降，即使少量使用1~2种药物，药物的治疗剂量与中毒剂量之间的安全范围较小，也较普通人群容易发生药物中毒或不良反应。多重用药者除药物本身的不良反应外，药物与药物之间相互作用也有可能增加药物中毒和药物不良反应的发生率。

（二）增加老年综合征的发生风险

老年人多重用药导致的多种药物不良反应及药物之间的相互作用，常常导致骨折、跌倒、意识混乱、谵妄等老年综合征的发生率上升。

（三）浪费有限的医疗资源

老年人不适当的多重用药，常常造成药品的浪费，以及有限的社会资源的浪费。

（四）影响老年人的生活质量

老年人不适当的多重用药增加了老年病的费用支出，老年人的住院率、病死率、药物不良反应的发生率提高，相应的医疗照护费用及管理费用上升，严重影响老年人的生活质量。

四、老年人多重用药的评估目的及意义

多重用药评估在于减少老年人不适当用药，减少药源性疾病、药物不良反应、药物与药物相互作用、食物与药物相互作用及营养制剂与药物相互作用的发生，降低患者误服药概率、住院率、医疗费用、跌倒及其他潜在的危害。做好多重用药管理也有利于社会资源的合理应用。

五、老年人多重用药的评估工具及使用方法

（一）老年人多重用药评估工具

目前，国际上用于老年人不适当用药的相关评估工具主要有两种：

1. 概括式标准（Implicit criteria）

概括式标准是指制定一套所有药物皆适用的规范，并依据该规范逐一评估每一种用药是否符合条件。1992 年 Hanlon 等发展的"药物合理指数"（Medication appropriateness index，MAI）就属此类。

2. 条列式标准（Explicit criteria）

条列式标准逐条列出文献或专家讨论出的特定的不适当药物或药物类别，应用最广泛的是 Beers 标准。Beers 标准于 1991 年由美国老年医学会建立；随着研究的逐步深入，1997 年、2012 年、2015 年、2019 年先后进行了更新。2019 年版主要包括老年人潜在不适当药物（表6-16）、药物-疾病或药物-综合征相互作用的不适当药物（表6-17）、老年患者慎用的不适当药物（表6-18）、老年患者应避免的药物-药物相互作用（表6-19）、老年患者基于肾功能的不适当药物（表6-20）、具有强抗胆碱能特性的药物（表6-21）六个部分。Beers 标准的制定，是为了改善临床老年人的用药选择、教育临床医生和患者减少药物不良反应，以及作为评估护理质量、成本及老年人药物使用模式的工具，给临床医生、药师为老年人合理和安全用药提供一定的参考和借鉴。

表6-16　老年人潜在不适当药物（Beers 标准，2019 年版）

器官系统/治疗类别/药品	原因	建议
抗胆碱能药物		
第一代抗组胺剂：溴苯那敏、卡比沙明、氯苯那敏、氯马斯汀、赛庚啶、右溴苯那敏、茶苯海明、苯海拉明（口服）、多西那敏、羟嗪、氯苯甲嗪、异丙嗪、吡拉明、曲普利啶	高抗胆碱能；随着年龄的增长，患者清除率降低，当药物作为催眠剂时会出现耐受性；有意识混乱、口干、便秘等抗胆碱作用或毒性的风险。可以使用苯海拉明治疗急性的严重过敏	避免
抗帕金森病药物：苯甲托品（口服）、苯海索	不建议用抗精神病药物预防或治疗锥体外系反应，有治疗帕金森病更有效的药物	避免
解痉药物：阿托品（不包括眼用）、颠茄生物碱、克利溴胺-氯氮䓬、后马托品（不包括眼用）、莨菪碱、甲基东莨菪碱、普鲁本辛、东莨菪碱	高抗胆碱能，疗效不确定	避免
抗血栓药物		
双嘧达莫（口服短效，不适用于与阿司匹林缓释剂型联合）	可能引起直立性低血压，有更加有效的替代药物	避免

续表

器官系统/治疗类别/药品	原因	建议
抗感染药物		
呋喃妥因	潜在的肺毒性、肝毒性和周围神经病变，有更安全的替代药物	避免用于 Ccr＜30mL/min 的患者或作为长期抑菌药物使用
心血管系统		
外周 α₁ 阻断药用于治疗高血压：多沙唑嗪、哌唑嗪、特拉唑嗪	直立性低血压高风险和相关危害，不推荐用于常规治疗高血压，替代剂有更优越的风险-效益平衡	避免用作一线抗高血压药物
中央 α 受体激动药、可乐定用于一线治疗高血压，其他 CNS 类受体激动药：胍那苄、甲基多巴、利血平（＜0.1mg/d）	中枢神经系统不良反应高风险，可能引起心动过缓和直立性低血压，不推荐常规治疗高血压	避免用作一线抗高血压药物，避免使用其他 CNS 类 α 受体激动药
丙吡胺	由于强负性肌力作用，可能导致老年人心力衰竭；强抗胆碱能作用；应首选其他抗心律失常药物	避免
决奈达隆	永久性房颤或失代偿期心力衰竭患者预后差	避免在永久性房颤或失代偿期心力衰竭患者中使用
地高辛作为一线药物治疗房颤或心力衰竭	用于房颤：不应用作心房颤动的一线药物，有更安全、有效的速率控制替代药物。 用于心力衰竭：地高辛的使用利弊证据相互矛盾，证据质量较差；大多数证据都指向射血分数降低的心力衰竭（HFrEF）。有强有力的证据表明其他药物用于一线治疗能减少 HFrEF 患者的住院率和死亡率。肾清除率的下降可能导致毒性作用风险增加；对于 4 期或 5 期慢性肾病患者，可能需要进一步减少剂量	避免作为房颤一线治疗药物；避免作为心力衰竭的一线治疗药物；如果用于房颤或心力衰竭，避免剂量＞0.125mg
速释硝苯地平	诱发低血压及心肌缺血	避免
胺碘酮	可有效维持窦性心律，但比其他抗心律失常药物毒性较大；如果节律控制优于速率控制，那么对于伴随心力衰竭或左心室肥大的房颤患者可能是合理的一线治疗药物	避免作为房颤的一线治疗药物，除非患有心力衰竭或左心室肥大
中枢神经系统		
抗抑郁药物（单独使用或联合使用）：阿米替林、阿莫沙平、氯米帕明、底昔帕明、多塞平＞6mg/d、丙米嗪、去甲替林、帕罗西汀、普罗替林、曲米帕明	高抗胆碱、镇静作用，可导致直立性低血压；低剂量多塞平（≤6mg/d）安全性与安慰剂相当	避免

续表

器官系统/治疗类别/药品	原因	建议
抗精神病药物，第一代（常规）和第二代（非典型）	脑卒中风险增加，痴呆患者认知能力下降，死亡率增高；除非无法使用非药物治疗（如行为干预）或治疗失败并且患者对自己或他人造成严重伤害，否则应避免使用抗精神病药物治疗痴呆或谵妄的行为问题	避免，除了用于精神分裂症或双向情感障碍，或用于化疗期间的短期止吐
巴比妥类药物：异戊巴比妥、布他比妥、甲苯比妥、戊巴比妥、苯巴比妥、司可巴比妥	身体依赖度强，耐药性，低剂量时有更大的中毒风险	避免
短效和中效作用的苯二氮䓬类：阿普唑仑、艾司唑仑、劳拉西泮、奥沙西泮、替马西泮、三唑仑；长效作用的苯二氮䓬类：氯氮䓬（单独或与阿米替林或克利溴胺组合使用）、氯硝西泮、地西泮、氟西泮、夸西泮	老年人对药物更敏感，对长效制剂的代谢减少；一般情况下，所有苯二氮䓬类药物都会增加老年人认知障碍、谵妄、跌倒、骨折和机动车辆事故风险；可能适用于癫痫发作，快速眼动睡眠障碍，苯二氮䓬类戒断，乙醇戒断，严重广泛性焦虑和围手术期麻醉	避免
甲丙氨酯（眠尔通）	身体依赖度高；镇静	避免
苯二氮䓬受体激动药类催眠药：唑吡坦、右佐匹克隆、扎来普隆	不良反应与苯二氮䓬类相似，增加急诊和住院风险，易造成机动车事故	避免
甲磺酸二氢麦角碱（脱氢麦角生物碱）、异舒普林	缺乏疗效	避免
内分泌系统雄激素：甲睾酮、睾酮	可能产生心脏问题，前列腺癌男性患者禁用	除非临床症状证实性腺功能减退，否则应避免使用
甲状腺素片	影响心脏功能，有更安全的替代药物	避免
雌激素联合或不联合孕激素	潜在致癌性（乳腺和子宫内膜癌）；对老年患者缺乏心肌和认知保护作用。证据表明，阴道雌激素对阴道干燥治疗安全有效；对非激素治疗无反应的乳腺癌女性，应与医生讨论用低剂量的阴道雌激素（雌二醇剂量<25μg，每周2次）的利弊	避免使用雌激素（如口服和局部贴剂）阴道霜或阴道片；可使用低剂量阴道内雌激素治疗性交困难，复发性下尿路感染和其他阴道症状
生长激素	可导致水肿、关节痛、腕管综合征、男性乳房发育、空腹血糖受损	避免，除非患者经严格诊断后判定病因与生长激素缺乏有关
胰岛素，滑动剂量（根据当前血糖水平仅使用短效或速效胰岛素的治疗，不同时使用基础或长效胰岛素）	导致未改善高血糖管理的低血糖风险增加，避免不同时使用基础或长效胰岛素而只使用短效或速效胰岛素的给药方式	避免
甲地孕酮	对体重影响很小，增加老年患者血栓风险，可能导致死亡	避免

续表

器官系统/治疗类别/药品	原因	建议
长效磺酰脲类：氯磺丙脲、格列美脲、格列本脲	氯磺丙脲：老年人的半衰期延长，可导致长期低血糖；导致抗利尿激素分泌失调综合征（SIADH）	避免
	格列美脲、格列本脲：老年人严重长期低血糖的风险增高	
胃肠道系统		
甲氧氯普胺	可影响锥体外系，包括迟发性运动功能障碍，尤其是在体弱的老年人和长期药物接触的人中，风险可能更大	避免使用，除非是胃轻瘫，使用时间一般不超过12周
矿物油，口服	潜在的吸入性和不良反应，有安全的替代药物	避免
质子泵抑制药	艰难梭菌感染、骨质流失和骨折的风险	避免服药＞8周，除非对于高危患者（如口服糖皮质激素或长期使用非甾体抗炎药），糜烂性食管炎，巴雷特食管炎，病理性分泌过多疾病或用于证明需要的维持治疗（例如，由于停药试验失败或H_2受体拮抗药治疗失败）
止痛药物		
哌替啶	常用剂量口服镇痛无效；可能比其他阿片类药物具有更高的神经毒性，如谵妄；有更安全的替代药物	避免
口服非环氧合酶选择性非甾体抗炎药：阿司匹林＞325mg/d、双氯芬酸、二氟尼柳、依托度酸、非诺洛芬、布洛芬、酮洛芬、甲氯芬那酸、甲芬那酸、美洛昔康、奈丁美酮、萘普生、奥沙普秦、吡洛昔康、舒林酸、托美汀	高危人群（＞75岁或口服或肠外注射皮质类固醇、抗凝血药物或抗血小板药物）中消化道出血或消化性溃疡病的风险增加，使用质子泵抑制药或米索前列醇可减少但不能消除风险；非甾体抗炎药引起的上消化道溃疡、大出血或穿孔发生率在治疗3~6个月的患者中约为1%，在治疗1年的患者中为2%~4%；血压升高，诱发肾损伤；其风险与剂量有关	避免长期使用，除非其他替代药物无效；患者可服用胃保护药（质子泵抑制药或米索前列醇）
吲哚美辛、酮咯酸，包括肠外制剂	胃肠道出血/消化性溃疡和急性肾损伤的风险大。相比其他非甾体抗炎药，吲哚美辛更可能产生不良的中枢神经系统影响。在所有非甾体抗炎药中，吲哚美辛不良反应最强。老年患者胃肠道出血、消化性溃疡和急性肾损伤的风险增加	避免

续表

器官系统/治疗类别/药品	原因	建议
骨骼肌松弛药：卡立普、氯唑沙宗、环苯扎林、美他沙酮、美索巴莫、邻甲苯海拉明	老年人对大多数肌肉松弛药耐受性差，因为有些药物具有抗胆碱能不良反应，镇静作用，使骨折风险增加；老年人在耐受剂量下使用的有效性也存在争议	避免
泌尿生殖系统：去氨加压素	低钠血症高风险，有更安全的替代疗法	避免治疗夜间尿症或夜间多尿症

表6-17 药物-疾病或药物-综合征相互作用的不适当药物（Beers标准，2019年版）

疾病或综合征	药物	原因	建议
心血管系统			
心力衰竭	西洛他唑：避免	非甾体抗炎药和COX-2抑制药，非二氢吡啶类钙通道阻滞药，噻唑烷二酮类：可能促进体液潴留或加剧心力衰竭	避免或谨慎使用
	非二氢吡啶类钙通道阻滞药（地尔硫䓬、维拉帕米）：避免射血分数降低的心力衰竭患者使用	西洛他唑和决奈达隆：有可能增加老年心力衰竭患者的死亡率	
	非甾体抗炎药和COX-2抑制药：无症状心力衰竭患者慎用，有症状的心力衰竭患者避免使用		
	噻唑烷二酮类（吡格列酮、罗格列酮）		
	决奈达隆		
晕厥	抗胆碱能药物；非选择性外周α₁受体阻断药，即多沙唑嗪、哌唑嗪、特拉唑嗪	抗胆碱能药物：由于心动过缓引起晕厥的老年患者避免使用	避免
		非选择性外周α₁受体阻断药：引起直立性血压变化，由直立性低血压引起晕厥的老年患者应避免使用	
	第三代三环类抗抑郁药（TCAs）	TCAs和抗精神病药物：增加直立性低血压或心动过缓的风险	
	抗精神病药物：氯丙嗪、硫利达嗪、奥氮平		

续表

疾病或综合征	药物	原因	建议
中枢神经系统			
谵妄	抗胆碱能药物	可能诱导或恶化谵妄，患有或高风险谵妄的老年人避免使用；避免使用抗精神病药物治疗痴呆或谵妄的行为问题，除非非药物治疗（例如行为干预）失败，并且患者威胁要对自己或他人造成严重威胁伤害；抗精神病药物与痴呆患者脑卒中和死亡风险相关	避免
	抗精神病药物		
	苯二氮䓬类药物		
	皮质类固醇（口服和肠外）		
	H_2受体拮抗药：西咪替丁、法莫替丁、尼扎替丁、雷尼替丁		
	哌替啶		
	苯二氮䓬受体激动剂：左佐匹克隆、扎来普隆、唑吡坦		
老年痴呆或认知障碍	抗胆碱能药物	产生中枢神经系统不良反应	避免
	苯二氮䓬类药物	避免使用抗精神病药物治疗痴呆或谵妄的行为问题，除非非药物治疗（例行为干预）失败，并且患者威胁要对自己或他人造成严重威胁伤害；抗精神病药物与痴呆症患者脑卒中和死亡风险相关	
	苯二氮䓬受体激动药类催眠药：右佐匹克隆、扎来普隆、唑吡坦和抗精神病药（长期服用）		
跌倒或骨折史	抗癫痫药物；抗精神病药物；苯二氮䓬类药物；苯二氮䓬受体激动药类催眠药：右佐匹克隆、扎来普隆、唑吡坦和；抗抑郁药物：TCAs、SSRIs类药物、SNRIs类药物；阿片类药物	可能引起共济失调、精神运动功能受损、晕厥、跌倒；短效苯二氮䓬类药物不比长效类药物安全；若必须使用其中一种药物，考虑减少使用其他增加跌倒和骨折风险的中枢神经系统药物和实施其他降低跌倒风险的策略。没有强有力证据表明某些抗抑郁药物比其他抗抑郁药物具有更低的跌倒风险	除非没有更安全的替代药物，否则应避免使用；除癫痫发作和情绪障碍外，避免使用抗癫痫药物；除非严重急性疼痛（例如：近期骨折或关节置换）的情况，否则避免使用阿片类药物
帕金森病	止吐药：甲氧氯普胺、丙氯拉嗪、异丙嗪	多巴胺受体拮抗剂可能使帕金森病症状恶化（例外：匹莫范色林和氯氮平导致帕金森病恶化可能性低。喹硫平仅在低质量临床试验中进行了研究，其疗效在5项试验中与安慰剂相当，在另外2项试验中与氯氮平相当）	避免
	所有抗精神病药物（除了喹硫平、氯氮平、匹莫范色林）		
胃肠道系统			
胃或十二指肠溃疡的病史	阿司匹林（>325mg/d）；非COX-2选择性非甾体抗炎药	可能会加剧溃疡或引起新的溃疡	避免，除非其他药物无效，可同时服用胃保护制剂（质子泵抑制药或米索前列醇）

续表

疾病或综合征	药物	原因	建议
肾和泌尿道			
慢性肾病4级及以上（Ccr<30mL/min）	非甾体抗炎药（非COX和COX-2选择性，口服和肠外，非乙酰化水杨酸盐）	增加急性肾损伤和肾功能进一步衰退的风险	避免
女性尿失禁（所有类型）	口服和透皮雌激素（不包括阴道内雌激素）	缺乏疗效（口服雌激素）、尿失禁加重（α₁受体阻断药）	女性避免
	外周α₁受体阻断药：多沙唑嗪、哌唑嗪和特拉唑嗪		
下泌尿道症状，良性前列腺增生	强抗胆碱能药物（除了用于尿失禁的抗毒蕈碱药物）	可能会减少尿量并引起尿潴留	男性避免

表6-18 老年患者慎用的不适当药物（Beers标准，2019年版）

药物	原因	建议
阿司匹林用于心血管疾病和结直肠癌的一级预防	阿司匹林大出血的风险在老年人中显著增加，阿司匹林用于心血管疾病一级预防的利弊尚无定论，阿司匹林通常适用于已患有心血管疾病的老年人的二级预防	≥70岁患者慎用
达比加群、利伐沙班	相当于长期治疗≥75岁患者静脉血栓栓塞或房颤时，其消化道出血风险比华法林高，发病率比其他直接口服抗凝剂高	治疗≥75岁患者静脉血栓栓塞或房颤时慎用
普拉格雷	老年人出血风险增加，药物对于高风险老年患者（如有既往心肌梗死或糖尿病病史）经皮冠状动脉介入治疗急性冠状动脉综合征时利弊相抵	≥75岁患者慎用
抗精神病药物、卡马西平、利尿剂、米氮平、奥卡西平、SNRIs类药物、SSRIs类药物、曲马多	可能会加剧或引起SIADH和低钠血症；在开始用药或改变老年患者的剂量时，需密切监测患者钠水平	慎用
右美沙芬/奎尼丁	痴呆行为症状患者疗效甚微（不适用于假性延髓情绪治疗），可能会增加跌倒、临床显著药物相互作用的风险，不适用于治疗假性延髓情绪	慎用
复方磺胺甲噁唑（TMP-SMZ）	当肌酐清除率降低，与ACEI或ARB同时使用时，高钾血症的风险增加	Ccr低的服用ACEI或ARB患者慎用

表 6-19 老年患者应避免的药物-药物相互作用（Beers 标准，2019 年版）

药物、类别	相互作用药物、类别	风险原因	建议
RAS 抑制药（ACEIs、ARBs、阿利吉仑）和保钾利尿药（阿米洛利、氨苯蝶啶）	另一种 RAS 抑制药（ACEIs、ARBs、阿利吉仑）	高钾血症风险增高	慢性肾病 3a 级及以上的患者应避免常规使用
阿片类药物	苯二氮䓬类	增加用药过量的风险	避免
阿片类药物	加巴喷丁、普瑞巴林	增加过度镇静相关的不良时间的风险，包括呼吸抑制和死亡	避免；例外情况：阿片类药物治疗转变为加巴喷丁或普瑞巴林治疗，或使用加巴喷丁类药物来减少阿片类药物剂量时，但在任何情况下都应谨慎使用
抗胆碱能药物	抗胆碱能药物	认知功能下降的风险增加	避免，减少抗胆碱能药物的数量
抗抑郁药物（TCAs、SSRIs 和 SNRIs），抗精神病药物，抗癫痫药物，苯二氮䓬类药物，苯二氮䓬受体激动药类催眠药，阿片类药物	任意 3 种或 3 种以上中枢神经系统药物组合	摔倒（所有列出药物）和骨折（苯二氮䓬受体激动药类催眠药）的风险增加	避免 3 个或更多中枢神经系统药物合用，尽量减少中枢神经系统药物的数量
皮质类固醇，口服或肠外	非甾体抗炎药	增加消化性溃疡或消化道出血的风险	避免；如果必须使用，服用胃肠道保护剂
锂	ACEIs	锂中毒性风险增加	避免，监测锂浓度
锂	髓袢利尿药	锂中毒性风险增加	避免，监测锂浓度
外周 α_1 受体阻滞药	袢利尿剂	老年妇女尿失禁风险增加	避免在老年妇女中使用，除非条件允许
苯妥英钠	复方磺胺甲噁唑	苯妥英钠中毒风险增加	避免
茶碱	西咪替丁	茶碱毒性风险增加	避免
茶碱	环丙沙星	茶碱毒性风险增加	避免
华法林	胺碘酮	出血风险增加	尽可能避免；若同时使用，需密切监控 INR
华法林	环丙沙星	出血风险增加	尽可能避免；若同时使用，需密切监控 INR
华法林	大环内酯类（不含阿奇霉素）	出血风险增加	尽可能避免；若同时使用，需密切监控 INR
华法林	复方磺胺甲噁唑	出血风险增加	尽可能避免；若同时使用，需密切监控 INR
华法林	非甾体抗炎药	出血风险增加	尽可能避免；若同时使用，需密切监控 INR

表 6-20　老年患者基于肾功能的不适当药物（Beers 标准，2019 年版）

药物类别及药物	Ccr 阈值（mL/min）	原因	建议
抗感染药物			
环丙沙星	<30	中枢神经系统影响（例如，癫痫发作，混乱）和肌腱断裂的风险增加	Ccr<30mL/min 时，用于治疗常见感染需要减少剂量
复方磺胺甲噁唑	<30	肾功能恶化和高钾血症的风险增加	Ccr 在 15~30mL/min，减少剂量；Ccr<15mL/min，则避免使用
心血管或止血药物			
阿米洛利	<30	增加钾和减少钠	避免
阿哌沙班	<25	缺乏老年患者疗效和安全性的证据	避免
达比加群	<30	缺乏有效性和安全性的证据	避免；当 Ccr>30mL/min 时，若存在药物-药物相互作用，建议进行剂量调整
多非利特	<60	QT 间期延长和尖端扭转型室性心动过速	Ccr 在 20~59mL/min，应减少剂量；Ccr<20mL/min，避免
依度沙班	15~50，<15 或>95	缺乏在 Ccr<30mL/min 患者中有效性和安全性的证据	Ccr 在 15~50mL/min，减少剂量；Ccr<15mL/min 或>95mL/min，则避免使用
伊诺肝素	<30	高危出血倾向	减少剂量
磺达肝癸钠	<30	高危出血倾向	减少剂量
利伐沙班	<50	缺乏在 Ccr<30mL/min 患者中有效性和安全性的证据	非瓣膜性房颤：Ccr 在 15~50mL/min，减少剂量；Ccr<15mL/min，避免。静脉血栓栓塞治疗和髋关节或膝关节置换的静脉血栓栓塞预防：Ccr<30mL/min，避免
螺内酯	<30	增加钾	避免
氨苯蝶啶	<30	增加钾，减少钠	避免
中枢神经系统药物和镇痛药物			
度洛西丁	<30	胃肠道不良反应增加（恶性、腹泻）	避免
加巴喷丁	<60	中枢神经系统不良反应	减少剂量
左乙拉西坦	≤80	中枢神经系统不良反应	减少剂量
普瑞巴林	<60	中枢神经系统不良反应	减少剂量

续表

药物类别及药物	Ccr 阈值（mL/min）	原因	建议
曲马多	<30	中枢神经系统不良反应	速释制剂：减少剂量 延释制剂：避免
胃肠道药物			
西咪替丁	<50	精神状态的改变	减少剂量
法莫替丁	<50	精神状态的改变	减少剂量
尼扎替丁	<50	精神状态的改变	减少剂量
雷尼替丁	<50	精神状态的改变	减少剂量
高尿酸血症药物			
秋水仙碱	<30	胃肠、神经肌肉、骨髓毒性	减少剂量，监测不良反应
丙磺舒	<30	无效	避免

表6-21 具有强抗胆碱能特性的药物（Beers 标准，2019 年版）

药物分类	具体药物
抗心律失常药物	丙吡胺
抗抑郁药物	阿米替林、阿莫沙平、氯米帕明、地昔帕明、多塞平（>6mg）、丙米嗪、去甲替林、帕罗西汀、普罗替林、曲米帕明
止吐药	奋乃静、异丙嗪
抗组胺药物（第一代）及抗胆碱药物	溴苯那敏、卡比沙明、氯苯那敏、克立马丁、赛庚啶、右溴苯那敏、右氯苯那敏、乘晕宁、苯海拉明（口服）、抗敏安、羟嗪、氯苯甲嗪、克利-利眠宁、双环胺、后马托品（不包括眼用）、莨菪碱、甲基东莨菪碱、丙胺太林、异丙嗪、美吡拉敏、曲普利啶
抗毒蕈碱（尿失禁）	达非那新、弗斯特罗定、黄酮哌酯、奥昔布宁、索利那新、托特罗定、曲司氯胺
抗帕金森病药物	苯甲托品、苯海索
抗精神病药物	氯丙嗪、氯氮平、洛沙平、奥氮平、奋乃静、硫利达嗪、三氟拉嗪
解痉药物	阿托品（不包括眼用）、颠茄生物碱、莨菪碱（不包括眼用）
骨骼肌松弛剂	环苯扎林、邻甲苯海明

注意：Beers 标准列出的不适当药物，并不能绝对地应用于所有情况，如临终关怀和姑息治疗。它仅仅是确定和改进药物适宜性和安全性的起点，并非终点，也并非适用于所有国家。

（二）老年人多重用药评估步骤

第一步，评估（Assess，A）：评估患者所有用药，尤其是具有潜在不良后果的药物，如β受体阻滞剂、抗抑郁药物、抗精神病药物、其他精神药物、镇痛药物以及 Beers 标准中所列的其他药物、维生素和保健品。

第二步，审查（Review，R）：审查可能存在的药物与药物的相互作用、疾病与药物的相互作用、药物药效学的相互作用、功能状态的影响、亚临床药物不良反应，权衡个人用药的益处是否胜过对主要身体功能（食欲、体重、疼痛、情绪、视觉、听觉、膀胱、肠、皮肤、吞咽、活动水平）的影响。

第三步，最大限度地减少不必要的药物（Minimize，M）。

①停用显然缺乏药物使用适应证的药物。

②停用风险大于效益或对主要身体功能（食欲、体重、疼痛、情绪、视觉、听觉、膀胱、肠、皮肤、吞咽、活动水平）有高潜在负面影响的药物。

第四步，优化治疗方案（Optimize，O）。

①去掉重复用药。

②根据肾小球滤过率调整经肾脏清除的药物的剂量。

③根据肝功能调整经肝脏代谢的药物的剂量。

④根据血糖及糖化血红蛋白值调整口服降糖药物的剂量。

⑤考虑逐步减少抗抑郁药的剂量。

⑥根据目标心率优化β受体阻滞剂方案。

⑦通过检测心脏起搏器来调整β受体阻滞剂的剂量。

⑧根据国际标准化比值调整抗凝剂的剂量。

⑨根据游离苯妥英钠水平调整惊厥药物的剂量。

第五步，重新评估（Reassess，R）：重新评估患者在休息和活动时的心率、血压、血氧饱和度。

①功能状态包括定时起床和步行测试、基本的日常生活活动、工具性日常生活活动。

②认知状态（Folstein版简易精神状态检查表）。

③服药依从性（包括用药错误）。

推荐ARMOR工具用于住院及门诊的综合性老年评估。

（三）老年人多重用药评估内容

1. 采集病史

重点采集患者服用药物的依从性、数量、相互作用，有无用1种药物去治疗另1种药物不良反应的情况，患者是否服用非处方药物或辅助药物，患者是否有认知障碍，是否有人监督患者服药及患者有无药物过敏史等。

2. 体格检查

体格检查主要是检查患者直立性低血压（利尿剂、抗高血压药、血管紧张素转换酶抑制剂或联合以上几种药物一起使用时）、步态障碍（服用抗精神病药物、抗癫痫药物、抗抑郁药物或其他已知的可引起跌倒的药物时）、精神状态（服用抗胆碱能药物、抗精神病药物、抗抑郁药物或催眠药时，比较服药前后精神状态的改变）、便秘（使用麻醉镇痛药物时）、广泛性皮疹及心律失常等。

3. 辅助检查

辅助检查主要包括电解质、尿素和肌酐、肝功能、甲状腺功能、全血细胞计数、国际标准化比值及血清药物浓度等。

（四）临床多重用药鉴别标准

临床多重用药鉴别标准包括以下几项：
(1) 没有明确的用药指征用药。
(2) 运用与治疗手段等效的药物治疗相同的疾病。
(3) 所用药物之间存在药物相互作用。
(4) 使用不适当的剂量。
(5) 用其他药物治疗某种药物引起的不良反应。

六、老年人多重用药的评估结果及临床意义

（一）老年人多重用药的评估结果

按 ARMOR 工具进行老年人多重用药的评估，如果评估结果显示存在多重用药或多重用药风险，临床上的重点是加强老年人多重用药的管理。

（二）老年人多重用药的管理

1. 老年人多重用药原则及注意事项

(1) 老年人多重用药原则：老年人用药应遵循安全、有效、经济和适当的原则，主要原则如下。

①受益原则：受益与风险比小于 1 时不应给予药物治疗。

②5 种药物原则：老年人同时用药不宜超过 5 种。

③小剂量原则：老年人除维生素、微量元素和消化酶类等药物可以用成年人剂量外，其他药物都应低于成年人剂量。

④择时原则：根据时间生物学和时间药理学原理，选择最合适的用药时间进行治疗。

⑤暂停用药原则：当怀疑有药物不良反应时，要在监护下停药一段时间。

(2) 老年人多重用药的注意事项。

①在诊断及病因还没有确定之前，不要随意给药；确定病因之后，先尽量以非药物手段治疗患者。

②用药之前，应仔细评估是否有潜在的影响疗效的疾病。

③确定药物适应证。

④熟悉所开处方药物的药理作用、副作用及禁忌，未经评估禁止用 1 种药物来治疗另 1 种药物的不良反应。

⑤尽可能 1 种疾病只给 1 种药及 1 天服药 1 次。

⑥避免新处方药物与已用药物或目前的疾病间的不良交互作用。

⑦定期或常规检查患者用药的规则性、疗效及不良反应。

⑧每次就诊要清理老年患者服用的全部药物，及早停用并丢弃不需要或者没有疗效的药物。

⑨按体重或标准公式计算药量，还要考虑肝肾功能。

⑩指导患者及其照护者正确使用药物，药品的标识要清楚。

⑪老年人之间的药品不可互用。病愈后未吃完的药物应立即丢弃。

⑫老年人在门诊就医过程中尽可能固定医生与药师。

2. 多学科干预

多学科团队是老年医学的核心之一，多学科团队的干预有利于避免老年人科间奔波，医生、药师联合指导患者及其家属遵医嘱服药，有利于做好多重用药副作用管理。多学科团队在干预老年人多重用药时要注意以下几点。

（1）医生：医生应详细掌握老年人用药情况及用药史，掌握老年人用药原则及特殊性。

（2）药师：药师对新入院的老年患者要做药物治疗监测与评价，建立患者个人完整用药记录，评估患者用药效果，监测药物与药物、药物与疾病和药物与营养物之间的相互作用、药物不良反应及治疗失败，调节用药。主要工作包括以下两个方面。

①药物检查：检查与确定患者所服用的全部药物；明确所有药物的适应证及每一种药物的潜在不良反应；停用所有没有明确给药效果、目的及适应证的药物；帮助设计用药方案，设计中尽可能简化用药方案；避免使用一种药物来治疗另一种药物引起的不良反应；推荐药物从最低剂量开始，然后再慢慢增加剂量。

②持续管理：药师定期巡视患者，审查所有正在使用的药物，提出用药建议和提供药物信息；患者出院时，药师应提供口头或书面的药物相关信息给患者或护理人员；指导患者定期复诊，尤其经历药物不良反应时；教育患者列出所有服用药物清单（包括非处方药和替代药物）。

（3）护理人员。

①全面评估老年人的用药情况：详细了解老年人的视力、听力、阅读理解能力、记忆力、吞咽功能、获取药物的能力、发现不良反应的能力和作息时间；并注意老年人的心理-社会状况：了解患者文化程度、饮食习惯、家庭经济状况、对药物有无依赖、有何期望、有无恐惧心理等。

②密切观察和预防药物不良反应：密切观察药物副作用，及时处理不良反应，规定适当的服药时间和服药间隔。老年人用的药物要认真记录并注意保存。

③提高老年人服药的依从性：服药依从性是指老年人接受、同意并正确地执行治疗方案，包括准确的服药时间、剂量和复诊时间，以及遵守个别药物的饮食限制。主要措施包括开展健康教育，建立合作性的护患关系，帮助老年人保管药品，定期整理，及时与医生、药师沟通等。

④加强药物治疗的健康指导：鼓励老年人首选非药物性治疗措施，加强老年人用药的解释工作，指导老年人不随意购买及服用药物，加强家属的安全用药知识教育等。

【思考题】

1. 什么是老年人多重用药？
2. 临床多重用药评估的常用工具是什么？
3. 老年人多重用药原则是什么？

（李荣会　钟定容）

第七章 其他评估及管理

第一节 管道评估及管理

在临床护理实践中，患者因病情需要安置的管道种类繁多，各类管道均有其不同功能。临床上，管道评估及管理不仅用于治疗、护理处置，是治疗中所必需的辅助措施，还用作对危重患者预后判断的依据。

一、管道评估及管理概述

管道评估与管理是医护人员经常会遇到的医疗护理问题，要做好老年患者管道的管理，必须熟悉各类管道的评估、分类及临床应用。

（一）管道评估时间

对于身体留有管道的患者，护士各班在床头交接班，巡视患者、转运患者、患者外出检查回病房，以及手术患者回病房时都要检查及评估各种管道的情况。

（二）管道评估内容

1. 患者一般情况

需评估的患者一般情况包括：患者的意识、瞳孔、生命体征、疼痛情况；管道的名称、数量、位置、深度、标识；管道固定情况、通畅情况，管道夹数量，是否要求开放引流，引流物颜色及量；管道口周围皮肤情况，有无渗血、渗液及缺损，有无潜在的管道安全问题等。收集患者的基本资料，针对每个个体实施评估，采取针对性的护理措施。

2. 管道的分类

（1）按置管目的分类。

①供给性管道（输入性管道）：供给性管道特指用于将氧气、能量、水分或药液供给机体的管道，如氧气管、气管插管、鼻饲管、深浅静脉置管等。

②排出性管道：排出性管道是指用于引流出体内的气体和液体等的专用性管道，常作为治疗和判断预后的指标，如各类引流管（乳腺癌根治术后皮瓣下负压引流管、非手术治疗的负压引流管、急性胰腺炎的腹腔双套管、脑室引流管、胸腔闭式引流管等）、胃肠减压管、留置导尿管等。

③监测性管道：监测性管道是指放置在患者体腔内，用于监测病情变化的管道，如上腔静脉导管、有创动脉置管。其可以用于监测机体的生理指标，为临床治疗提供可靠依据。

④综合性管道：综合性管道是有输入性、排出性和监测性等功能管道的总称，在特定情况下发挥特定的功能。如三腔管既可以用于食管和胃的压迫止血，又可以用于鼻饲水分或药液，同时监测吸出的胃液以了解治疗效果。再如留置导尿管不仅可以协助排尿，还可用于膀胱冲洗及留取无菌尿标本。

（2）按置管危险因素分类。

①Ⅰ类高危管道：此类管道如果稍有护理不当，即可直接危及患者生命，迅速造成患者死亡，如气管插管、气管切开套管、颅内引流管等。常用红色标示。

②Ⅱ类中危管道：此类管道如护理不当，可危及患者生命，造成患者死亡，如胸腔闭式引流管、深静脉置管、T管、Y型管等腹内引流管。常用黄色标示。

③Ⅲ类低危管道：此类管道如护理不当，不会直接危及患者生命或造成患者死亡等严重后果，但会延缓疾病恢复，给患者造成痛苦，如胃管、周围静脉穿刺置管、留置导尿管、普通伤口引流管等。常用蓝色标示。

3. 管道的标示

各种管道需根据停留位置及功能贴上醒目标签，进入体内液体的管道用绿底白字标识，引流出体内液体的管道用红底白字标识；同时，不同的管道在管道进入处应做好标记（用染色或线扎），以便了解管道位置和滑脱情况。护理人员应熟悉不同管道标示的意义、粘贴方式及粘贴位置，按管道标示使用要求进行管道管理。

4. 管道管理原则

管道管理遵循妥善固定、保持通畅、防止感染、严密观察、严密记录，以保持管道的功能为基础的原则，目的是保证管道通畅、在位、有效、安全，对有可能发生的潜在安全隐患进行早期预防。

（三）管道异常评估及临床应用

对留置有管道的患者要评估患者管道缝合及胶布固定有无松动，管道粗细、长短是否符合要求；评估患者精神、意识有无异常或躁动；评估患者病情，如有无呼吸频率改变、剧烈咳嗽或呃逆等症状；评估是否正在更换引流袋或局部换药；评估是否有翻身、搬运等动作。如果有这些高危因素存在，护理人员在操作时要特别留意。常见管道异常包括：

1. 管道滑脱

护理人员对患者身上留置的管道要做好评估，要注意患者是否烦躁，要留足管道长度以便于患者搬移、翻身、排便、下床；做好患者约束，严防管道被误拔。

2. 管道堵塞

做到勤观察、勤挤捏、勤检查，保证进出通畅，经常检查各管道是否存在扭曲、移位、堵塞、受压。经常观察引流物的性质和量，如无引流物流出，应检查管道是否被堵塞。

3. 错误连接

护理人员要清楚管道的位置及用途，要注重细节，加强核对，防止错误连接。

二、常见管道管理

（一）留置胃管

留置胃管是指将胃管经一侧鼻腔插入胃内，通过管道给不能由口腔进食的患者提供饮水、流质食物或药物，从而补充能量或进行治疗的方法。留置胃管是临床常用的护理操作技术，也是临床上观察病情变化、治疗疾病的一项重要措施。

1. 留置胃管适应证

留置胃管适用于各类腹部疾病的胃肠减压、鼻饲、洗胃、昏迷患者或不能经口进食的患者。

2. 留置胃管禁忌证

留置胃管对鼻咽部有癌肿或急性炎症、食管静脉曲张、心力衰竭和重度高血压，以及吞食腐蚀性药物的老年患者禁用。

3. 留置胃管的临床应用

（1）肠内营养：根据患者病情需要及医嘱要求，提供肠内营养液以满足患者的机体需要。

（2）持续胃肠减压：防治某些疾病引起的腹胀、腹痛，减轻症状，常用于急性胰腺炎患者及腹痛待查者。

（3）间歇抽吸洗胃：治疗口服药物中毒患者，用解毒剂反复洗胃可直接破坏毒物，并减少其吸收。持续负压引流也可减少胃肠道吸收的毒物的再排泄所致的病情反跳，从而减轻中毒症状。

（4）消化道出血的治疗：对老年消化道出血患者可置入胃管，经胃管直接注入止血药物，或注入少量冰盐水达到止血的目的；或接负压引流器，观察出血情况及减轻消化液的刺激。

4. 留置胃管常见的并发症

留置胃管常会导致口腔黏膜干燥、体液丧失、食管炎、吸入性肺炎、腹泻、恶心、呕吐、腹胀、胃潴留、高血糖、鼻饲导管阻塞等并发症。

5. 留置胃管的护理要点

对留置胃管的老年人要注意保持胃管的通畅，妥善固定，防止扭曲打折，避免脱出，坚持定时冲洗、抽吸胃液。在护理过程中，要密切观察胃液的颜色、性质及量，并做好记录。此外，每日还要做好口腔和胃管护理。

6. 留置胃管评估的临床应用

留置胃管属于供给性管道，是Ⅲ类低危管道。评估有助于护理人员进一步了解置管的目的、适应证、禁忌证，掌握管道管理原则，熟练处理管道异常情况。

（二）留置尿管

留置尿管是指在严格无菌操作下，将导尿管经尿道插入膀胱并保留在膀胱内引流尿液的方法。

1. 留置尿管的适应证

（1）具有临床意义的尿潴留或膀胱颈出口梗阻的患者，如药物治疗无效而又无外科治疗指征，需要暂时缓解或者长期引流的尿潴留者。

（2）尿失禁老年人，以及为缓解临终患者的痛苦，采取其他非侵入性措施（如使用药物、尿垫等）仍不能缓解且患者不能接受外部的集尿装置时。

（3）抢救危重、休克患者时，为正确记录每小时尿量，测量尿比重，以便密切观察患者的病情变化。

（4）需要长时间卧床或固定体位的患者，如存在潜在的不稳定性胸腰椎多发伤和骨盆骨折的患者。

(5) 外科手术的围手术期使用，使膀胱持续保持空虚，避免术中误伤。

(6) 为尿失禁或会阴部有伤口的患者引流尿液，保持会阴部的清洁干燥。

2. 留置尿管的临床应用

(1) 确保排尿困难及尿潴留的老年患者尿路畅通。

(2) 预防尿液逆流引起的上行感染。

(3) 尿路的检查与治疗。

(4) 预防尿液可能导致的局部皮肤损伤和感染，如外阴部皮肤损伤、压疮等。

3. 留置尿管的护理要点

(1) 留置尿管期间，要妥善固定尿管及尿袋，尿袋的高度不能高于膀胱，要定时排放尿液。

(2) 定期更换尿管及尿袋，保持尿管通畅，观察引流尿液的量、颜色、性状、透明度、气味等，并注意倾听患者主诉。

(3) 对留置尿管的患者要及时进行会阴护理，保持尿道口清洁，每天擦洗尿道口 2 次，防止尿路感染。

(4) 根据患者病情，鼓励患者摄入适当的液体，对长期留置尿管的患者，要指导进行膀胱功能训练。

(5) 拔管后根据病情，鼓励患者多饮水，进食清淡易消化的食物，观察患者自主排尿及尿液情况，有排尿困难要及时处理。

4. 留置尿管评估的临床应用

留置尿管属于排出性管道，是Ⅲ类低危管道。评估有助于护理人员进一步了解置管的目的、适应证；掌握管道管理原则，熟练处理管道异常情况。如果发生导尿管阻塞或可能因为导尿管的材料而导致阻塞，需更换导尿管。

（三）深静脉置管

深静脉置管是经体表穿刺至相应的静脉，插入各种导管至大血管腔内或心腔。利用其测定各种生理学参数，同时也可为各种治疗提供直接便利的途径。

1. 深静脉置管的适应证

在治疗方面，深静脉置管可用于外周静脉穿刺困难、长期输液治疗、大量或快速扩容、胃肠外营养治疗、药物治疗（化疗、高渗、刺激性）、血液透析、血浆置换；在监测方面，用于危重患者抢救和大手术期行中心静脉压监测、Swan-Ganz 导管监测、心导管检查明确诊断；在急救方面，用于放置起搏器电极、急救用药等。

2. 深静脉置管的禁忌证

广泛上腔静脉系统血栓形成、穿刺局部有感染、凝血功能障碍、不合作、躁动不安的患者不适合深静脉置管。

3. 深静脉置管的并发症

(1) 中心静脉穿刺引起的并发症：误入动脉、血肿、神经损害、气胸、气栓等。

(2) 插管过程中引起的并发症：一般心律失常、严重心律失常（室速、室颤）、右束支传导阻滞、完全性传导阻滞（主要指原有 RBBB）等。

(3) 导管留置过程中的并发症：肺动脉破裂、肺出血、气囊破裂、感染、血栓形成和栓塞、血栓性静脉炎、静脉栓塞、心内膜血栓形成、瓣膜赘生物、肺梗死等。

(4) 其他并发症：导管扭曲、打结、折断，心脏机械性损伤等。

4. 深静脉置管的临床应用

深静脉置管的临床应用主要包括以下内容：

(1) 深静脉置管可以保护患者的外周静脉，防止输注刺激性药物和高渗性或黏稠性药物对静脉造成不可修复的损伤。

(2) 深静脉置管可以减少反复外周静脉直接穿刺输液对患者造成的痛苦。

(3) 深静脉置管安全方便，维护简单，可以减少护理工作量。

(4) 深静脉置管有利于提高患者生活质量。

(5) 深静脉置管的维护包括更换肝素帽、冲洗导管、封管、固定置管及更换敷料。

5. 深静脉置管评估的临床应用

深静脉置管属于供给性管道，是Ⅱ类中危管道。评估有助于护理人员进一步了解置管的目的、适应证；掌握管道管理原则，熟练处理管道异常情况；重视对患者的健康教育。

（四）气管切开患者评估及管理

气管切开术又称气管造口术，是一种急救手术，用于解除呼吸道阻塞引起的呼吸困难。

1. 评估气管切开的种类

气管切开的种类常见有手术情况下的气管切开、抢救性气管切开、外伤性气管切开、预防性气管切开、治疗性气管切开、长期使用呼吸机性气管切开等。

2. 评估气管切开术后并发症

气管切开术后常见的并发症有出血、气肿（皮下气肿、纵隔气肿、气胸）、感染、导管脱出、狭窄（食管狭窄、气道狭窄、喉狭窄）、气管食管瘘、拔管困难等。

3. 评估气管切开术后易感因素

气管切开术后易感因素很多，常见的有患者呼吸道分泌物多，切口污染，黏膜干燥，分泌物不易排出，患者免疫力低下，护士操作不规范，环境污染等。

4. 气管切开的护理要点

气管切开的护理要点包括患者的一般护理、气管套管的护理、气管切口的护理、口腔护理、心理护理等。

5. 气管切开评估的临床应用

气管切开管道属于综合性管道，是Ⅰ类高危管道。评估有助于护理人员进一步了解置管的目的、适应证、禁忌证；掌握管道管理原则，熟练处理管道异常情况及掌握气管切开的护理要点。

（五）气管插管患者评估及管理

气管插管是急救、复苏和临床麻醉中开放气道最常用的方法。在心肺复苏中，胸外按压的同时，应开放气道，保持气道通畅，及时有效地恢复通气是抢救成功的关键。紧急气管插管是建立人工通气的重要步骤，它可保证呼吸道通畅，便于清除呼吸道分泌物，可将氧气直接加压通入肺泡，有利于纠正缺氧。

1. 气管插管适应证

气管插管适合全麻手术患者、危重与呼吸心脏骤停需抢救的患者及非手术患者中需气管插管治疗者。

2. 气管插管禁忌证

现今气管插管技术日益改进与提高，实际上可以说无绝对禁忌证，只是以下几种情况较为特殊，可列为禁忌，如严重喉水肿、急性喉炎、喉腔黏膜下血肿、喉创伤、咽喉物理性或化学性烧伤等，除紧急抢救外，一般禁忌气管插管。患有出血性血液病的患者（血友病、血小板减少性紫癜等），气管插管创伤易诱发喉腔与气管黏膜下出血或血肿，继发呼吸道急性阻塞，也列为相对禁忌证。总之，当气管插管以抢救为目的时，应无绝对禁忌证。

3. 气管插管患者的评估

评估患者的发病原因，根据不同的症状来选择插管的方式；评估患者插管后的通气情况及呼吸、循环改善情况；评估插管后呼吸道的湿化及痰液的颜色、性质、气味及量；观察气管插管的位置及气囊的充盈度及气囊的压力。

4. 气管插管的护理要点

（1）病室空气新鲜，定时通风，保持室温在22～24℃，相对湿度60%。

（2）工作人员在护理患者时要严格执行无菌操作，定时更换固定的胶布并做好口腔护理。

（3）更换体位时，避免气管导管过度牵拉、扭曲；注意插管固定牢固，做好标记；防止口腔插管时牙垫脱落；注意导管插入的深度及插管与头颈部的角度。

（4）注意观察呼吸频率、节律等，及时吸痰，保持呼吸道通畅；根据患者病情，遵医嘱给予适量的止痛药或镇静药。

（5）气囊管理：定时监测气囊压力，在给气囊放气或拔除导管前，必须清除气囊上的滞留物。

（6）气道湿化：遵医嘱配置气道湿化液，每24h更换一次，气管内滴入水分约200mL/d，平均每小时约10mL，可在每次吸痰前后给予。

（7）拔管前指导患者进行有效的咳嗽训练，拔出气管插管后应密切观察病情变化，注意患者呼吸频率、节律、深浅度，保持呼吸道通畅。

（8）给予患者适当的心理护理，减轻患者的焦虑和不安。

（9）拔管后的护理：拔管后4h内禁食，以口鼻（面）罩吸氧，禁止使用镇静剂，予定时翻身、拍背，鼓励患者咳嗽、咯痰。

5. 气管插管评估的临床应用

气管插管属于综合性管道，是Ⅰ类高危管道。评估有助于护理人员进一步了解置管的目的、适应证、禁忌证；掌握管道管理原则及护理要点，熟练处理管道异常情况。

【思考题】

1. 管道评估的时间是什么时候？
2. 管道评估的内容有哪些？
3. 管道管理的原则及目的是什么？

（熊秀红　罗艳玲　徐善英）

第二节　老年社会环境的评估

一、老年社会环境评估概述

社会环境是指人类生存及活动范围内的社会物质、精神条件的总和,广义包括整个社会经济文化体系,狭义仅指人类生活的直接环境。

所谓老年社会环境评估,就是对老年所处的社会政治环境、经济环境、法制环境、科技环境、文化环境等宏观因素的评估。对老年社会环境进行评估,有利于了解与老年人健康有关的环境,促进老年健康管理的顺利进行。

二、老年社会环境评估内容

老年社会环境包括文化背景、法律法规、社会制度、劳动条件、人际关系、社会支持、经济状况、生活方式、教育、家庭、社区等诸多方面,常见的评估包括家庭环境评估、社区环境评估、社会关系和社会支持评估等。

(一) 家庭环境评估

家庭是老年人主要的生活环境。和谐的家庭关系、良好的家庭环境有助于老年人的身心健康。家庭环境评估的内容主要包括家庭成员基本资料、家庭类型和结构、家庭成员之间的关系、家庭成员的角色作用、家庭的经济状况、家庭功能、家庭压力、家庭居家处所、家庭成员对老年人生活与健康状况的认识等。

(二) 社区环境评估

评估社区环境主要是为了了解老年人生活的社区地理环境,注意有无环境污染,各种配套设施是否齐全,老年人外出活动时有无不安全因素存在,有无比较适合的卫生保健机构等。评估内容包括:社区配套设施是否完善,是否有提供医疗保健服务、家庭照护及家政服务的社区机构等。

(三) 社会关系和社会支持评估

1. 社会关系及社会支持的定义

社会关系是指社会中人与人之间关系的总称。马克思指出:人的本质是一切社会关系的总和。此意即为社会关系源于人,人与人之间产生了各种复杂的关系,这些关系就统称为社会关系。社会支持是指一定社会网络运用一定的物质和精神手段对社会弱势群体进行无偿帮助的行为的总和。

2. 社会关系及社会支持对老年人的作用

国内外大量相关研究表明,良好的社会关系和社会支持与老年人的身心调节、适应与自理能力、自我概念、期望值、生活质量,以及老年人对治疗护理的依从性、总体幸福指数成正相关。

三、老年社会环境评估工具

(一)家庭功能的评估及判定方法

1. 家庭功能的 APGAR 问卷

家庭功能的 APGAR 问卷中"APGAR"是代表家庭功能 5 个部分的首字母,主要内容如下:A(Adaptation),适应度;P(Partnership),合作度;G(Growth),发展状况;A(Affection),感情问题;R(Resolve),亲密度。家庭功能的 APGAR 问卷详见表 7-1。

表 7-1 家庭功能的 APGAR 问卷

维度	问题	经常这样	有时这样	几乎很少
适应度 A(adaptation)	当我遭遇困难时,可以从家人处得到满意的帮助			
合作度 P(partnership)	我很满意家人与我讨论各种事情及分担问题的方式			
发展状况 G(growth)	当我喜欢从事新的活动或发展时,家人能接受并给予帮助			
感情问题 A(affection)	我很满意家人对我表达情感的方式及对我愤怒、悲伤等情绪的反应			
亲密度 R(resolve)	我很满意家人与我共度美好时光的方式			

2. 家庭功能的 APGAR 问卷结果判定

家庭功能的 APGAR 问卷中共有 5 个问题,每个问题有 3 个答案可供选择,答"经常这样"得 2 分,"有时这样"得 1 分,"几乎很少"得 0 分。将 5 个问题得分相加,总分在 7~10 分为家庭功能良好。4~6 分为家庭功能中度障碍,0~3 分为家庭功能严重障碍。

(二)家庭环境评估量表及结果判定

1. 家庭环境评估量表(FES-CV)

家庭环境评估量表(FES-CV)详见表 7-2。

表 7-2 家庭环境评估量表(FES-CV)

姓名_____ 性别_____ 年龄_____

以下有一些关于家庭情况的问题,请您仔细阅读,并在符合您家庭情况的答案上进行选择,如果有些问题对大部分家庭成员符合,就选择"是",如果大部分不符合,就选择"否",现在开始吧!

序号	评估内容	评估结果	
1	家庭成员总是互相给予最大的帮助和支持	是	否
2	家庭成员总是把自己的感情藏在心里不向其他家庭成员透露	是	否
3	家中经常吵架	是	否
4	在家中我们很少自己单独活动	是	否
5	家庭成员无论做什么事都是尽力而为的	是	否
6	我们家经常谈论政治和社会问题	是	否
7	多数周末和晚上家庭成员都是在家中度过,而不外出参加社交或娱乐活动	是	否

续表

序号	评估内容	评估结果	
8	我们都认为不管有多大的困难，子女应该首先满足老年人的各种需求	是	否
9	家中较大的活动都是经过仔细安排的	是	否
10	家人很少强求其他家庭成员遵守家规	是	否
11	在家里我们感到很无聊	是	否
12	在家里我们想说什么就可以说什么	是	否
13	家庭成员彼此之间很少公开发怒	是	否
14	我们都非常鼓励家里人具有独立精神	是	否
15	为了有好的前途，家庭成员都花了几乎所有的精力	是	否
16	我们很少外出听讲座、看戏或去博物馆及看展览	是	否
17	家庭成员常外出到朋友家去玩并在一起吃饭	是	否
18	家庭成员都认为做事应顺应社会风气	是	否
19	一般来说，我们大家都注意把家收拾得井井有条	是	否
20	家中很少有固定的生活规律和家规	是	否
21	家庭成员愿意花很大的精力做家里的事	是	否
22	在家中诉苦很容易使家人厌烦	是	否
23	有时家庭成员发怒时摔东西	是	否
24	家庭成员都独立思考问题	是	否
25	家庭成员都认为使生活水平提高比其他任何事情都重要	是	否
26	我们都认为学会新的知识比其他任何事情都重要	是	否
27	家中没人参加各种体育活动	是	否
28	家庭成员在生活上经常帮助周围的老年人和残疾人	是	否
29	在我们家，当需要用某些东西时却常常找不到	是	否
30	在我们家吃饭和睡觉的时间都是一成不变的	是	否
31	在我们家，有一种和谐一致的气氛	是	否
32	家中每个人都可以诉说自己的困难和烦恼	是	否
33	家庭成员之间极少发脾气	是	否
34	我们家的每个人出入是完全自由的	是	否
35	我们都相信在任何情况下竞争是好事	是	否
36	我们对文化活动不怎么感兴趣	是	否
37	我们常看电影或体育比赛、外出郊游等	是	否
38	我们认为行贿是一种可以接受的现象	是	否
39	我们家很重视做事要准时	是	否
40	我们家做任何事都有固定的方式	是	否
41	家里有事时，很少有人自愿去做	是	否
42	家庭成员经常公开地表达相互之间的感情	是	否
43	家庭成员之间常互相责备和批评	是	否
44	家庭成员做事时很少考虑家里其他人的意见	是	否
45	我们总是不断反省自己，强迫自己尽力把事情做得一次比一次好	是	否

续表

序号	评估内容	评估结果	
46	我们很少讨论有关科技知识方面的问题	是	否
47	我们家每个人都对1~2项娱乐活动特别感兴趣	是	否
48	我们认为无论怎么样，晚辈都应该接受长辈的劝导	是	否
49	我们家的人常常改变他们的计划	是	否
50	我们家非常强调要遵守固定的生活规律和家规	是	否
51	家庭成员都总是衷心地互相支持	是	否
52	如果在家里说出对家事的不满，会有人觉得不舒服	是	否
53	家庭成员有时互相打架	是	否
54	家庭成员都依赖家人的帮助去解决他们遇到的困难	是	否
55	家庭成员不太关心职务升迁、学习成绩等问题	是	否
56	家中有人玩乐器	是	否
57	家庭成员除工作学习外，不常进行娱乐活动	是	否
58	家庭成员都自愿去做公共环境卫生	是	否
59	家庭成员认真地保持自己房间的整洁	是	否
60	家庭成员夜间可以随意外出，不必事先与家人商量	是	否
61	我们家的集体精神很少	是	否
62	我们家可以公开地谈论家里的经济问题	是	否
63	家庭成员的意见产生分歧时，我们一直都回避它以保持和气	是	否
64	家庭成员希望家人独立解决问题	是	否
65	我们家的人对获得成就并不那么积极	是	否
66	家庭成员常去图书馆	是	否
67	家庭成员有时按个人爱好或兴趣参加娱乐性学习	是	否
68	家庭成员都认为要死守道德教条去办事	是	否
69	在我们家，每个人的分工是明确的	是	否
70	在我们家，没有严格的规则来约束我们	是	否
71	家庭成员彼此之间都一直合得来	是	否
72	家庭成员之间讲话时都很注意避免伤害对方的感情	是	否
73	家庭成员常彼此想胜过对方	是	否
74	如果家庭成员经常独自活动，会伤家里其他人的感情	是	否
75	先工作后享受是我们家的老习惯	是	否
76	在我们家看电视比读书更重要	是	否
77	家庭成员常在业余时间参加家庭以外的社交活动	是	否
78	我们认为无论怎么样，离婚是不道德的	是	否
79	我们家花钱没有计划	是	否
80	我们家的生活规律或家规是不能改变的	是	否
81	家庭的每个成员都一直得到充分的关心	是	否
82	我们家经常自发地讨论家人很敏感的问题	是	否
83	家人有矛盾时，有时会大声争吵	是	否

续表

序号	评估内容	评估结果
84	在我们家确实鼓励成员都自由活动	是 否
85	家庭成员常常与别人比较,看谁的工作学习好	是 否
86	家庭成员很喜欢音乐、艺术和文学	是 否
87	我们娱乐活动的主要方式是看电视、听广播而不是外出活动	是 否
88	我们认为提高家里的生活水平比严守道德标准还要重要	是 否
89	我们家饭后必须立即有人去洗碗	是 否
90	在家里违反家规者会受到严厉的批评	是 否

2. 家庭环境评估量表计分方式及计分标准

(1) 家庭环境评估量表组成分析：该量表含有10个分量表,分别评价10个不同的家庭环境特征。

①亲密度：家庭成员之间互相承诺、帮助和支持的程度。

②情感表达：鼓励家庭成员公开活动,直接表达情感的程度。

③矛盾性：家庭成员之间公开表露愤怒、攻击和矛盾的程度。

④独立性：家庭成员的自尊、自信和自主程度。

⑤成功性：将一般活动如工作变为成就性或竞争性活动的程度。

⑥知识性：对政治、社会、智力和文化活动的兴趣大小。

⑦娱乐性：参与社交和娱乐活动的程度。

⑧道德宗教观：对伦理、宗教和价值观的重视程度。

⑨组织性：安排家庭活动和责任时有明确的组织和结构的程度。

⑩控制性：使用固定家规和程序来安排家庭生活的程度。

(2) 家庭环境评估量表的计分方式：家庭环境评估量表的使用要求受试者具有初等以上教育程度,测试者应监控受试者完成量表的全过程,在受试者不能理解多个项目时应终止测试并确认答卷无效。

90个项目按选择的答案来评分,若回答"是"评"1"分,回答"否"评"2"分,然后按下列方式计算分量得分("Ⅰ~Ⅹ"表示第"Ⅹ"条目的得分)

①亲密度 = (Ⅰ-11-1) + (Ⅰ-41-1) + (Ⅰ-61-1) - [(Ⅰ-1-2) + (Ⅰ-21-2) + (Ⅰ-31-2) + (Ⅰ-51-2) + (Ⅰ-71-2) + (Ⅰ-81-2)]。

②情感表达 = (Ⅰ-2-1) + (Ⅰ-22-1) + (Ⅰ-52-1) + (Ⅰ-71-1) - [(Ⅰ-12-2) + (Ⅰ-32-2) + (Ⅰ-42-2) + (Ⅰ-62-2) + (Ⅰ-82-2)]。

③矛盾性 = (Ⅰ-13-1) + (Ⅰ-33-1) + (Ⅰ-63-1) - [(Ⅰ-3-2) + (Ⅰ-23-2) + (Ⅰ-43-2) + (Ⅰ-53-2) + (Ⅰ-73-2) + (Ⅰ-83-2)]。

④独立性 = (Ⅰ-4-1) + (Ⅰ-54-1) - [(Ⅰ-14-2) + (Ⅰ-24-2) + (Ⅰ-34-2) + (Ⅰ-44-2) + (Ⅰ-64-2) + (Ⅰ-74-2) + (Ⅰ-84-2)]。

⑤成功性 = (Ⅰ-55-1) + (Ⅰ-65-1) - [(Ⅰ-5-2) + (Ⅰ-15-2) + (Ⅰ-25-2) + (Ⅰ-35-2) + (Ⅰ-45-2) + (Ⅰ-75-2) + (Ⅰ-85-2)]。

⑥知识性 = (Ⅰ-16-1) + (Ⅰ-36-1) + (Ⅰ-46-1) + (Ⅰ-76-1) - [(Ⅰ-6-2) + (Ⅰ-26-2) + (Ⅰ-56-2) + (Ⅰ-66-2) + (Ⅰ-86-2)]。

⑦娱乐性＝（Ⅰ-7-1）＋（Ⅰ-27-1）＋（Ⅰ-57-1）＋（Ⅰ-87-1）－［（Ⅰ-17-2）＋（Ⅰ-37-2）＋（Ⅰ-47-2）＋（Ⅰ-67-2）＋（Ⅰ-77-2）］。

⑧道德宗教观＝（Ⅰ-18-1）＋（Ⅰ-38-1）＋（Ⅰ-88-1）－［（Ⅰ-8-2）＋（Ⅰ-28-2）＋（Ⅰ-48-2）＋（Ⅰ-58-2）＋（Ⅰ-68-2）＋（Ⅰ-78-2）］。

⑨组织性＝（Ⅰ-29-1）＋（Ⅰ-49-1）＋（Ⅰ-79-1）－［（Ⅰ-9-2）＋（Ⅰ-19-2）＋（Ⅰ-39-2）＋（Ⅰ-59-2）＋（Ⅰ-69-2）＋（Ⅰ-89-2）］。

⑩控制性＝（Ⅰ-10-1）＋（Ⅰ-20-1）＋（Ⅰ-60-1）＋（Ⅰ-70-1）－［（Ⅰ-30-2）＋（Ⅰ-40-2）＋（Ⅰ-50-2）＋（Ⅰ-80-2）＋（Ⅰ-90-2）］。

（3）家庭环境评估量表的划界标准（表7-3）。

表7-3 家庭环境评估量表的划界标准

因子名称	低分（分）	中等（分）	高分（分）
亲密度	0～5	6～8	9
情感表达	0～4	5～7	8～9
矛盾性	0～1	2～5	6～9
独立性	0～3	4～7	8～9
成功性	0～5	6～8	9
知识性	0～3	4～7	8～9
娱乐性	0～3	4～6	7～9
道德宗教观	0～4	5～7	8～9
组织性	0～5	6～8	9
控制性	0～2	3～5	6～9

（三）社会关系及社会支持评估量表及结果判定

社会支持从性质上可以分为两类：一类为客观的支持，这类支持是可见的或实际的，包括物质上的直接援助、团体关系的存在和参与等；另一类是主观的支持，这类支持是个体体验到的或情感上感受到的支持，指的是个体在社会中受尊重、被支持与理解的情感体验和满意程度，与个体的主观感受密切相关。可以通过访谈及观察方法评估老年人是否有社会支持和社会关系网络，还可通过量表对老年人的社会关系及社会支持力度进行评估。

1. 社会支持评定量表（SSRS）及评估标准

（1）社会支持评定量表：目前社会支持评估量表多采用多轴评价法。社会支持评定量表有10个条目，包括客观支持（3条）、主观支持（4条）和对社会支持的利用度（3条）3个维度。通过该量表可以了解个体的社会支持水平，能更好地帮助人们适应社会和环境，提高个体的身心健康水平。社会支持评定量表见表7-4。

表7-4 社会支持评定量表

指导语：下面的问题用于反映您在社会中所获得的支持，请按各个问题的具体要求，根据您的实际情况填写，谢谢您的合作。

序号	评估项目	评估内容	评分标准（分）	得分（分）
1	您有多少关系密切，可以得到支持和帮助的朋友？（只选一项）	(1) 1个也没有； (2) 1~2个； (3) 3~5个； (4) 6个或以上	1 2 3 4	
2	近一年来您：（只选一项）	(1) 远离家人，且独居一室； (2) 住处经常变动，多数时间和陌生人住在一起； (3) 和同学、同事或朋友住在一起； (4) 和家人住在一起	1 2 3 4	
3	您和邻居：（只选一项）	(1) 相互之间从不关心，只是点头之交； (2) 遇到困难可能稍微关心； (3) 有些邻居很关心您； (4) 大多数邻居都很关心您	1 2 3 4	
4	您和同事：（只选一项）	(1) 相互之间从不关心，只是点头之交； (2) 遇到困难可能稍微关心； (3) 有些同事很关心您； (4) 大多数同事都很关心您	1 2 3 4	
5	从家庭成员得到的支持和照顾：（在合适的框内画"√"）	夫妻 父母 儿女 兄弟姐妹 其他成员（如嫂子）	每项从无、极少、一般、全力支持分别记1分、2分、3分、4分	
6	过去，在您遇到急难情况时，曾经得到的经济支持和解决实际问题的帮助的来源有：	(1) 无任何来源。 (2) 下列来源（可选多项）。 A. 配偶；B. 其他家人；C. 亲戚；D. 同事；E. 工作单位；F. 党团工会等官方或半官方组织；G. 宗教、社会团体等非官方组织；H. 其他（请列出）	有几个来源记几分	
7	过去，在您遇到急难情况时，曾经得到的安慰和关心的来源有：	(1) 无任何来源。 (2) 下列来源（可选多项）。 A. 配偶；B. 其他家人；C. 亲戚；D. 同事；E. 工作单位；F. 党团工会等官方或半官方组织；G. 宗教、社会团体等非官方组织；H. 其他（请列出）	有几个来源记几分	
8	您遇到烦恼时的倾诉方式：（只选一项）	(1) 从不向任何人倾诉； (2) 只向关系极为密切的1~2个人倾诉； (3) 如果朋友主动询问您会说出来； (4) 主动倾诉自己的烦恼，以获得支持和理解	1 2 3 4	
9	您遇到烦恼时的求助方式：（只选一项）	(1) 只靠自己，不接受别人帮助； (2) 很少请求别人帮助； (3) 有时请求别人帮助； (4) 有困难时经常向家人、亲友、组织求援	1 2 3 4	

续表

序号	评估项目	评估内容	评分标准（分）	得分（分）
10	对于团体（如党组织、宗教组织、工会、学生会等）组织活动，您：（只选一项）	（1）从不参加； （2）偶尔参加； （3）经常参加； （4）主动参加并积极活动	1 2 3 4	

（2）社会支持评定量表的评价标准：社会支持评定量表满分 40 分，客观支持得分为 2、6、7 条评分之和，主观支持得分为 1、3、4、5 条评分之和，对社会支持的利用度得分为 8、9、10 条评分之和。分数越高，社会支持度越高，一般认为评分＜20 分，为获得社会支持较少；20～30 分，为具有一般的社会支持度；30～40 分，为具有满意的社会支持度。

2. 领悟社会支持量表（PSSS）

领悟社会支持量表是一种强调个体自我理解和自我感受的社会支持量表，分别测定个体领悟到的来自各种社会支持源如家庭、朋友和其他人的支持程度，同时以总分反映个体感受到的社会支持总程度。

（1）领悟社会支持量表（表 7-5）。

表 7-5 领悟社会支持量表

指导语：以下有 12 个句子，每一个句子后面有 7 个答案。请您根据自己的实际情况在每句后面选择一个答案。例如，选择（1）表示您极不同意，即说明您的实际情况与这一句子极不相符；选择（7）表示您极同意，即说明您的实际情况与这一句子极相符；选择（4）表示中间状态。其余类推。

序号	评估内容	评分标准	得分
1	在我遇到问题时，有些人（领导、亲戚、同学）会出现在我身旁	选项得分： （1）极不同意，1分； （2）很不同意，2分； （3）稍不同意，3分； （4）中立，4分； （5）稍同意，5分； （6）很同意，6分； （7）极同意，7分	
2	我能够与有些人（领导、亲戚、同学）共享快乐与忧伤		
3	我的家庭能够切实具体地给我帮助		
4	在需要时，我能够从家庭获得感情上的帮助和支持		
5	当我有困难时，有些人（领导、亲戚、同学）是安慰我的真正源泉		
6	我的朋友们能真正地帮助我		
7	在发生困难时，我可以依靠我的朋友们		
8	我能与自己的家庭谈论我的难题		
9	我的朋友们能与我分享快乐和忧伤		
10	在我的生活中，有些人（领导、亲戚、同学）关心着我的感情		
11	我的家庭能心甘情愿协助我做出各种决定		
12	我能与朋友们讨论自己的难题		
评价			

（2）领悟社会支持量表的评价标准：总分在 12～36 分为低支持状态，总分在 37～60 分为中间支持状态，总分在 61～84 分为高支持状态。总分越高，说明个体的社会支持度越高。

【思考题】
1. 老年社会环境常见的评估内容包括哪些？
2. 家庭功能的 APGAR 问卷中 APGAR 是代表家庭功能 5 个部分的首字母，分别代表哪些家庭功能？

（徐一方　吴仕英）

第三节　老年人生活质量的评估

一、生活质量概述

（一）生活质量的定义

世界卫生组织将生活质量定义为：不同的文化、价值体系中的个体对与他们的目标、期望、标准及关心的事情有关的生活状态的综合满意程度及对个人健康的一般感觉。一般认为生活质量是对个人或群体所感受到的躯体、心理、社会各方面适应状态的一个综合测量指标。

1994 年经中华医学会老年医学专业委员会流行病学学术小组全体专家讨论，我国对老年人生活质量定义如下：老年人生活质量是指 60 岁及以上老年人群对自己的身体、精神、家庭和社会生活的满意程度和对老年生活的全面评价。

（二）生活质量的分类

生活质量的分类从心理学、哲学、医学及社会学多个角度、多个学科综合考虑，分为 3 个层次（广义）。

低层次生活质量强调的是维持生存，保持躯体完好，消除病痛，以及维持生存所需的基本功能，主要面向患者。这个层次的生活质量实际是指生存质量，关注重点在生理（食、睡、性）方面，维持生存。

中层次生活质量强调的不仅是维持生存，而且强调生活丰富、心情舒畅和与社会的和谐，即生活得好。中层次生活质量看中的是生活的内容，是比较广义的生活质量。对老年人而言，其内涵可界定为老年人对其生活的自然、社会条件及自身状况的主观评价和体验，即对其整个生活条件和状况的主观满意度评价。其关注重点除基本的生理、安全外，还包括爱与隶属、尊重等更高层次的要求。

高层次生活质量不但强调中层次生活质量，而且还看重自身价值和自我实现的认知，以及对社会的责任和义务。

（三）生活质量的内容

生活质量的内容比健康更广，目前与健康相关的生活质量评估包括以下方面：

1. 躯体健康

躯体健康是生活质量评估的重点，常包括以下内容：

（1）老年人所患疾病的躯体症状，如疼痛、眩晕、躯体不适等。

（2）老年人的日常生活活动能力：正常人日常生活活动中必须完成的动作，如吃饭、穿衣、上下床、排泄等。

（3）老年人的工具性日常生活活动能力：反映社会适应的躯体功能，如买菜、做饭、管理钱财等。

（4）老年人自身的主观躯体健康：个人对躯体健康的评估。

2. 心理健康

老年人的心理健康主要包括：

（1）老年人的焦虑、抑郁感。

（2）老年人正相健康感觉：老年人的幸福度和老年人的生活满意度。

（3）老年人的行为情绪控制：在特殊时期的思想、情感和行为的控制。

（4）老年人的认知功能：时间、地点、人物的定向，记忆力，思维等方面的认知。

3. 社会功能

良好的家庭、社会支持及正常的社会接触是健康的重要组成，通常包括：

（1）老年人的社会资源，主要包括老年人社会关系网的质量和数量。

（2）老年人的人际交往，老年人与亲戚、朋友、邻居、同事等的接触频度。

4. 角色功能

老年人在家庭中扮演着不同的社会角色，家庭社会角色的正常扮演也是老年人健康的重要表现，家庭角色转换是疾病的后果之一，如多种慢病引起的角色转换。

二、生活质量评估的目的及意义

生活质量评估不但测量躯体健康状况，同时也获得一些老年人主观感受的资料，如对自身健康状况的认识、幸福指数、疼痛、满意度等。通过对老年人生活质量的评估，让老年人参与自身及家属疾病的诊断、医疗决策和治疗方案的选择，可以让临床医疗更好地兼顾老年人生存的时间及生存质量。

三、生活质量评定量表及方法

按照评定的目的和内容，生活质量的评定采用不同的方法。该部分主要介绍生活满意度量表和老年幸福度量表。

（一）生活满意度量表

生活满意度量表包括3个独立的分量表，其一是他评量表，即生活满意度评定量表（Life satisfaction rating scale，LSR）；另两个是自评量表，分别为生活满意度指数A（Life satisfaction index A，LSIA）和生活满意度指数B（Life satisfaction index B，LSIB）。

1. 生活满意度评定量表

生活满意度评定量表（表7-6）是他评量表，包含5个1~5分制的子量表。

表7-6 生活满意度评定量表

下面的一些陈述是人们对生活的不同感受，请参照以下陈述，选出比较符合受试者实际情况的项目。

表A. 热情与冷漠
 1. 充满热情地谈到若干项活动及交往。感觉"当前"是一生中最美好的时光。喜爱做事情，甚至待在家里也感到愉快。乐于结交新朋友，追求自我完善。对生活的多个领域表现出热情。（5分）
 2. 有热情，但仅限于1、2项特殊的兴趣，或仅限于某个阶段。当事情出现差错并可能妨碍其积极享受生活时可表现出失望或生气。即使是很短的时间也要预先做出计划。（4分）

续表

3. 对生活淡泊。似乎从所从事的活动中得不到什么乐趣。追求轻松和有限度的参与。可能与许多活动、事物或人完全隔离。(3分)
4. 认为生活的绝大部分是单调的,可能会抱怨感到疲乏。对许多事感到厌烦。即使参与某项活动也几乎体会不到意义或乐趣。(2分)
5. 生活就像例行公事,认为没有任何事情值得去做。(1分)

表B. 决心与不屈服
1. 奋斗不息的态度:宁可流血也不低头。有抗争精神:抵抗到底,绝不放弃。积极的人格:坏事和好事都能承受,尽力而为之。不愿改变过去。(5分)
2. 能够面对现实。"我对自己的遭遇没有怨言""我随时准备承担责任""只要去寻找就一定能发现生活中美好的一面"。不介意谈论生活中的困难,但也不过分渲染之。"人不得不有所放弃。"(4分)
3. 自述:"我曾经攀上顶峰也曾跌入低谷,我有时在峰顶,有时却在谷底。"对生活中遇到的困难流露出遭受外在惩罚及内在惩罚的感觉。(3分)
4. 感到由于得不到休息而未能将事情办得更好,感觉现在的生活与45岁时截然不同,越来越糟了。"我努力工作,却什么也没有得到。"(2分)
5. 谈论自己未能承受的打击(外在惩罚),反复责怪自己(内在惩罚)。被生活压倒。(1分)

表C. 愿望与已实现目标的统一
1. 感到已完成了自己想做的一切。已经实现或即将实现自己的人生目标。(5分)
2. 对生活中失去的机遇感到有些懊悔。"也许我应该更好地把握住那些机会。"尽管如此,仍感到生活中自己想做的事情均已完成得相当成功。(4分)
3. 失去的机遇和把握住的机遇各占一半。如果能重新开始人生,宁愿干一些不同的事情,或许该接受更多的教育。(3分)
4. 为失去重要的机遇而懊悔,但对自己在某一领域(也许是其专业)中所取得的成绩感到满足。(2分)
5. 感到失去了生活中的大多数机遇。(1分)

表D. 自我评价
1. 感觉正处在自己的最佳时期。"我现在做事比以往任何时候做得都好""没有比现在更美好的时光了"。认为自己聪明、完美、有吸引力。认为自己对别人很重要。认为有资格随心所欲。(5分)
2. 感觉自己比一般人幸运。有把握适应生活的各种艰辛。"退休只是换个事情做而已。"对健康方面出现的任何问题均能正确对待。感到有资格随心所欲。"我想做的事情均能去做,但不会过度劳累自己。"感到能处理好自己与周围环境的关系。(4分)
3. 认为自己至少能够胜任某一领域,例如工作。但对能否胜任其他领域持怀疑态度。意识到自己已经失去了年轻时的活力,但能够面对现实。感到自己不那么重要了,但并不十分介意。感到自己有所得,也有所付出。随着年龄的增加,感到身体各方面的状况普遍下降,但并非严重下降。认为自己的健康情况好于平均水平。(3分)
4. 感到别人看不起自己,谈到人变老时往往感到绝望。试图抵御岁月的侵袭。(2分)
5. 感到老了、没有用了,或者快没有用了。贬低自己。"我已经成了别人的累赘。"(1分)

表E. 心境
1. "现在是我一生中最美好的时光。"几乎总是愉快的、乐观的。在旁人眼里其快乐似乎有些脱离现实,但又不像是装模作样。(5分)
2. 生活中寻找快乐,知道快乐之所在并把快乐表现出来。有许多似乎属于青年人的特点。通常是正性的、乐观的情感。(4分)
3. 宛若一艘性情平和的船在缓缓地移动,一些不愉快均被正性心境中和。总体上为中性到正性的情感,偶尔可表现出急躁。(3分)
4. 事情宁静、平和。总体上为中性到负性情感。有轻度的忧郁。(2分)
5. 悲观、抱怨、痛苦,感到孤独,许多时间里感到忧郁,有时在与人接触时会发脾气。(1分)

2. 生活满意度指数A

生活满意度指数A由与生活满意度评定量表相关程度最高的20项同意—不同意式条目组成,见表7-7。

表 7-7　生活满意度指数 A

下面的一些陈述涉及人们对生活的不同感受。请仔细阅读下列陈述，如果您同意该观点，就请在"同意"之下做一记号；如果不同意该观点，请在"不同意"之下做一记号；如果无法肯定是否同意，则在"不确定"之下做一记号。请务必回答每一个问题。

项目及内容	同意	不同意	不确定
1. 当我老了以后发现事情似乎要比原先想象的好。			
2. 与我所认识的多数人相比，我更好地把握了生活中的机遇。			
3. 现在是我一生中最沉闷的时期。			
4. 我现在和年轻时一样幸福。			
5. 我的生活原本应该更好些。			
6. 现在是我一生中最美好的时光。			
7. 我所做的事多半是令人厌烦和单调乏味的。			
8. 我估计最近能遇到一些有趣的和令人愉快的事。			
9. 我现在做的事和以前做的事一样有趣。			
10. 我感到老了，有些累了。			
11. 我感到自己确实上了年纪，但我并不为此而烦恼。			
12. 回首往事，我相当满足。			
13. 即使能改变自己的过去，我也不愿有所改变。			
14. 与其他同龄人相比，我曾做出过较多愚蠢的决定。			
15. 与其他同龄人相比，我的外表较年轻。			
16. 我已经为一个月甚至一年后该做的事制订了计划。			
17. 回首往事，我有许多想得到的东西均未得到。			
18. 与其他人相比，我惨遭失败的次数太多了。			
19. 我在生活中得到了相当多我所期望的东西。			
20. 不管人们怎样说，许多普通人是越过越糟，而不是越过越好了。			
合计			

注：1、2、4、6、8、9、11、12、13、15、16、19 为正序记分项目，3、5、7、10、14、17、18、20 为反序记分项目。

3. 生活满意度指数 B

生活满意度指数 B 由 12 项与生活满意度评定量表高度相关的开放式、清单式条目组成，是自评量表，详见表 7-8。

表 7-8　生活满意度指数 B

项目及内容	评分标准
1. 您这个年纪最大的好处是什么？	1分：积极的答案； 0分：没有任何好处
2. 今后 5 年您打算做什么？您估计今后的生活会有什么变化？	2分：变好，或无变化； 1分：无法预料，"各种可能性都有"； 0分：变坏

续表

项目及内容	评分标准
3. 您现在生活中最重要的事情是什么？	2分：任何自身之外的事情，或令人愉快的对未来的解释； 1分："维持现状"，保持健康或工作； 0分：摆脱现在的困境，或"目前什么重要的事情也没有"，或提起以往的经历
4. 与早期的生活相比，您现在是否幸福？	2分：现在是最幸福的时期，或过去和现在同样幸福，或无法比较出何时更幸福； 1分：最近几年有些不如以前了； 0分：以前比现在好，目前是最糟糕的时期
5. 您是否曾担心人们期望您做的事您却不能胜任——您无法满足人们对您的要求？	2分：不曾担心； 1分：略有些担心； 0分：担心
6. 如果您想怎样就能怎样，那么您最喜欢生活在哪里（国家名）？	2分：目前所在地； 1分：任何地方都行； 0分：任何其他地方
7. 您感到孤独的时间有多少？	2分：从未有过； 1分：有时； 0分：经常，十分频繁
8. 您感到生活无目的的时间有多少？	2分：从未有过； 1分：有时； 0分：经常，十分频繁
9. 您希望将来与好朋友在一起的时间更多一些还是自己独处的时间更多一些？	2分：现在这样很好； 1分：与朋友在一起的时间更多一些； 0分：自己独处的时间更多一些
10. 您在目前的生活中发生了多少不幸的事情？	2分：几乎没有； 1分：有一些； 0分：许多
11. 当您年迈之后，事情比原先想象的好还是不好？	2分：好； 1分：和预期的差不多； 0分：不好
12. 您对自己生活的满意程度如何？	2分：非常满意； 1分：相当满意； 0分：不太满意

4. 生活满意度量表结果评定

表格施测时间建议：总共15～20min，每个表格预计5min。

结果评定：

生活满意度评定量表得分在5分（满意度最低）和25分（满意度最高）之间，生活满意度指数A得分从0分（满意度最低）到20分（满意度最高），生活满意度指数B得分从0分（满意度最低）到22分（满意度最高）。

总分在31～35分：对生活特别满意；

26～30分：非常满意；

21～25分：大体满意；

20分：无所谓满意不满意；

15～19分：不大满意；

10~14分：不满意；

5~9分：特别不满意。

（二）老年幸福度量表（MUNSH）

幸福度是心理学中用来反映和评价老年人内部心理状况的常用概念。影响老年人幸福度的主观因素主要有个性特点、自尊心、自我概念、心理成熟度等，客观因素有家庭气氛、社会关系、经济状况、健康状况和各种生活事件。

1. 老年幸福度量表

老年幸福度量表（表7-9）是基于正性和负性的情感与体验制订的，由24个条目组成，每个条目是关于情感或体验的一句话。10个条目反映情感，其中正性情感（PA）和负性情感（NA）各5条；另14个条目反映体验，其中正性体验（PE）和负性体验（NE）各7条。要求受试者依据近期生活感受回答"是"（2分），"否"（0分）或"不知道"（1分）。

表7-9 老年幸福度量表

序号	评估内容	评分标准（分）			得分（分）
		是	不知道	否	
1	您处于巅峰状态吗？	2	1	0	
2	您情绪很好吗？	2	1	0	
3	您对自己的生活特别满意吗？	2	1	0	
4	您感到很走运吗？	2	1	0	
5	您烦恼吗？	2	1	0	
6	您非常孤独或与人疏远吗？	2	1	0	
7	您忧虑或非常不愉快吗？	2	1	0	
8	您会因为不知道将会发生什么事情而担心吗？	2	1	0	
9	您为自己目前的生活状态感到哀怨吗？	2	1	0	
10	总的来说，生活处境变得使您满意吗？	2	1	0	
11	这段时间是您一生中最难受的时期吗？	2	1	0	
12	您像年轻时一样高兴吗？	2	1	0	
13	您所做的大多数事情都单调或令您厌烦吗？	2	1	0	
14	过去您感兴趣做的事情，现在仍然乐在其中吗？	2	1	0	
15	当您回顾一生时，感到相当满意吗？	2	1	0	
16	随着年龄的增加，一切事情更加糟糕吗？	2	1	0	
17	您感到孤独吗？	2	1	0	
18	今年一些小事使您烦恼吗？	2	1	0	
19	如果您能随便选择自己的住处的话，您愿意选择哪里？	2	1	0	
20	有时您感到活着没意思吗？	2	1	0	
21	您现在和年轻时一样快乐吗？	2	1	0	
22	大多数时候您感到生活是艰辛的吗？	2	1	0	
23	您对您当前的生活满意吗？	2	1	0	
24	和同龄人相比，您的健康状况与他们差不多，甚至更好些吗？	2	1	0	

2. 老年幸福度量表评分细则

PA（正性情感）条目：1、2、3、4、10。
NA（负性情感）条目：5、6、7、8、9。
PE（正性体验）条目：12、14、15、19、21、23、24。
NE（负性体验）条目：11、13、16、17、18、20、22。
总分＝PA－NA＋PE－NE。

其中：第19项，答"现在住地"记2分，"别的住地"记0分；第23项，答"满意"记2分，"不满意"记0分。

记分范围为0分至48分。依据总得分高低判定老年人幸福度。得分越高，提示老年人幸福度越高。

【思考题】
1. 我国对老年人生活质量的定义是什么？
2. 生活质量分为几个层次？每个层次的核心要点是什么？
3. 老年人生活质量常见的评估量表有哪些？至少列举2个。

（徐一方　吴仕英）

第四节　临终关怀的评估

一、临终关怀的定义

临终关怀（Hospice care）是指由多学科、多专业的人员组成的临终关怀团队为临终患者提供的全面照护，以缓解临终患者的痛苦，维护临终患者的尊严，使其无痛苦、舒适、安宁地度过人生的最后旅程。

临终关怀是人类社会文明进步的体现，是对于生命的最后关照，其中的根本问题就是如何看待死亡。临终关怀体现了医护职业道德的核心内容，即尊重患者的意愿，包括生命价值和人格尊严。

二、临终关怀的发展及相关概念

临终关怀打破了以医生为主导的治疗模式，将尊重患者的意愿放到第一位，这无疑是对传统西医理念和传统孝道文化两大习惯认知的挑战。西医理念是将延续生命作为最高目标而忽略生命的质量；传统孝道文化是将放弃创伤性治疗等同于放弃亲人生命，是不孝。临终关怀回归到死亡本有的自然属性、社会属性和精神属性，强调生命是身心统一的整体，患者的精神层面受到重视，将临终者从无望的机械性救治中解放出来，赋予其自主支配生命的自由。

（一）临终关怀的发展及现状

临终关怀是社会文明进步的重要标志，它起始于英国的圣克里斯多费医院。1976年英国护士桑德斯（Cicell Saunders）创办了世界著名的临终关怀机构圣克里斯多费临终关怀院（ST. Christophers' Hospice），使垂危患者在人生旅途的最后一段得到需要的满足和舒适的照顾，被认为"点燃了临终关怀运动的灯塔"。1990年后亚洲的日本、新加坡以及中国香港、中国台湾相继成立了专门的临终关怀机构。2004年，英国临终关怀组织首先提出把每年10月的第1个星期六作为"世界临终关怀及舒缓治疗日"；欧洲、非洲、亚洲、美洲和大洋洲数十个国家或地区的临终关怀及舒缓治疗组织积极响应与支持。2005年，世界姑息医学联盟（WHPC）把每年10月第2周的星期六设为世界姑息宁养日（World Hospice and Palliative Care Day）。

1988年7月15日，美籍华人黄天中博士与天津医学院院长吴咸中教授及崔以泰副院长合作，共同创建了我国第一个临终关怀研究机构——天津医学院临终关怀研究中心。1998年汕头大学医学院第一附属医院建立了宁养院，开创了国内宁养医疗服务。此后，国内多家重点医院陆续开展宁养医疗服务。2006年4月，中国生命关怀协会成立。该协会的成立标志着我国的临终关怀事业进入了一个新的发展时期，临终关怀有了一个全国性行业管理的社会团体。此后，中国的临终关怀事业有所发展，临终关怀机构逐步建立。

伴随学科发展及技术进步，临终关怀的概念逐渐被缓和医疗、安宁疗护替代。2017年国家卫生计生委先后印发了《安宁疗护中心基本标准和管理规范（试行）》《安宁疗护实践指南（试行）》。《安宁疗护中心基本标准和管理规范（试行）》明确了安宁疗护中心是为疾病终末期患者在临终前通过控制痛苦和不适症状，提供身体、心理、精神等方面的照护和人文关怀等服务，以提高生命质量，帮助患者舒适、安详、有尊严离世的医疗机构。《安宁疗护实践指南（试行）》指出，安宁疗护实践以临终患者和家属为中心，以多学科协作模式进行，主要内容包括疼痛及其他症状控制，舒适照护，心理、精神及社会支持等。

（二）临终关怀的相关概念

1. 姑息治疗与姑息医学

（1）姑息治疗。世界卫生组织对姑息治疗的定义是"姑息治疗是对那些对治愈性治疗不反应的患者完全的主动的治疗和护理。控制疼痛及有关症状，并对心理、社会和精神问题予以重视。其目的是为患者和家属赢得最好的生活质量。姑息治疗同样适用于早期肿瘤患者，将姑息治疗与抗肿瘤治疗相结合"，并进一步解释为："姑息治疗要坚定生命的信念，并把死亡看作一个正常的过程，既不促进也不推迟死亡，把心理和精神治疗统一在一起。提供一个支持系统使患者在临终前过一种尽可能主动的生活，对患者家属也提供一个支持系统，使他们能应付及正确对待患者生存期间的一切情况，以及最后自己所承受的伤痛。"

（2）姑息医学。姑息医学是一门交叉学科，姑息治疗不等于临终关怀。姑息医学最早于1987年在英国被批准作为一门医学专业，对其描述是，对患活动性、进行性、预后有限的晚期疾病的患者进行研究、治疗和关怀照护，焦点是生命质量。2002年世界卫生组织将其正式定义为：通过早期识别、积极评估、控制疼痛和治疗其他痛苦症状，包括躯体的、社会心理和宗教的干扰，预防和缓解身心痛苦，从而改善面临生命威胁的患者和他们的亲人的生命质量。姑息医学在我国香港地区称为"舒缓医学"，台湾地区称为"缓和医学"，澳门地区称为"康宁医学"。

2. 安宁疗护

安宁疗护，是指为疾病终末期或老年患者在临终前提供身体、心理、精神等方面的照料和人文关怀等服务，控制痛苦和不适症状，提高生命质量，帮助患者舒适、安详、有尊严地离世。安宁疗护、临终关怀、安宁缓和医疗、姑息治疗等内涵具有相似之处，临床上一般将临终关怀、姑息治疗等统称为安宁疗护。

安宁疗护的理念是通过医生、护士、志愿者、社工、理疗师及心理师等人员组成的团队服务，为患者及其家庭提供帮助，在减少患者身体上疼痛的同时，更关注患者的内心感受，给予患者"灵性照护"（该词源自我国台湾地区），让患者有尊严地走完人生最后一段旅程。死者了无牵挂，生者还得坚强地继续自己的人生。

3. 死亡

传统医学把呼吸、心脏功能的永久性停止作为死亡的标志。但由于心肺复苏术的普及、医疗技术的进步，死亡的概念也因此发生了变化。全脑功能停止的脑死亡患者，在自主呼吸停止后，仍能靠人工呼吸等措施在一定时间内维持全身的血液循环和除脑以外的各器官的机能活动。医学科学的发展与人们对死亡认识的改变，必然导致关于"死亡"概念更新的问题，目前临床上常用的死亡概念主要包括濒死、死亡、心死亡和脑死亡。

濒死（Dying）：即临终，指患者接受综合性和姑息性的治疗后，病情没有实质性好转或加速恶化，各种迹象显示生命即将终结。

死亡（Death）：指生命活动不可逆的终止。

心死亡（Heart death）：指呼吸、心跳停止的死亡。

脑死亡（Brain death）：即大脑、中脑、小脑和脑干的不可逆功能丧失，是生命活动结束的象征。

脑死亡的概念逐渐被人们接受。

（三）临终关怀的理念及原则

临终关怀是以患者为中心的照料，而不是以疾病为中心的治疗。因此临终关怀的根本原则是以提升生活质量为重心，以缓解症状和舒服的治疗（舒缓医疗）为手段，维护临终患者的尊严。临终关怀的理念主要有以下几点：

1. 突出以人为本

临终关怀重视人本身，而非仅是疾病，将以治愈为主的治疗转变为以对症为主的照料。

2. 提升尊严品质

临终关怀提倡"尊严死"，尊重临终患者的尊严和权利。

3. 注重生活质量

临终关怀重视生活质量，既不促进也不延迟患者死亡，以延长患者的生存时间转变为提高患者的生命质量。

4. 关注亲属感受

临终关怀通过正面、积极和技巧性沟通，注重临终患者家属的心理支持。

三、临终关怀的评估对象

临终关怀的评估对象首先是晚期肿瘤患者和一些存在疾病进展、器官衰竭而且现有医学没有有效治疗手段的非肿瘤患者,主要包括患有恶性疾病、生命垂危濒临死亡的患者,如癌症晚期、终末期心脏疾病、艾滋病晚期等不治之症患者。现阶段,临终关怀的评估对象实际上是绝大多数晚期肿瘤患者。同时,临终关怀的对象还包括患者的家属,在其陪伴亲人走到生命尽头的过程中,要给予坚强的支持与安慰。因此,临终关怀的对象包括垂危的患者、生命晚期的患者以及家属。

四、临终关怀的评估目的及意义

临终关怀的评估目的是更好地完成临终关怀的主要任务及达到临终关怀的目标。临终关怀的主要任务包括对症治疗、家庭护理、缓解症状、控制疼痛、减轻或消除患者的心理负担和消极情绪。临终关怀的目标是关心临终患者并提高患者的生命质量,减轻临终末期病症所引起的病痛与其他生理症状,排解心理问题和精神烦恐,令患者内心宁静地面对死亡。同时满足临终患者在生命最后一段日子中的需要,为临终患者服务,其逝世后,继续为其家属提供慰藉。

通过临终关怀任务的完成及目标的实施,达到缓和医疗,提升患者的生命质量,维护患者的临终尊严。

五、临终关怀的评估内容

(一)一般医学评估

1. 医学生理学评估

医学生理学评估主要通过涉及情感、身体、心理及其他相关病史,详细了解患者基本疾病情况,除此之外还要了解患者的家庭和社会背景,并通过系统和全面的检查,结合辅助检查,评估患者的生理改变及警惕濒死征象。

医学生理学评估的重点是评估患者肌肉张力、胃肠道蠕动、循环功能、呼吸功能改变以及感知觉改变、意识改变、疼痛、临近死亡的体征等情况,目的是依据评估结果开展适当的治疗,使患者的病痛得到减轻,身体状况得到适当改善,增加舒适感。

2. 老年综合征或老年问题的评估

临终老年人常伴发多种老年综合征,如痴呆、尿便失禁、谵妄、帕金森病、多重用药、跌倒等,同时也会发生一些老年问题,如压疮、吸入性肺炎、吞咽困难等。医护人员应密切观察,必要时做相应的评估及干预。

(二)预计生存期评估

目前我国尚无准确预测临终患者生存期的评估工具。对临终患者生存期的预测主要局限于对癌症晚期患者生存期的预测,且多为经验性的评估,缺乏循证医学证据。现多采用国外一些可以借鉴的预测生存期的评估工具。

1. 姑息功能评价量表(Palliative performance scale,PPS)

姑息功能评价量表见表7-10。

表 7-10 姑息功能评价量表

PPS	移动	活动能力和疾病情况	自理能力	进食情况	意识水平
100%	正常	正常活动，无疾病征象	完全自理	正常	清醒
90%	正常	正常活动，有一些疾病	完全自理	正常	清醒
80%	正常	勉强进行正常活动，有一些疾病	完全自理	正常或减少	清醒
70%	减低	不能维持正常活动，有一些疾病	完全自理	正常或减少	清醒
60%	减低	不能维持日常生活活动，有明确的疾病	大部分自理，但偶尔需要别人帮忙	正常或减少	清醒或意识模糊
50%	大部分时间坐位或卧位	不能从事任何工作，有多种疾病	需要相当的帮助，常需要人照料	正常或减少	清醒或意识模糊
40%	大部分时间卧床	不能从事任何工作，有多种疾病	需要特别照顾和帮助	正常或减少	清醒或嗜睡或意识模糊
30%	完全卧床	不能从事任何工作，有多种疾病	需要完全照料	正常或减少	清醒或嗜睡或意识模糊
20%	完全卧床	不能从事任何工作，有多种疾病	需要完全照料	少量啜饮	清醒或嗜睡或意识模糊
10%	完全卧床	不能从事任何工作，有多种疾病	需要完全照料	不能进食	嗜睡或昏迷
0%	死亡	X	X	X	X

2. 姑息预后评分（Palliative prognostic score，PaP）

姑息预后评分见表 7-11。

表 7-11 姑息预后评分

序号	功能状况/症状	具体情况	评分（分）	得分（分）
1	呼吸困难	无	0	
		有	1	
2	厌食	无	0	
		有	1.5	
3	KPS 评分（分）	30	0	
		20	2.5	

续表

序号	功能状况/症状	具体情况	评分（分）	得分（分）
4	临床生存期预测（周）	>12	0	
		11~12	2.0	
		9~10	2.5	
		7~8	3.5	
		5~6	4.5	
		3~4	6.0	
		1~2	8.5	
5	白细胞计数（×10^9/L）	正常（4.8~8.5）	0	
		升高（8.6~11）	0.5	
		明显升高（>11）	1.5	
6	淋巴细胞百分比（%）	正常（20~40）	0	
		降低（12~19.9）	1.0	
		明显降低（≤11.9）	2.5	
总分				

评价标准：得分0~5.5分，30天生存概率>70%；5.6~11.0分，30天生存概率在30%~70%；11.1~17.5分，30天生存概率<30%。

3. 姑息预后指数（Palliative prognostic index，PPI）

姑息预后指数见表7-12。

表7-12 姑息预后指数

序号	功能状况	具体情况	评分（分）	得分（分）
1	PPS评分	10~20	4	
		30~50	2.5	
		>50	0	
2	进食量	几口的进食量	2.5	
		进食量减少	1	
		进食量正常	0	
3	水肿	有	1	
		无	0	
4	静息时呼吸困难	有	3.5	
		无	0	
5	谵妄	有	4	
		无	0	
总分（0~15分）				

评分标准：总分>6分，预计生存期小于3周；4~6分，预计生存期小于6周；≤4分，预计生存期大于6周。

4. 生命末期患者病情（预测生存期）评估量表

生命末期患者病情（预测生存期）评估量表见表7-13。

（三）心理学评估

利用心理学知识，结合临终患者心理改变，为患者做好心理改变否认期、愤怒期、协议期、忧郁期、接受期5个分期的评估。依据分期进行适宜的照护，最主要是尊重患者的权利，尽量满足患者的临终要求，减轻他们的身心痛苦，提高最后的生命质量。

（四）社会学评估

每个老年人都有自己生活的社会圈子及社会环境，对老年人生活的社会学方面开展评估的目的是依靠社会力量，如单位、亲戚、朋友以及一些临终关怀志愿者来共同关心老年人，让其感到社会的温暖、人间的真情，心理得到宽慰和满足，使患者在祥和的气氛中安乐地告别人世。

（五）死亡评估

1. 心死亡

人的生命迹象表现形式多样，其中呼吸和心跳是最容易观察和测定的，最不容易让人产生歧义，因此心脏停止跳动是人类公认的死亡标准，也是我国现行法律承认的死亡标准。心死亡分期评估标准如下。

（1）濒死期（Agonal stage）：是死亡过程的开始阶段，机体各系统功能严重紊乱，中枢神经系统脑干以上功能处于抑制状态；濒死期表现为意识模糊或丧失，各种反射减弱或迟钝，肌张力减退或消失，心跳减弱，血压下降，呼吸微弱或出现潮式及间断呼吸。

（2）临床死亡期（Clinical death stage）：表示中枢神经系统的抑制过程已由大脑皮层扩散到皮层下部位，延髓处于极度抑制状态。临床死亡期表现为心跳、呼吸完全停止，瞳孔散大，各种反射消失，但各种组织细胞仍有微弱而短暂的代谢活动。此期一般持续5~6min，时间过长，大脑将发生不可逆的变化。

（3）生物学死亡期（Biological death stage）：是死亡过程的最后阶段，整个中枢神经系统及器官的新陈代谢相继停止，并出现不可逆的变化，整个机体不可能复活。随着生物学死亡期的进展，相继出现尸冷（Algor mortis）、尸斑（Livor mortis）、尸僵（Rigor mortis）、尸体腐败（Postmortem decomposition）等现象。

2. 脑死亡

脑死亡是脑组织或脑细胞全部死亡，包括大脑、中脑、小脑和脑干的全部功能完全而永久不可逆地丧失和停止。1968年美国哈佛大学医学院特设委员会提出的脑死亡诊断标准为：

（1）对外部刺激和内部需要无接受性和无反应性：患者对外部刺激或内部需要完全无知觉和完全无反应。这就是对不可逆性昏迷的定义，即使最强烈的疼痛刺激，也没有声响或其他反应，连呻吟一声、伸伸四肢或呼吸加速都没有。

第七章 其他评估及管理

表7-13 生命末期患者病情（预测生存期）评估量表

科室：　　　姓名：　　　性别：　　　年龄：　　岁　　住院号：　　　诊断：

生命末期患者病情（预测生存期）评估量表

	评估内容	级差比例								得分（分）		
		100%		50%		30%		20%		10%		入院	一周	一月
		标准	分值（分）	标准	分值（分）	标准	分值（分）	标准	分值（分）	标准	分值（分）			
1	饮食摄入	平时正常量	18	平时半量以下	9	少量流质	5	少量啜饮	3	*仅口唇蠕动	1			
2	体能生活	自主行走，全自理	18	搀扶能走，大部分自理	9	大多卧床，自行用餐	5	卧床能坐靠，能交流	3	*仅能肢体徐动，吞咽	1			
3	年龄（岁）	<50	10	50～69	5	70～79	3	80～90	2	>90	1			
4	呼吸（次/分）	正常	10	活动后气促	5	平卧时气促	3	*>30 或<10	2	#张口点头样	1			
5	神志状况	正常	5	淡漠、眼神呆滞	3	嗜睡或烦躁	2	*浅昏迷	1	#深昏迷或见"回光返照"	1			
6	收缩血压	正常	10	<平时值20%	3	<100 mmHg	2	*<80 mmHg	1	#<70 mmHg	0.5			
7	脉搏（次/分）	正常	6	>100 或不齐	3	>120 或<60	2	>160 或<50	1	#<45	0.5			
8	营养状况	无消瘦	6	略有消瘦，体重下降>10%	3	轻度消瘦，体重下降>20%	2	中度消瘦，体重下降>30%	1	重度消瘦，体重下降>40%	0.5			

续表

评估内容		级差比例								得分（分）		
		100%		50%		30%		20%		10%		
		标准	分值（分）	标准	分值（分）	标准	分值（分）	标准	分值（分）	标准	分值（分）	入院	一周	一月
9	器官状况	无损伤	4	非重要器官损伤	2	1个重要器官损伤	1.5	2个重要器官损伤	1	3个及以上重要器官损伤	0.5			
10	体温（腋温，℃）	正常	4	>37.1	2	>38	1.5	＊>39 或 <36.2	1	#>40 或 <35.7	0.5			
11	尿量（mL/d）	正常	4	略减，>700	2	减少，>400	1.5	＊少尿，<400	1	#无尿，<100	0.5			
12	水肿	无	4	下肢水肿	2	全身水肿	1.5	伴胸水、腹水	1	胸水、腹水伴呼吸限制	0.5			
								总分						

注：1. 上表中含"＊、#"格为限定警示指标内容，符合"＊"内容3项以上者或符合"#"内容2项以上者，可确定已进入濒临死亡阶段，预计生存期约在1~3天后病情急转、出现死亡。

2. 重要器官指对生命延续有明显影响的器官，如心、肝、肺、肾、脑，损伤包括器官转移和（或）功能衰（减）竭。

3. 血压的平时值指发病以前，血压在同样条件下的平均（3次以上）测值。

4. "回光返照"指晚期肿瘤或其他衰竭性疾病的患者，在临终弥留期的"食欲增加，精神充沛，神智转清，开口说话，思维清晰，肢体徐动"等现象。

5. "下肢水肿"指腿、足部任一侧，一段的水肿。"胸水、腹水伴呼吸限制"指大量胸水、腹水引起的呼吸困难。

6. 某些初入院患者，病情尚不稳定，如颅内压增高、严重感染、高热、需行急症病情得到控制，方能比较准确地评估。本评估所得结果建立在姑息治疗和安宁护理的基础之上。

7. 入院评分<25分，每3分预计生存时间为1天；入院评分25~35分，每2.5分预计生存时间为1天；入院评分36~50分，每2分预计生存时间为1天；入院评分>50分，每1分预计生存时间为1天。

（2）自主的肌肉运动或自主的呼吸消失：患者对疼痛、触摸、声音或光无反应，医生必须观察 1h 以上确认没有反应才符合诊断标准。患者戴呼吸器，必须在取开后 3min 自主呼吸消失才算自主呼吸完全停止。还要观察有无任何办法可使患者恢复自主呼吸。取开人工呼吸器的时间，应是在试验期间，二氧化碳的强度达到正常范围，在试验前患者已呼吸室内空气 20min 以上。

（3）脑干反射消失：脑干反射消失提示患者中枢神经系统活动消失的不可逆性昏迷，它的部分证据是诱导反射消失，主要表现包括瞳孔固定和散大，对任何直接光源无反应（由于在临床实践中，固定和散大的瞳孔是十分清晰的，因此它的出现是可靠的）；眼球运动（转动头部或往耳朵灌冰水）和眨眼消失；没有什么姿势活动的证据（脑失去作用或其他）；吞咽、呵欠、发声中止，伴有角膜和食管反射消失。

（4）脑电波消失：患者的脑电波显示平坦（等电位）并持续 24h 及以上。这个标准为英美医学界所接受，但法国则不接受这种标准。

"哈佛标准"要求以上 4 条标准在 24h 内反复检查，结果无改变，并排除体温过低及中枢神经抑制剂的影响，才可做出脑死亡的诊断。

自 1968 年美国哈佛大学医学院特设委员会提出"脑死亡"诊断标准后，陆续出现过 30 余种关于脑死亡的诊断标准，基本与"哈佛标准"相符。目前，全世界已经有近百个国家和地区承认脑死亡的标准，我国已经初步制定了符合本国国情的脑死亡诊断标准，目前正广泛征求意见进行修改和完善。

六、临终关怀的评估结果及临床应用

依据不同老年人临终关怀的评估内容及评估结果，对不同老年人采取相应的措施进行干预。

（一）医学生理学评估结果及干预措施

1. 一般医学评估

依据评估结果中存在的尿便失禁、活动无耐力、皮肤完整性受损、营养失调、体液不足、清除呼吸道无效、自理能力缺陷、感知改变、疼痛、有误吸的危险等问题，加强护理，使老年人在临终期间的生理需要得到基本满足，并通过干预增进食欲，加强营养，改善血液循环及呼吸功能，减轻感知觉改变的影响，减轻疼痛，促进患者舒适。

2. 老年综合征评估

依据相应的评估结果及老年人具体病情开展个性化、差异化的护理支持。

（二）临终患者的心理反应评估及护理措施

不同的临终患者在死亡来临之际，反应不同。美国学者 Kubler Ross 研究发现，绝症患者在获知生命到临终阶段的心理反应各自不同，但具有普遍的现象，常规分为 5 个阶段：否认期、愤怒期、协议期、忧郁期、接受期。

1. 否认期

当患者得知自己的疾病已进入晚期时，最初的心理反应就是震惊与否认。不承认自己患有无法逆转的疾病，对即将来临的死亡感到恐惧。患者主要表现为怀疑诊断是否出了差错，无法听进有关疾病的任何解释，这是患者面对严重应激时的心理防御机制，其有合理性,可暂时成为掩盖事实的心理屏障。护理时语言上不要急于揭穿其否认,行为上不要强化其否认,应坦诚温和地回答患者对病情的询问。

2. 愤怒期

患者对疾病的否认期是短暂的。随着病情的进展,疾病的症状越来越明显,患者会产生焦虑、愤怒、怨恨的情绪,患者的克制力下降。随之而来的心理反应是愤怒、暴躁,遇到不顺心的事会大发脾气,或迁怒医护人员和亲属。有些患者固执己见,不能很好地配合治疗,有时甚至拒绝治疗。护理时要正确对待患者的发怒行为,善于谅解、宽容、安抚、疏导患者,注意预防意外事件的发生。

3. 协议期

随着时间的延长,患者越来越感到愤怒与怨恨于事无补,相反可能加剧疾病的进程,逐渐开始接受事实,求生的欲望使得他们愿意用合作的态度和良好的表现来换取延续生命或其他愿望的实现。此期情绪较平静,积极配合治疗,以求延长生命。护理时尽量满足患者的要求,使患者能更好地配合治疗,以减轻痛苦,控制症状。

4. 忧郁期

当进入临终期,随着身体状况日益恶化,患者逐渐意识到现代医疗技术已无力回天,自己生命将近终点。临终患者身心承受着巨大的打击,加上频繁的治疗,以及经济负担和家人负担的加重,情绪极为低落,产生强烈的失落感,陷入深深的悲哀之中,抑郁愁闷,食欲不振,极度疲劳,精神涣散等,有的出现退缩、沉默、哭泣等反应。护理时要给患者提供机会表达悲伤,用非语言交流,鼓励家属多陪伴,用音乐或其他娱乐方式分散患者注意力。

5. 接受期

患者在经历了一切努力与挣扎之后,认识到死亡是即将发生的事,只有无可奈何地默认残酷的现实。此时患者体力处于极度疲劳、衰竭的状态,常会表现出平静,原有的恐惧、焦虑和最大的痛苦逐渐消失,逐渐接受即将面临死亡的事实,此时患者喜欢独处,常处于昏睡状态,对外界反应淡漠,情感减退,静待死亡的到来。护理时要尊重患者信仰,创造安静、舒适、祥和的环境和气氛,尽可能帮助患者完成未了的心愿。

以上5个阶段不应被视为临终患者一成不变的"固定模式",患者不一定都经历这些阶段,次序和程度都会因患者情况不同而有差异,有时会有交错或缺失。总之,临终患者的心理变化是十分复杂的。

(三) 社会学评估结果及干预措施

评估老年人生活的社会学主要是了解老年人的人际关系,以利于在老年人弥留之际联系其最熟悉、信赖、喜爱的人,协助医护人员做好临终关怀。

(四) 死亡评估及干预措施

依据评估的分期做好不同分期的治疗、照护工作,尤其是要注意观察叹气样呼吸、嗜睡、低血压、皮肤发花、神经末梢部位湿冷以及喉头分泌物(濒死咯咯声)等濒死征象。死亡期主要是做好患者临终前的合理医疗,家属的沟通及安慰,临床死亡期及生物学死亡期的尸体料理准备及料理工作。

七、临终关怀的护理要点及具体措施

(一)临终关怀护理要点

临终关怀的作用是全面有效地关注人的生理、心理、社会、精神等方面,使人在生理上获得舒适,心理上获得宁静,社会上获得支持,精神上获得慰藉。主要护理要点是以照料为中心,维护人的尊严,提高临终生活质量。

(二)临终关怀护理的具体措施

1. 创造舒适、安静、人性化的生活环境

病房设置尽量家庭化、人性化。病室整洁,安静,阳光充足,温湿度适宜,色彩柔和,对患者的物品摆放无硬性的规定和限制,允许患者在墙上粘贴自己喜欢的画、照片等,以尽量模拟家庭环境,鼓励家属陪同患者一起度过人生的最后阶段。

2. 临终心理护理

鉴于临终患者的特殊心理,临终护理应注意以下方面。

(1) 轻抚触摸:触摸护理是现代护理的一项重要内容,临终者期待被看成正常人而非患者,只要触摸他的手,注视他的眼睛,轻轻替他按摩,就可以给他极大的安慰,也能获得他们的信任和依赖,从而减轻他们的孤独感和恐惧感。护理人员可以针对不同情况,抚摸临终患者的手、额头、胳膊、背部等,使其产生亲切感和安全感,感受到被关注。

(2) 耐心倾听和诚恳交谈:护理人员和亲属可通过语言和非语言方法与患者沟通,耐心仔细地倾听患者诉说,适度地表达同情和支持,对无法用语言交流的患者,可通过表情、眼神、手势等表示理解和关爱,让临终患者把其真正想说的话说出来,这种坦诚、不退缩地披露情绪是非常重要的,可以让临终患者顺利转换心境,接受现实,好好地面对死亡。

(3) 强化亲情慰藉:鼓励家属和亲人探望和陪伴患者,使临终患者得到安慰,从而减轻其孤独感,增加安全感,以利于稳定临终患者的情绪。

(4) 呼唤社会关爱:帮助患者保持社会联系,鼓励患者亲属、好友共同给予患者关爱,对处于协议期的临终患者应主动关心,使其配合治疗和护理。

(5) 开展心理疏导:重视与弥留之际患者的心灵沟通,必要时可根据患者的接受程度与患者共同探讨生与死的意义,有针对性地进行心理疏导,使其从心理上对即将来临的死亡做好准备,从对死亡的恐惧中解脱出来,以安详、平和的心情面对死亡。

3. 减轻病痛

在癌症晚期,医护人员的主要任务不是治愈疾病、延长寿命,而是减轻痛苦,让患者舒适,提高生存质量。及时评估疼痛指数,根据疼痛指数来描绘疼痛曲线图,找出疼痛的规律,在疼痛发作前给予止痛剂。绝对不能让患者强忍疼痛,违反医疗的人性化护理原则。护理上应注意吗啡类药物的效果及不良反应,防止呼吸抑制。当出现上述情况时,及时报告医生,并做出相应的处理。

4. 防止并发症

加强生活护理,给患者洗头、擦身,保持皮肤清洁、舒适,维护患者尊严。勤翻身、拍背,勤整理、勤更换,预防压疮、肺炎等并发症。

5. 善终和善后

对生命即将结束的临终患者，应协助患者，创造条件，让患者把未尽的事宜交代好，通知临终患者的家属及好友，使他们尽可能陪伴在身边，为临终患者备好寿衣，使其皮肤清洁、完整，五官祥和，维持死者人体最终的完美，做好尸体料理，确保其有尊严地离开人世。

【思考题】

1. 什么是临终关怀？
2. 临终关怀的护理要点包括哪些？
3. 你理想中的临终关怀包括哪些形式、内容？

（梁思宇　吴仕英）

部分中英文名词对照索引

A

日常生活活动能力	activities of daily living, ADL
适应度	adaptation
高级日常生活活动能力	advanced activities of daily living, AADL
感情	affection
人口老龄化	aging of population
濒死期	agonal stage
尸冷	algor mortis

B

基本日常生活活动能力	basic activities of daily living, BADL
Berg 平衡量表	Berg balance scale, BBS
生物学死亡期	biological death stage
体质指数	body mass index, BMI
脑死亡	brain death

C

小腿围	calf circumference, CC
临床死亡期	clinical death stage
认知	cognition
老年综合评估	comprehensive geriatric assessment, CGA

D

死亡	death
痴呆	dementia
路易体痴呆	dementia with lewy body, DLB
抑郁	depression
老年抑郁症	depression in the elderly
濒死	dying

F

跌倒	fall
大便失禁	fecal incontinence
额颞叶痴呆	frontotemporal dementia, FTD

G

发展	growth

H

老年保健	health care in elderly

心死亡	heart death
臀围	hip circumference，HC
临终关怀	hospice care

I

工具性日常生活活动能力	instrumental activities of daily living，IADL

L

生活满意度指数	life satisfaction index，LSI
生活满意度评定量表	life satisfaction rating scale，LSR
尸斑	livor mortis

M

上臂围	mid-upper arm circumference，MAC
轻度认知障碍	mild cognitive impairment，MCI
简易精神状态检查表	mini mental status examination，MMSE
微型营养评价量表	mini nutritional assessment，MNA

N

非遗忘型轻度认知障碍	non-amnestic MCI，naMCI
主动营养筛查量表	nutrition screening initiative，NSI
营养风险筛查量表	nutritional risk screening 2002，NRS 2002

P

合作度	partnership
过指试验	past pointing test
多重用药	polypharmacy
尸体腐败	postmortem decomposition
压疮	pressure ulcer

R

亲密度	resolve
尸僵	rigor mortis
昂白试验	Romberg's test

S

主观全面评定法	subjective global assessment，SGA
晕厥	syncope

T

三头肌皮褶厚度	triceps skinfold thickness，TSF

V

血管性痴呆	vascular dementia，VaD

W

腰围	waist circumference，WC

参考文献

1. 耿德章. 中国老年医学（上、下册）[M]. 北京：人民卫生出版社，2002.
2. 张仙桥，李德滨. 中国老年社会学[M]. 北京：社会科学文献出版社，2011.
3. 李小鹰. 老年医学进展（2013）[M]. 北京：人民卫生出版社，2013.
4. 董碧蓉. 老年病学[M]. 成都：四川大学出版社，2009.
5. 宋岳涛. 老年综合评估[M]. 2版. 北京：中国协和医科大学出版社，2019.
6. 孙建萍，张先庚. 老年护理学[M]. 4版. 北京：人民卫生出版社，2018.
7. 吴仕英，肖洪松，董韵捷. 生活能力评估技术[M]. 北京：中国纺织出版社，2019.
8. 陈峥. 老年综合征管理指南[M]. 北京：中国协和医科大学出版社，2010.
9. 化前珍. 老年护理学[M]. 3版. 北京：人民卫生出版社，2012.
10. 万学红，卢雪峰. 诊断学[M]. 8版. 北京：人民卫生出版社，2013.
11. 葛均波，徐永健. 内科学[M]. 8版. 北京：人民卫生出版社，2013.
12. 侯晓霞. 老年常见病的预防与照护[M]. 北京：北京大学出版社，2013.
13. 李小鹰，郑秋甫. 老年医学与保健：内科卷[M]. 北京：人民军医出版社，2013.
14. 周晓芳. 老年疾病研究进展[M]. 成都：四川科学技术出版社，2011.
15. 尚少梅，李小寒. 基础护理学学习指导及习题集[M]. 北京：人民卫生出版社，2012.
16. 李小寒，尚少梅. 基础护理学[M]. 6版. 北京：人民卫生出版社，2017.
17. 胡秀英. 老年护理手册[M]. 北京：科学出版社，2011.
18. 吴江. 神经病学[M]. 北京：人民卫生出版社，2005.
19. 黄超，瓮长水，马延爱，等. 计时"起立－行走"测试在评价脑卒中患者日常生活活动能力中的价值[J]. 中国康复，2006，21（2）：83-84.
20. 中国吞咽障碍康复评估与治疗专家共识组. 中国吞咽障碍评估与治疗专家共识（2017年版）：第二部分：治疗与康复管理篇[J]. 中华物理医学与康复杂志，2018，40（1）：1-10.
21. 中国老年保健医学研究会老龄健康服务与标准化分会，《中国老年保健医学》杂志编辑委员会，北京小汤山康复医院. 中国社区吞咽功能障碍康复护理与照护专家共识[J]. 中国老年保健医学，2019，17（4）：7-15.
22. 中国老年医学学会营养与食品安全分会，中国循证医学中心，《中国循证医学杂志》编辑委员会，等. 老年吞咽障碍患者家庭营养管理中国专家共识（2018版）[J]. 中国循证医学杂志，2018，18（6）：547-559.

23. 中华医学会老年医学分会老年神经病学组，老年人认知障碍诊治专家共识撰写组．中国老年人认知障碍诊治流程专家建议［J］．中华老年医学杂志，2014，33（8）：817-825．

24. Lyketsos CG，Colenda CC，Beck C，et al．Position Statement of the American Association for Geriatric Psychiatry Regarding Principles of Care for Patients with Dementia Resulting from Alzheimer Disease［J］．The American Journal of Geriatric Psychiatry，2006，14（7）：561-573．

25. 中华医学会神经病学分会痴呆与认知障碍学组写作组，中国阿尔茨海默病协会（ADC）．中国痴呆与认知障碍诊治指南：轻度认知障碍的诊断和治疗［J］．中华医学杂志，2010，90（41）：2887-2893．

26. 中国痴呆与认知障碍指南写作组，中国医师协会神经内科医师分会认知障碍疾病专业委员会．2018中国痴呆与认知障碍诊治指南（一）：痴呆及其分类诊断标准［J］．中华医学杂志，2018，98（13）：965-970．

27. Cummings J，张振馨，Molinuevo JL，等．中国记忆门诊指南：阿尔茨海默病患者及家属照护的最佳实践［M］．西安：世界图书出版西安有限公司，2014．

28. 王志红，詹林．老年护理学［M］．2版．上海：上海科学技术出版社，2011．

29. 于放．美国老年护理发展及其对中国的启示［J］．中国护理管理，2011，11（4）：9-12．

30. 曾慧．精神科护理［M］．北京：高等教育出版社，2010．

31. 中华医学会精神医学分会老年精神医学组．老年期抑郁障碍诊疗专家共识［J］．中华精神科杂志，2017，50（5）：329-334．

32. 张洪泉．老年药理学与药物治疗学［M］．北京：人民卫生出版社，2010．

33. Bulechek GM，Butcher HK，Dochterman JM，等．护理措施分类［M］．吴袁剑云，译．北京：北京大学医学出版社，2009．

34. Beers MH，Berkow R．默克老年病手册［M］．3版．陈灏珠，主译．北京：人民卫生出版社，2002．

35. 陈锦贤．实用老年医学［M］．崔树起，陈峥，主译．北京：中国协和医科大学出版社，2008．

36. Ganz DA，Bao Y，Shekelle PG，et al．Will My Patient Fall？［J］．JAMA，2007，297（1）：77-86．

37. Sitzer DI，Twamley EW，Jeste DV．Cognitive Training in Alzheimer's Disease：A Meta-analysis of the Literature［J］．Acta Psychiatrica Scandinavica，2006，114（2）：75-90．

38. Avila R，Bottino CM，Carvalho IA，et al．Neuropsychological Rehabilitation of Memory Deficits and Activities of Daily Living in Patients with Alzheimer's Disease：A Pilot Study［J］．Brazilian Journal of Medical and Biological Research，2004，37（11）：1721-1729．

39. 杨勇．老年女性压力性尿失禁的评估和治疗进展［J］．上海交通大学学报（医学版），2008，28（7）：767-770．

40. 韩盈，林毅. 老年尿失禁的病因、分类和康复处置 [J]. 现代康复，2001，5（17）：50，52.
41. 沈丽琼，金晓燕，王攀峰，等. 尿失禁症状评估工具的研究进展 [J]. 护理学杂志，2017，32（1）：107-110.
42. 那彦群，孙光. 中国泌尿外科疾病诊断治疗指南手册（2009版）[M]. 北京：人民卫生出版社，2009.
43. Verstraete L，Joosten E，Milisen K. Opinions of Physicians and Nurses Regarding the Prevention，Diagnosis and Management of Delirium [J]. Tijdschrift Voor Gerontologie en Geriatrie，2008，39（1）：26-34.
44. 刘志青，李乐之. 老年人慢性疼痛管理研究进展 [J]. 护理研究，2008，22（25）：2263-2266.
45. 娄强. 老年病人规范化疼痛治疗的原则 [J]. 老年医学与保健，2005，11（3）：182-183.
46. 陈佳佳，童莺歌，黎晓艳，等. 中文版行为疼痛评估工具的研究进展 [J]. 护理研究，2017，31（32）：4043-4047.
47. 李春蕊，张雯，樊碧发. 数字评分法（NRS）与口述评分法（VRS）在老年慢性疼痛患者中的比较 [J]. 中国疼痛医学杂志，2016，22（9）：683-686.
48. 李荼香，刘雪琴. 中文版 Doloplus-2 量表用于老年痴呆患者疼痛评估的测试研究 [J]. 护理学报，2009，16（3）：11-14.
49. 杨龙飞，宋冰，倪翠萍，等. 2019版《压力性损伤的预防和治疗：临床实践指南》更新解读 [J]. 中国护理管理，2020，20（12）：1849-1854.
50. Bernstein M，Luggen AS. 老年营养学 [M]. 孙建琴，黄承钰，莫宝庆，等，主译. 上海：复旦大学出版社，2012.
51. Moore MC. 营养评估与营养治疗手册 [M]. 陈伟，主译. 北京：人民军医出版社，2009.
52. Sobotka L. 临床营养基础 [M]. 4版. 蔡威，译. 上海：上海交通大学出版社，2013.
53. 何夏阳，刘雪琴. 老年人营养不良的筛查及评估方法 [J]. 护理研究，2008，22（2）：473-475.
54. 石汉平，李薇，齐玉梅，等. 营养筛查与评估 [M]. 北京：人民卫生出版社，2014.
55. 柯淑芬，李红. 老年痴呆照护机构生活环境评估量表的研究进展 [J]. 中华护理杂志，2014，49（2）：211-215.
56. 施永兴，王光荣. 中国城市临终关怀服务现状与政策研究 [M]. 上海：上海科技教育出版社，2010.
57. 国家卫生计生委办公厅. 国家卫生计生委办公厅关于印发安宁疗护实践指南（试行）的通知 [J]. 国家卫生计生委公报，2017（2）：53-73.

后　　记

老年综合健康评估是对老年人医学、心理和生理功能等多项目、多维度进行鉴定的诊断过程，已经成为老年医学实践中不可缺少的工具之一。老年综合健康评估与老年综合征、老年多学科团队同为老年医学三大核心，且在临床实践中相互渗透与融合。老年综合健康评估的研究重点是老年综合征及其照护，研究目的在于从老年人生理、心理、社会文化及发展的角度出发，研究自然、社会、文化教育和生理、心理因素对老年人健康的影响，探讨运用综合评估来全面评价老年人的健康状态与日常生活活动能力，从而依据评估结果有针对性地解决老年人的健康问题，提高老年人的生活质量和幸福指数。

《老年综合健康评估》主编吴仕英，现为成都老年康疗院业务院长，老年医学主任医生，成都医学院护理学院兼职教授、中国老年保健医学研究会老年健康服务人才培养研究分会常务委员、四川省老龄健康发展中心专家库专家、四川省及成都市老年病医疗质控中心专家。先后承担四川省卫生健康委员会、四川省教育厅、成都市卫生健康委员会多个科研项目，参与国家、省、市多个老年能力评估相关科研及标准制定项目，先后主编《生活能力评估技术》《老年疾病预防与康复保健》等专著。2021参加国家新职业老年人能力评估师标准审定及教材编写。

《老年综合健康评估》主要由成都老年康疗院、四川大学华西医院、成都医学院、成都市第六人民医院、四川宜蓓康科技有限公司、成都龙泉驿锦欣老年病医院6个单位组成专家团队进行编写。

《老年综合健康评估》再版是此次团队集体智慧的学术成果，参与再版的各位老师都对此项工作付出了大量的心血。感谢第一版老师们前期的付出，感谢此次团队人员的辛苦付出，值《老年综合健康评估》再版之际，特向为此付出过心血的老师们表示衷心的感谢。

吴仕英
写于 2021 年 7 月 30 日